Matthias Nowak
Dr. Frieder Beck

10 MINUTEN GEHIRN TRAINING

48 Übungen für Konzentration, Koordination und Merkfähigkeit

INHALT

DAS REVOLUTIONÄRE WORKOUT FÜR IHR GEHIRN 4

DIE THEORIE HINTER DEM TRAINING 6

WAS SAGT DIE HIRNFORSCHUNG? 8

Das magische Dreieck geistiger Leistung 9

Über Neuronen und Synapsen 10

Schutz für Ihre Nervenfasern im Gehirn 11

Das mittlere Alter – hohe kognitive Leistungsfähigkeit 12

Das Altern des Gehirns … 14

Begriffe rund ums Gehirn 16

Schlau sein – die exekutiven Funktionen im Fokus 18

Unsere Übungen – Training der exekutiven Funktionen 20

BEWEG DEIN GEHIRN 24

Bewegung lässt den Hippocampus wachsen – lebenslang 25

Linke und rechte Gehirnhälfte – Bewegung verbindet 26

Motorisch-kognitiv bei der Jagd 27

Viel Bewegung im Gehirn 28

Links oder rechts? 29

Schlauheit und Gleichgewicht im Doppelpack 30

Ein großes Plus an Konzentration und Merkfähigkeit 30

Warum 10 Minuten? 32

Düngen – aktivieren – fetten 32

Ein Interview mit Dr. Frieder Beck und Matthias Nowak 34

TRAININGSTIPPS AUS DER HIRNFORSCHUNG 36

Die Dopamindusche 37

Der innere Schweinehund 37

Was anderes denken beim Üben? – Nicht bei uns! 39

An die Joggerin und den Radfahrer 40

Bäume für die Seele 41

Müllbeseitigung und Recycling unter der Schädeldecke 41

Bewegung hilft dem Darm – Darm hilft dem Gehirn 43

Omega 3 schmeckt dem Hirn 44

Gehirnjogging für ein fittes Gehirn? 44

Nicht nur Ihr Gehirn sagt Danke! 45

Glänzende Koordination 46

Ein Trainingsprogramm gegen Demenz 47

DAS 10-MINUTEN-GEHIRNTRAINING 50

SO FUNKTIONIERT'S – HINWEISE ZU DEN ÜBUNGEN 52

Wie oft und wie lange soll ich üben? 53

Was tun, wenn ich alle Übungen geschafft habe? 53

Was bedeutet »im Modus 2 – 3 – 1«? 54

Unser Trainingsprogramm – Vier Übungen 55

DIE ÜBUNGEN

TEILBEWEGUNG: KASATSCHOK 56

TEILBEWEGUNG: NOWAK 57

VIVA-STEP, VARIANTE 1–12 58

SWITCH-STEP, VARIANTE 1–12 98

SAMIR-MOVE, VARIANTE 1–12 136

HAJÜ-MOVE, VARIANTE 1–12 174

Quellen 218

Register 221

Impressum 222

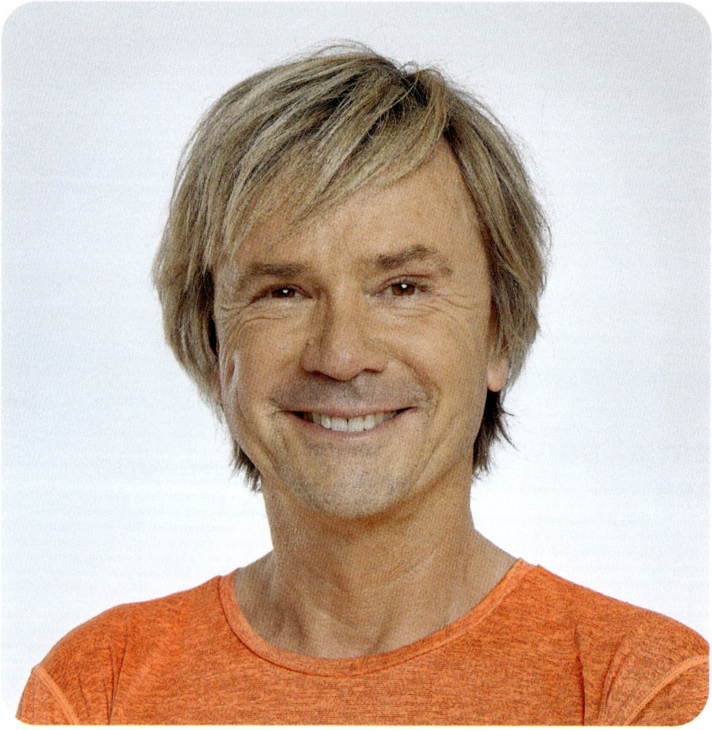

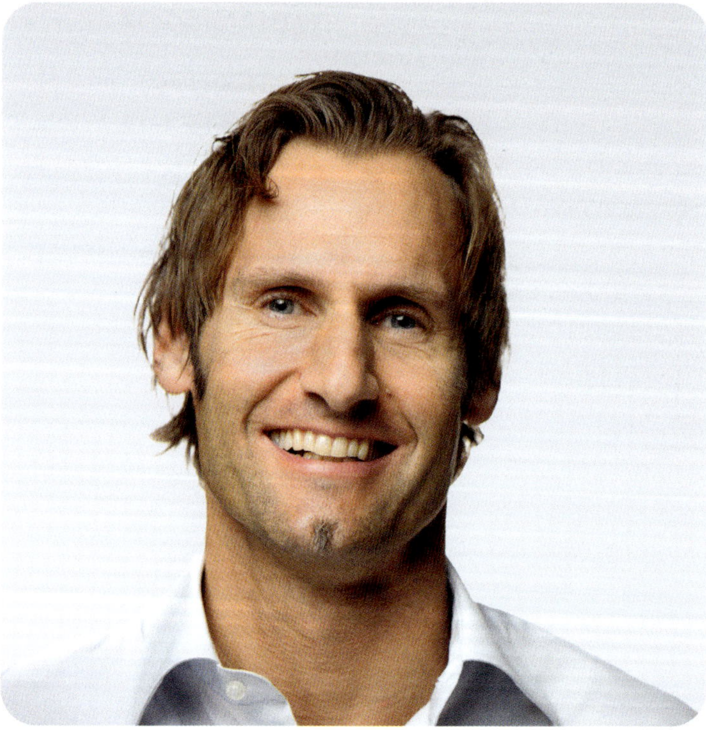

DAS REVOLUTIONÄRE WORKOUT FÜR IHR GEHIRN

Willkommen! Wir, Matthias Nowak und Frieder Beck, freuen uns, dass Sie bei uns gelandet sind, und versprechen Ihnen, es wird gut! Investieren Sie in Ihr Gehirn. Der Ertrag ist unfassbar wertvoll. Sie sind Ihr Gehirn. Das Gehirn ist Ihr Leben. Sie können Ihr Auto, wenn es in die Jahre kommt, einfach wechseln oder immer wieder in die Werkstatt bringen. Mit Ihrem Gehirn funktioniert das nicht so einfach. Aber ähnlich, wie Sie Ihren Körper trainieren und leistungsfähiger machen können, können Sie Ihr Gehirn stärken, verjüngen und Ihre geistigen Leistungen spürbar steigern. Dies belegen die modernen Neurowissenschaften. Egal in welchem Alter!

In diesem Buch zeigen wir Ihnen, wie es geht, und begleiten Sie auf dem Weg zu einem fitten Gehirn. Im ersten Teil unternimmt Frieder Beck mit Ihnen eine kleine Reise in die Welt der Synapsen, Neuronen und kognitiven Leistungen, um Sie mit den wissenschaftlichen Grundlagen vertraut zu machen und die damit verbundene Strategie unseres 10-Minuten-Gehirntrainings erleben zu lassen. Im Anschluss gibt es noch einige Trainingstipps aus der aktuellen Hirnforschung. Im zweiten Teil führt Matthias Nowak Sie durch die Übungen und schenkt Ihrem Gehirn eine Verjüngungskur!

Sie möchten sofort aktiv werden? Dann können Sie die folgenden Seiten zunächst überspringen und direkt mit den Übungen beginnen. Wir versprechen Ihnen jedoch, dass Sie noch motivierter sein werden, wenn Sie ein paar theoretische Grundlagen kennen. Welche Reihenfolge Sie auch wählen: Mit den Übungen können Sie Ihr geistiges Leistungsvermögen nachhaltig erhöhen und Ihre Merkfähigkeit, Konzentration und Koordination verbessern.

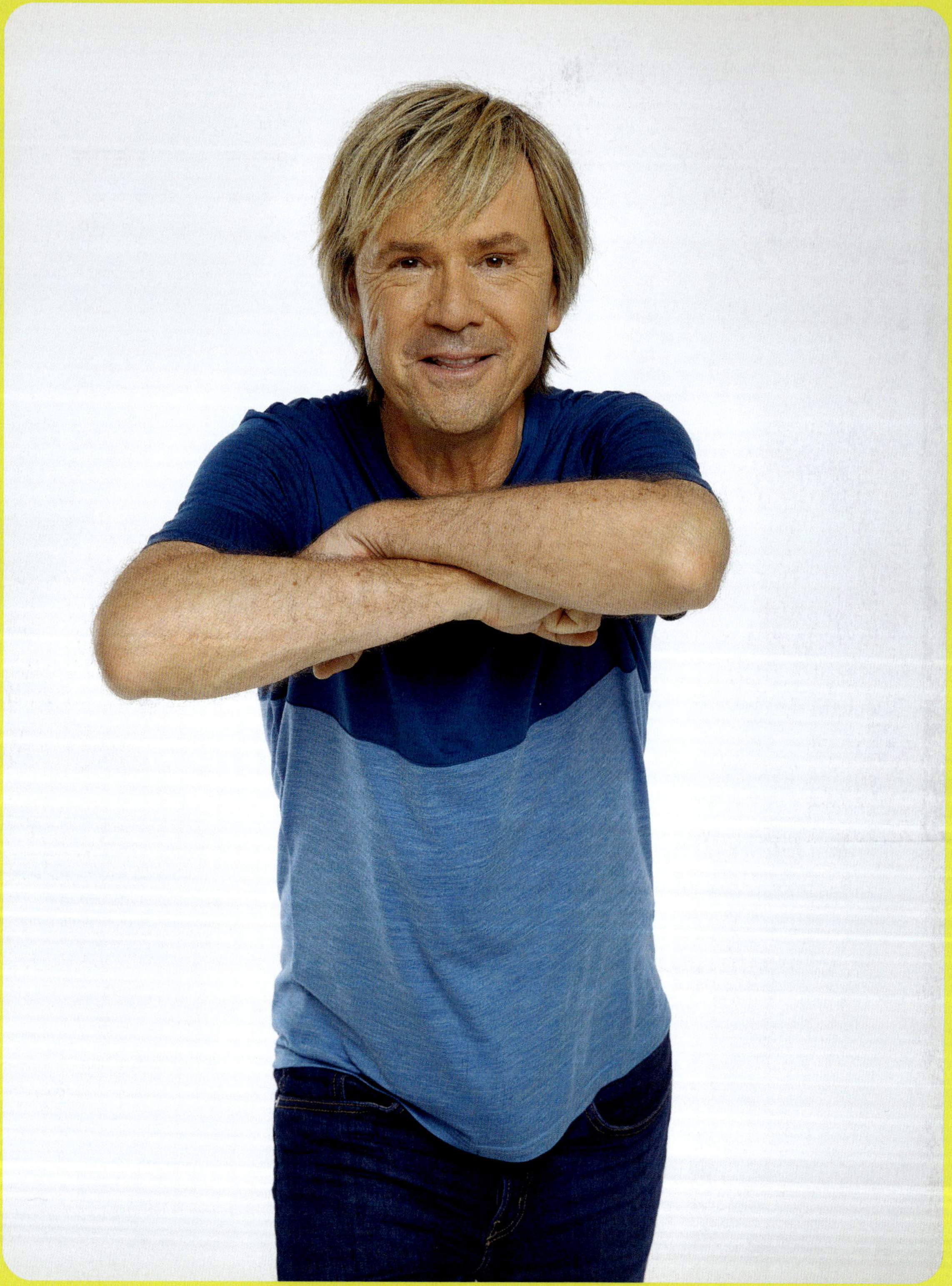

DIE THEORIE HINTER DEM TRAINING

**Was hat Bewegung mit dem Gehirn zu tun?
Wie soll es durch Bewegungsübungen leistungsfähiger werden?
Das erfahren Sie in diesem Kapitel.**

WAS SAGT DIE HIRNFORSCHUNG?

Bewegung ist weit mehr als körperliche Fitness – sie ist ein hochwirksames Mittel, um geistige Fähigkeiten zu fördern und altersbedingtem Abbau entgegenzuwirken.

Ein Trainingsprogramm, das Ihre Denkleistung und Ihre Gehirngesundheit fördert, Ihr Gehirn verjüngt, Ihre Merk- und Konzentrationsfähigkeiten steigert – das erscheint auf den ersten Blick überraschend. Kann man seine Gehirnleistung tatsächlich steigern und kann man dem scheinbar altersbedingten Abbau der geistigen Leistung tatsächlich effektiv entgegenwirken? Und wieso über Bewegung? Ist Nachdenken oder Entspannung nicht effektiver?

Glauben Sie mir, ich weiß, wovon ich spreche: Matthias Nowaks Übungen werden Ihre geistigen Leistungen steigern! Sie werden den mit zunehmendem Alter zu beobachtenden Abbau von Gehirnstruktur und die damit einhergehende Minderung kognitiven Potenzials nicht nur bremsen, stoppen, sondern auch umkehren. Das mag völlig überzogen klingen, doch dieses Trainingsprogramm wurde auf Basis der jüngsten wissenschaftlichen Erkenntnisse entwickelt, die neue Perspektiven auf geistige Leistung, Neuroplastizität, Synapsenwachstum, Nervenfasern und Neurodegeneration erschließen. Ich zeige Ihnen, was dahintersteckt. Los geht's!

DAS MAGISCHE DREIECK GEISTIGER LEISTUNG

Die Hauptakteure im Gehirn sind die Nervenzellen (Neuronen), Nervenfasern und Synapsen. Über Nervenfasern stehen Nervenzellen mit anderen Nervenzellen in Kontakt, die Synapsen sind dabei zwischengeschaltet. 100 Milliarden Neuronen und 100 Billionen Synapsen in unserem Kopf ermöglichen uns, Erkenntnisse, Erfahrungen, Fertigkeiten lebenslang zu speichern und abzurufen. Was den Menschen von anderen Säugetieren unterscheidet, ist seine Fähigkeit, auf einem hohen Niveau komplex zu denken. Dieses verdankt er seinem in Bezug auf das gesamte Gehirn unverhältnismäßig großen Stirnhirn (präfrontaler Kortex, PFC) – und dessen Zusammenarbeit mit den beiden Hippocampi (Hippocampus, HC). Dieses magische Dreieck ermöglicht Ihnen hohe und höchste geistige Leistungen.

Der präfrontale Kortex bildet die Grundlage Ihrer Schlauheit. Dort passiert Denken, Lernen, dort entstehen Pläne für die Zukunft, dort werden Strategien entwickelt und durchdacht, dort kann ein mentaler Avatar Probehandlungen für Sie vornehmen, dort können Handlungsschritte in Reihenfolgen gebracht werden, dort werden Ihre Tätigkeiten kontrolliert und auf soziale und situationsbezogene Adäquatheit geprüft, dort sitzt Ihre Impulskontrolle, dort wird Gehörtes verstanden und Schlaues auf den Weg gebracht. Die beiden Hippocampi sind die Zentralen für Lernen und verknüpfen neue Erfahrungen mit Ort und Zeit. Sie ermöglichen Ihnen, ein mentales Tagebuch zu führen. Dadurch können Sie sich gedanklich in Ihren letzten Urlaub zurückversetzen, im Geiste vom Hotel oder Campingplatz zum Strand laufen und sich an die nervigen Liegennachbarn erinnern. Wenn Sie ruhen oder schlafen, sind die Hippocampi weiterhin aktiv und übertragen Ihre dort frisch zwischengespeicherten Erlebnisse und Lernfortschritte der letzten Stunden in Ihre Großhirnrinde, wo diese anschließend lebenslang abrufbar sind.

DEN ALTERUNGSVORGANG IM GEHIRN STOPPEN UND UMKEHREN

Studien zeigen, je dichter das Stirnhirn und die Hippocampi gepackt sind, je mehr Neuronen, Synapsen und Dendriten – das sind die feinen Neuronen-Ästchen, auf denen Synapsen sitzen – sich in diesen Regionen befinden, desto besser sind unsere geistigen Leistungen.[1] Nun der Schocker: Ab dem 50. Lebensjahr verlieren wir im statistischen Schnitt pro Jahr etwa ein halbes Prozent unseres Gehirnvolumens. Langzeitstudien zeigen, dass mit dem Alter unser Stirnhirn und unsere Hippocampi schrumpfen – wie auch unsere gesamte Großhirnrinde.[2] Im späten Erwachsenenalter erwartet uns alle, glaubt man den aktuellen Statistiken, ein stetiger geistiger Verfall. Es gibt aber auch eine gute Nachricht: Das muss nicht sein! Die Neurowissenschaften zeigen mittlerweile, dass es nicht

nur möglich ist, diesen Verfallsprozess zu stoppen, er ist sogar umkehrbar.
Wie das geht, erfahren Sie in diesem Buch. Mit den Übungen im zweiten Teil trainieren Sie Ihr Gehirn. Sie werden geistig fitter bzw. nachhaltig geistig fit bleiben. Ist es wirklich so einfach? Ja! Wir schubsen das Wachsen und Vermehren Ihrer Synapsen samt Dendriten sowie Ihre sogenannte hippocampale Neurogenese an. Dazu später mehr. Weiterhin erfahren Sie, wie Sie die Verteidigungslinien für Ihr Gehirn ziehen, um es gegen die vielen Angriffe, die uns im Leben von verschiedenen Seiten erwarten, nachhaltig zu schützen.

ÜBER NEURONEN UND SYNAPSEN

Synapsen und Neuronen sind bei Geburt in großem Überschuss vorhanden und es werden erst mal immer mehr. Die höchste synaptische Dichte in der Großhirnrinde beobachtet man in einem Alter von etwa fünf Jahren. Lernvorgänge führen zur Bildung und Vergrößerung von Synapsen. Damit uns nicht der Schädel platzt, weil es zu eng im Kopf wird, werden ungenutzte Kontakte und Verbindungen abgebaut. Dieses sogenannte neuronale Pruning entfernt überflüssige synaptische Verbindungen, um die, die wir tatsächlich benötigen, zu stärken. Dieser Vorgang macht das Gehirn leistungsfähiger und ermöglicht uns eine bessere Anpassung an die Umwelt. Der synaptische Überschuss in jungen Jahren könnte auch die hohe Regenerationsfähigkeit des Gehirns nach Verletzungen in diesem Alter erklären. Möglicherweise werden zerstörte Verbindungen durch die überzähligen Synapsen ersetzt.

Da Lernen mit der stetigen Bildung und Veränderung von Synapsen einhergeht, besteht eine Art Gleichgewicht zwischen auf- und abgebauten Synapsen. Die Anzahl der Synapsen bleibt somit in gewissen Grenzen stabil, bis sie, so zeigt es die Statistik für die europäische Bevölkerung, etwa ab einem Alter von fünfzig Jahren immer stärker abnimmt. Aber nicht mit uns, wie Sie sehen werden.

DIE ADULTE HIPPOCAMPALE NEUROGENESE

Nervenzellen können auch noch im Erwachsenenalter neu entstehen. Diese sogenannte Neurogenese geschieht im Gehirn in zwei Regionen, im Riechhirn und in den Hippocampi. Ständig wird eine Vielzahl neuer hippocampaler Nervenzellen gebildet, was man als adulte hippocampale Neurogenese bezeichnet. Werden diese neu entstandenen Nervenzellen nicht »gebraucht«, sterben sie nach kurzer Zeit.

Wie die Forschergruppe um Gerd Kempermann zeigen konnte, hängt das Überleben dieser neuen Neuronen davon ab, ob aktiv Neues gelernt oder Bedeutsames erlebt wird, und auch Bewegung spielt eine zentrale Rolle.[3] So kann der Hippocampus lebenslang neue Neuronen ausspucken, wenn Menschen körperlich aktiv sind und sich kontinuierlich vielseitigen Lernaufga-

AUFBAU EINER NERVENZELLE

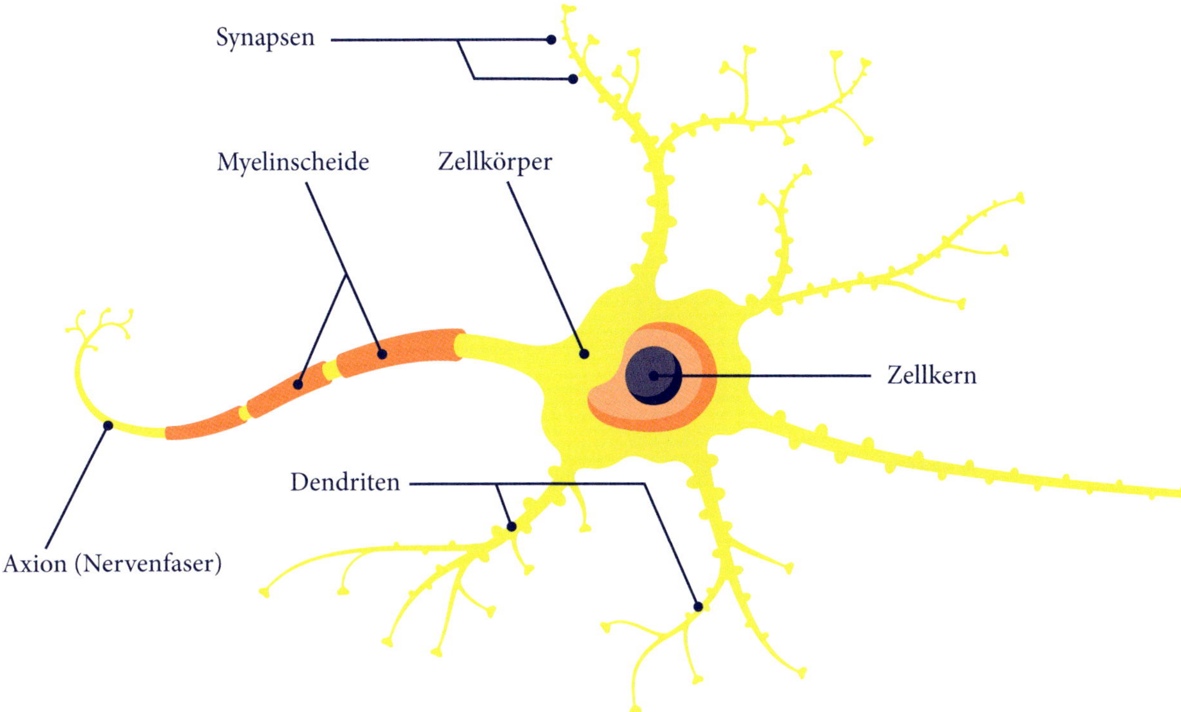

ben aktiv zuwenden. Sogar bei neunzigjährigen Menschen konnten neu gebildete Nervenzellen nachgewiesen werden.

Wird Neues gelernt, regt das die Neubildung von Nervenzellen an. Unsere Bewegungsübungen fördern dies und sorgen zudem dafür, dass die neuen Nervenzellen erhalten bleiben.

Das ist eine der Grundlagen für die Übungen in diesem Buch: Es wird körperliche Aktivität mit koordinativen und kognitiven Anforderungen kombiniert. So sind die Bewegungsaufgaben darauf ausgelegt, Ihre adulte hippocampale Neurogenese zu befeuern und die jungen Nervenzellen vor ihrem schnellen Tod zu bewahren. Der Hippocampus spielt die Hauptrolle bei der Übertragung von frisch Gelerntem oder Erfahrenem in kortikale Bereiche (also in bestimmte Bereiche der Großhirnrinde), was die Langzeitverfügbarkeit der jeweiligen Informationen ermöglicht. Daher garantiert ein gesunder und starker Hippocampus eine hohe Merkfähigkeit.

SCHUTZ FÜR IHRE NERVENFASERN IM GEHIRN

Ihr Gehirn ist ständig im Umbau. Das sollte inzwischen deutlich geworden sein. Schauen wir uns einen Vorgang etwas genauer an: die Isolierung langer Nervenverbindungen über Myelin, die als Markscheidenbildung oder Myelinisierung bezeichnet wird. Dabei werden die Fortsätze der Nervenzellen, die Axone, durch eine Fettschicht (Myelinscheide) eingeschlossen, ähnlich wie elektrische Kabel isoliert werden, damit es keinen Kurzschluss gibt. Dieser Vorgang tritt früh in der Gehirnentwicklung auf und setzt sich ein Leben lang fort. Letzteres wird als adaptive Myelinisierung bezeichnet, da diese als Anpassung auf entsprechende externe Reize geschieht.

DAS GEHIRN IMMER GUT FETTEN!

Diese Ummantelung der Nervenbahnen erhöht die Geschwindigkeit der Nervenimpulse um über das Dreißigfache und ermöglicht es dadurch weit auseinanderliegenden Gehirnbereichen, miteinander zu kommunizieren. Sie ist also entscheidend für eine effektive neuronale Kommunikation. Die Hochphase der adaptiven Myelinisierung ist das junge Erwachsenenalter. Insbesondere werden in dieser Zeit die Verbindungen zwischen den Bereichen des Denkens, des Handelns und des Fühlens stärker. Es wird vermutet, dass solche Bindungsvorgänge über Myelinisierung das Fundament dafür darstellen, dass wir die Welt im Erwachsenenalter viel ganzheitlicher erleben können. Zum Beispiel assoziieren wir schöne Landschaften in der Regel erst dann mit schönen emotionalen Zuständen, wenn wir das zwanzigste Lebensjahr überschritten haben. Bei einem Glas Rotwein auf einer Terrasse an der italienischen Riviera können Erwachsene eine ganze Weile auf das Smartphone verzichten und im Augenblick leben. Im jungen Erwachsenenalter ist zudem das für unsere geistigen Leistungen so bedeutende Stirnhirn noch Aufbauvorgängen unterworfen. Beispielsweise nehmen Selbstdisziplin, Kreativität, Empathie und Sprachfähigkeiten in den Zwanzigern stetig zu. Der Teil des Stirnhirns, der als letzter seine Entwicklung abschließt, ist jener, in dem unsere Werte und Einstellungen sitzen, die unser Handeln leiten.

Bei Mäusen rief ein kognitiv-motorisches Training im Futter-Labyrinth einen explosionsartigen Anstieg der Myelinisierung im Gehirn hervor. Auch Humanstudien der letzten Jahre zeigen, dass das kontinuierliche Erlernen von Bewegungsfertigkeiten und regelmäßige körperliche Beanspruchung über mehrere Monate hinweg adaptive Myelinisierung im ganzen Gehirn hervorbringen.[4] Unser Gehirntraining wird Ihr Gehirn schön fetten! Sie werden mit einem effektiv arbeitenden Gehirn belohnt.

DAS MITTLERE ALTER – HOHE KOGNITIVE LEISTUNGSFÄHIGKEIT

Die jüngste Hirnforschung untermauert, dass die Altersspanne zwischen vierzig und sechzig Jahren von höchster geistiger Leistungsfähigkeit geprägt ist, wenn die entsprechenden Lebensbedingungen gegeben sind. Das heißt, das Leben sollte ereignisreich und spannend sein und der Mensch sehr aktiv.

Was geschieht da? In diesem Alter sind die sogenannten exekutiven Funktionen besonders leistungsfähig. Unter diesem neuropsychologischen Begriff werden Arbeitsgedächtnis, Inhibition (Impulskontrolle), kognitive Flexibilität und übergeordnet die Selbstregulation zusammengefasst. Es sind komplexe kognitive Prozesse, geistige Aktivitäten, die es uns ermöglichen, Dinge langfristig zu planen, angemessene Entschlüsse zu fassen und komplexe Vorhaben umzusetzen, um damit langfristige Ziele zu erreichen, also zu handeln. Die Selbstregulation, das Arbeitsgedächtnis, die Impulskontrolle und die kognitive Flexibilität werden durch viele unterschiedliche

WICHTIGE STRUKTUREN DES GEHIRNS

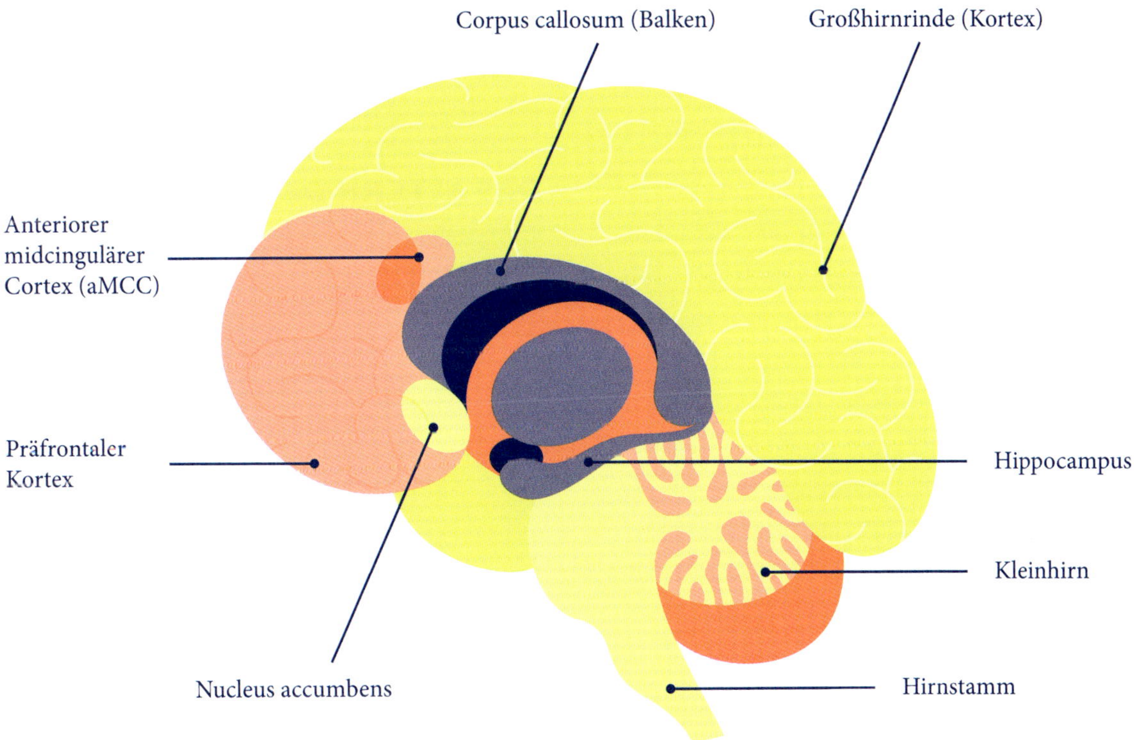

Auf der Abbildung sehen Sie die Gehirnstrukturen, die bedeutsam sind für den wissenschaftlichen Hintergrund, auf dem das 10-Minuten-Gehirntraining basiert.

INFO

Die exekutiven Funktionen des Gehirns

Der Begriff exekutiven Funktionen bezeichnet geistige Aktivitäten, über die wir mit unserer Umgebung interagieren, die uns arbeiten und erschaffen lassen, die uns motivieren, dank derer wir priorisieren und die Zeit einteilen können.
Die exekutiven Funktionen sind das Arbeitsgedächtnis, Inhibition, kognitive Flexibilität und Selbstregulation.

Lebensereignisse, Situationen und Überraschungen besonders trainiert. Beispielsweise machen Menschen vielfältige Erfahrungen, die zeigen, dass man Erfolg haben kann, wenn man sich anstrengt. Die vielen Erlebnisse und Erfahrungen führen im mittleren Alter zu einer guten Vernetzung verschiedener Gehirnbereiche – wenn die Menschen nicht aus dem seelischen Gleichgewicht geraten sind.

Wie sinnvoll das ist, zeigt ein Blick zurück: Unsere Vorfahren haben überwiegend dort gelebt, wo sie geboren wurden. So war es von Vorteil, wenn die Älteren in der Stammesgruppe ihre Erfahrungen mit den Bedingungen und Gefahren der jeweiligen Lebensumwelt an die Jüngeren weitergeben konnten. In jungen Jahren lernen Menschen schnell. Mit fortschreitendem Alter werden Fähigkeiten vertieft, es wird seltener Neues gelernt. Und Menschen entwickeln mit zunehmendem Alter Freude daran und die Fähigkeit, ihr Können weiterzugeben, andere anzuleiten. Die Erfahrung macht's – und die sitzt im Gehirn! Ein Hoch auf die Großmutter und den Großvater. Finnische Forscher werteten zweihundert Jahre alte Kirchenmatrikel aus. Es zeigte sich, dass die Anwesenheit einer Großmutter in der Familie die Überlebenschancen der Kinder deutlich erhöhte. Kanadische Anthropologen, die die Daten französischer Siedler in Kanada aus dem 17. und 18. Jahrhundert analysierten, kamen zu demselben Ergebnis.[5]

DAS ALTERN DES GEHIRNS …

Wie bereits beschrieben, sind das Stirnhirn und die beiden Hippocampi für das geistige Leistungsvermögen, die Schlauheit eines Menschen verantwortlich. Diese höheren kognitiven Funktionen sind im fortgeschrittenen Alter bei vielen Menschen eingeschränkt. Älteren Menschen fällt es oft schwer, sich länger zu konzentrieren, sich Dinge zu merken, auch das Erinnerungsvermögen lässt nach. Dabei bestehen oft sehr große Unterschiede zwischen den geistigen Leistungen von Menschen derselben Altersstufe. Selbst mit einhundert Jahren kann das Gehirn noch tadellos funktionieren – oder auch nicht.

Wie kommt das? Statistisch betrachtet schrumpfen im Alter Neuronen, deren

Zellkörper verliert an Volumen. Auch nimmt die Anzahl der Neuronen und Synapsen ab, umso älter wir werden. Gesunde Menschen besitzen im Alter rund zehn Prozent weniger Neuronen als im jungen Erwachsenenalter. Mit fortschreitenden Lebensdekaden verlieren zudem viele Nervenfasern ihre Fettummantelung, was man Demyelinisierung nennt. Dies könnte der Grund dafür sein, dass Menschen in hohem Alter gedanklich langsamer werden, das Speichern und Verankern neuer Informationen schlechter gelingt.

… LÄSST SICH AUFHALTEN

Doch warum preist die jüngste Hirnforschung das mittlere Alter als Lebensspanne höchster Gehirneffektivität an? Lange galt der sanfte geistige Verfall im Alter als normaler, unausweichlicher Vorgang. Doch die modernen Neurowissenschaften zeigen mittlerweile, dass Menschen durch eigenes Zutun den beginnenden Abbau von Nervenzellen und Nervenverbindungen verzögern und umkehren können. Auch bereits vorhandene kognitive Defizite können wieder kompensiert werden. Und zwar mit Bewegung und einem Training der exekutiven Funktionen. Genau das setzen wir mit Ihnen um. In Ihrem Gehirn werden Wachstumsfaktoren ausgeschüttet (dazu später mehr), die hippocampale Neurogenese wird befeuert und es sprießen Synapsen überall im Gehirn, insbesondere im präfrontalen Kortex. Damit gewinnen Sie die hohe Effektivität des Gehirns, die wir im mittleren Alter haben, zurück – und behalten sie.

> »Mit unserem Bewegungstraining lässt sich das Altern des Gehirns aufhalten.«

BEGRIFFE RUND UMS GEHIRN

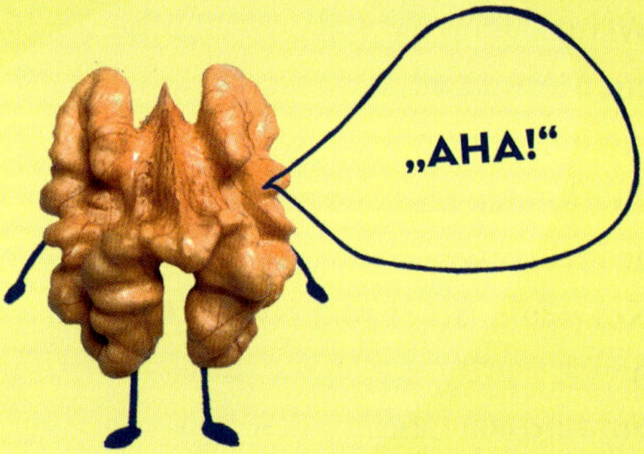

Zum Nachschlagen finden Sie hier die im Text häufig vorkommenden Begriffe rund ums Gehirn mit kurzen Erklärungen.

Axon: Fortsatz der Nervenzelle, des Neurons. Es wirkt wie ein Telefonkabel und leitet Signale zu anderen Neuronen weiter.
BDNF (brain-derived neurotrophic factor): Ein Protein, das bestehende Neuronen und Synapsen schützt und deren Entstehung fördert.
Dendrit: Die feinen Äste von Neuronen, auf denen die Synapsen sitzen und Signale empfangen.
Exekutive Funktionen: Bezeichnung aus der Neuropsychologie für übergeordnete geistige Basisleistungen. Zu den exekutiven Funktionen zählen Arbeitsgedächtnis, Inhibition (Impulskontrolle), kognitive Flexibilität und übergeordnet die Selbstregulation. Exekutive Funktionen sind Grundlage für logisches Denken, Handlungssteuerung und der Fähigkeit zum Problemlösen. Sie basieren auf einem Netzwerk, bei dem der präfrontale Kortex die Hauptrolle spielt.
Hippocampus: Essenzieller Gehirnbereich für das Lernen. Der Hippocampus wandelt neue, kurzzeitig verfügbare Informationen und Daten in eine dauerhafte Form um, indem er sie in die kortikalen Bereiche für

das Langzeitgedächtnis überführt. Dieser Prozess wird als Gedächtniskonsolidierung bezeichnet.

Irisin: Ein Botenstoff, der unter anderem die Neubildung von Synapsen fördert.

Kortex (Großhirnrinde): Eine stark gefaltete Schicht von Neuronen an der Oberfläche des Großhirns. Sie ist Ort des Verstandes, des Könnens, des Wissens und der Wahrnehmungen. Ohne den Kortex wäre ein Mensch blind, taub, stumm und unfähig, willentlich Handlungen auszuführen. Der Kortex als Ganzes ist Sitz des Langzeitgedächtnisses.

Kortikale Bereiche: Verschiedene Regionen innerhalb des Kortex mit spezifischen Funktionen, zum Beispiel der motorische Bereich, der somatosensorische Bereich oder der visuelle Bereich.

Nervenfaser: Die Einheit aus Axon und seiner isolierenden Ummantelung wird als Nervenfaser bezeichnet. Sie ist die Leitungsbahn der Nervenzelle.

Neuronen (Nervenzellen): Diese Zellen sind die funktionelle Einheit des Gehirns, sie sind auf Erregungsleitung und Erregungsübertragung spezialisiert und empfangen ständig Informationen. Ein Neuron besteht aus Zellkörper, Dendriten, die Signale empfangen, und Axon, das Signale zu anderen Neuronen weiterleitet. Diese Signale bestehen aus Nervenimpulsen. Man sagt, ein Neuron »feuert«.

Neuroplastizität: Die Fähigkeit des Gehirns, sich zu verändern und anzupassen, indem sich zum Beispiel neue neuronale Verbindungen bilden und es zu strukturellen Veränderungen kommt.

Präfrontaler Kortex (PFC, Stirnhirn): Derjenige Bereich des Kortex, der mit höchsten kognitiven Leistungen in Zusammenhang steht. Dort werden komplexe Handlungen geplant, initiiert und kontrolliert. Der PFC ist unter anderem Sitz des Kurzzeitgedächtnisses und bedeutsamer Persönlichkeitsmerkmale.

Synapse: Am Ende eines Axons sitzt das Synapsenendknöpfchen, dort tritt das Axon mit anderen Neuronen über deren Dendrit oder Nervenzellkörper in Kontakt. Diese Verknüpfung zwischen den Neuronen bezeichnet man als Synapse. Ein ganz schmaler Zwischenraum, der synaptische Spalt, trennt die Axonendigung vom Zellkörper bzw. von den Dendriten der Nachbarzelle. Synapsen verändern im Rahmen von Lernvorgängen ihre Größe. Sie sind fähig, zu wachsen und zu schrumpfen.

Wachstumsfaktoren: Proteine, die das Wachsen und die Neuentstehung von Synapsen sowie die Bildung neuer hippocampaler Nervenzellen fördern, zum Beispiel Irisin und BDNF (brain-derived neurotrophic factor). Unter anderem fördert Bewegung die Ausschüttung von Wachstumsfaktoren.

SCHLAU SEIN – DIE EXEKUTIVEN FUNKTIONEN IM FOKUS

Psychische Funktionen, die im Zusammenhang mit kognitiven Leistungen stehen, wie beispielsweise Aufmerksamkeitslenkung, Konzentration, Handlungsplanung, Selbststeuerung, Selbstdisziplin und Durchsetzungsvermögen, werden in der Neuropsychologie unter dem eher technischen Begriff der exekutiven Funktionen zusammengefasst, von denen bereits die Rede war. Sie sind die Basis geistiger Leistungen,[6] betrachten wir sie daher etwas genauer.

Die zentralen exekutiven Funktionen umfassen Arbeitsgedächtnis, Inhibition und kognitive Flexibilität. Diese drei zusammen generieren die Fähigkeit zur Selbstregulation, die ebenfalls zu den exekutiven Funktionen gezählt wird.

ARBEITSGEDÄCHTNIS – SIE BENUTZEN ES GERADE!

Das Arbeitsgedächtnis erzeugt Ihr Stirnhirn unter Mithilfe des Scheitellappens. Diese erste der exekutiven Funktionen ist viel mehr als ein Kurzzeitgedächtnis. Um beispielsweise zu verstehen, was Sie momentan lesen, muss Ihr Gehirn einige Wörter in ihrer Bedeutung und Reihenfolge präsent halten und mit den Satzkomponenten in Beziehung setzen, die Sie in diesem Augenblick lesen. Das leistet Ihr Arbeitsgedächtnis. Und es kann noch viel mehr. Sie benötigen Ihr Arbeitsgedächtnis, um …

- bei andauernden komplexen Handlungs- oder Denkabfolgen nicht den Faden zu verlieren,
- geplante Handlungsschritte in geeignete Reihenfolgen zu bringen,
- Ideen im Geiste zu bearbeiten,
- mögliche Ausgänge bestimmter Handlungsvorhaben zu durchdenken,
- in Diskussionen Argumente und Antworten zu finden und zu sortieren und um kognitiv schlagfertig zu sein.

Wie der Name schon vermuten lässt, ermöglicht das Arbeitsgedächtnis, das, was gerade im Geist verfügbar ist, zu bearbeiten. Die Fähigkeit von Kindern und Jugendlichen, Informationen im Kopf zu behalten und zu bearbeiten (ihr Arbeitsgedächtnis), hängt eng damit zusammen, wie sie in der Schule in sprachlichen, mathematischen und naturwissenschaftlichen Fächern abschneiden. Im Labor ist die Kapazität des Arbeitsgedächtnisses entscheidend für die Performance beim logischen Denken und gilt daher als der Hauptfaktor für Intelligenz.

Das Wunderbare hierbei: Das Arbeitsgedächtnis lässt sich durch Training verbessern. Über die Lebensspanne hinweg steigt allerdings die Arbeitsgedächtnisleistung statistisch nur bis zum mittleren Erwachsenenalter an und lässt ab dem vierzigsten Lebensjahr stetig nach. Aber nicht mit uns! Unsere Übungen sind darauf ausgelegt, Ihre Arbeitsgedächtnisleistung langfristig zu steigern und lebenslang zu erhalten.

KOGNITIVE FLEXIBILITÄT – NICHT MIT DEM KOPF DURCH DIE WAND

Kognitive Flexibilität benötigen wir, wenn das Realisieren unserer Pläne auf unerwartete Hindernisse trifft und neue Strategien oder ein anderes Vorgehen notwendig werden. Wenn sich bedeutsame Situationen oder Umstände schlagartig verändern und wir umdenken müssen. Sie möchten schnell zu einem geliebten Menschen und der Zug fällt aus. Sie haben Ihre Rede als Brautvater sorgsam einstudiert und dann bittet Sie der Bräutigam am Abend vorher, wegen der internationalen Gäste die Rede doch bitte auf Englisch zu halten.

Geistige Flexibilität umfasst das Vermögen, sich in solche neuen Situationen hineinzudenken und sich anzupassen; dazu imstande zu sein, die Perspektive zu wechseln oder den Aufmerksamkeitsfokus zu verlagern; eingefahrene Denkweisen zu verlassen, um neue Wege der Problemlösung zu finden. Hauptakteur ist auch hier wieder der präfrontale Kortex.

INHIBITION – KEIN NASEBOHREN BEIM GESCHÄFTSMEETING

Oft haben Menschen den starken Drang, in einer bestimmten Weise zu handeln, wissen jedoch in diesem Moment, dass dieses Verhalten der Situation nicht angemessen ist oder langfristig negative Folgen für sie haben würde. Der Drang zur Handlung besteht, aber die Reaktion bekommt keine Freigabe, sie wird gehemmt – inhibiert. Das Stirnhirn ist Hauptakteur, wenn es um das Unterdrücken solchen Reaktionen geht. Seine Aufmerksamkeit auf etwas zu richten, diszipliniert eine Aufgabe zu Ende zu bringen, Selbstkontrolle aufrechtzuerhalten oder etwas besonders Notwendiges zu tun, erfordert Inhibition. Unsere inhibitorischen Fähigkeiten verhindern, dass gebrochene Kiefer und Nasen zum Alltag gehören, dass überhaupt Gesetze und unsere Gesellschaft funktionieren. Inhibition lässt uns in Stresssituationen die Ruhe bewahren, verhindert, dass Streit eskaliert, lässt den Gesprächspartner ausreden, unterdrückt Nasebohren in der Öffentlichkeit – meistens.

Die generellen inhibitorischen Fähigkeiten ließen sich bisher über computerbasiertes Training nicht verbessern. Inhibition profitiert nur von einem Training im Kontext von Bewegung. Dafür sind wir hier zuständig! Das 10-Minuten-Gehirntraining wird Ihrer Inhibition im Rahmen der Übungen einiges abfordern und diese wachsen lassen.

SELBSTREGULATION – »KONZENTRIER DICH DOCH!«

Die Fähigkeit zur Selbstregulation generiert sich über Arbeitsgedächtnis, kognitive Flexibilität und Inhibition und ist eine Leistung des Stirnhirns und der Hippocampi. Die Selbstregulation greift, wenn es nicht nach Plan läuft und Emotionen Ihre Handlungen bestimmen wollen. Dann einen kühlen Kopf zu bewahren, Ihre Wut, Angst, Aggression im Griff zu haben, nicht vorschnell, sondern kreativ und angemessen zu reagieren, liegt in der Macht Ihrer Selbstregulation. Dinge ausführen zu können, die keinen Spaß machen, aber langfristigen Zielen dienen, ist die Hauptaufgabe der Selbstregulation. Sie half Ihnen in der Schulzeit, regelmäßig die Hausaufgaben zu erledigen oder zu lernen, auch wenn draußen das schönste Wetter lockte. Die Selbstregulation ist entscheidend, wenn es ums Durchhalten geht. Sie unterstützt Sie dabei, morgens aus dem Bett zu kommen, wenn ein stressiger Tag bevorsteht, sich gesund zu ernähren und auch unsere Übungen regelmäßig zu absolvieren. Wenn Ihre Terminplanung mal wieder schlagartig zusammenbricht, Ihr Auto streikt oder die Firmenaufträge plötzlich storniert werden, ist Ihre Selbstregulation gefordert. Sie hilft Ihnen, Ruhe zu bewahren und schnell Lösungen zu finden.

Ich behaupte, dass die Anforderungen an unsere Fähigkeit zur Selbstregulation noch nie so hoch waren wie in den letzten Jahren. Durch den elektronischen Fortschritt sind wir einer permanenten Reizüberflutung ausgesetzt. Im Alltag müssen wir ständig Entscheidungen treffen, beruflich wird oft eine dauerhafte Verfügbarkeit eingefordert und soziale Medien drängen uns dazu, uns immer und überall selbst darzustellen. Ohne eine gut ausgeprägte Selbstregulation wäre die mentale Gesundheit in diesen Szenarien nicht zu erhalten. Die Selbstregulation vermittelt Konzentration. Wenn Sie über eine längere Zeitspanne konzentriert an etwas arbeiten wollen, müssen Sie nach jeder Ablenkung immer wieder die Aufmerksamkeit willentlich zurückholen – das erledigt Ihre Selbstregulation. Ihr Niveau bestimmt, wie gut Ihnen das gelingt.

Es gibt zwei große aktuelle Langzeitstudien, die seit über fünfzig Jahren die umfassenden medizinischen, psychologischen und sozioökonomischen Daten aus dem Leben Tausender ausgewählter Menschen auswerten. Die Ergebnisse zeigen, dass das Niveau der Selbstregulationsfähigkeiten den beruflichen Erfolg, die Zufriedenheit, die Gesundheit und Lebensdauer bestimmt. Die Übungen in diesem Buch werden also nicht nur Ihre Konzentrationsfähigkeiten deutlich steigern, die Effekte werden Ihr Leben verändern! Freuen Sie sich darauf.

UNSERE ÜBUNGEN – TRAINING DER EXEKUTIVEN FUNKTIONEN

Interventionsstudien zeigen: Die exekutiven Funktionen profitieren von körperlicher Aktivität und von einem rein kognitiven Training, das die einzelnen exekutiven Funktionen gezielt ansteuert.[7] Arbeitsgedächtnis, Inhibition und kognitive Flexibilität stellen Basiskomponenten geistiger Leistungen dar. Ein Training des Arbeitsgedächtnisses erhöht beispielsweise das logische Denkvermögen.

Arbeitsgedächtnis, kognitive Flexibilität und Inhibition werden gefordert, während die hierfür bedeutsamen Hirnbereiche erhöhte Mengen an sogenannten Wachtumsfaktoren bekommen. Effektiver geht es vermutlich nicht!

Die Strategie hinter dem 10-Minuten-Gehirntraining ist, alle Faktoren, die in Studien die kognitiven Leistungen gesteigert oder zu positiven physiologischen Veränderungen im Gehirn geführt haben, miteinander zu kombinieren. Die Übungen integrieren Bewegung in ein gezieltes Training der exekutiven Funktionen.

Schauen wir uns diese wundervollen Wachstumsfaktoren einmal genauer an.

IRISIN UND BDNF – DER JÄGER-UND-SAMMLER-EFFEKT

Wenn wir uns bewegen oder unsere exekutiven Funktionen trainieren, dann schüttet der Körper Wachstumsfaktoren und Signalstoffe aus, die unser Gehirn »düngen«. Diese Proteine heißen beispielsweise Irisin, BDNF (brain-derived neurotrophic factor), VEGF (vascular endothelial growth factor) oder IFG-1 (insulin-like growth factor 1). Bei körperlicher Aktivität werden die beiden Erstgenannten sogar in einer so großen Menge ausgeschüttet wie bei keiner anderen Tätigkeit.[8] Bei Senioren reicht dafür schon Spazierengehen![9] Es ist Irisin und BDNF zu verdanken, dass regelmäßige Bewegung das Risiko, an Alzheimer zu erkranken, um etwa 45 Prozent reduzieren kann.[10] BDNF ist das entscheidende Molekül für die Merkfähigkeit. Das für unsere geistigen Leistungen so bedeutsame Stirnhirn und die Hippocampi profitieren von Irisin und BDNF besonders.[11] Beide lassen Synapsen im Kortex und Hippocampus wachsen und die erhöhten Level der Wachstumsfaktoren durch regelmäßige Bewegung stehen in positivem Zusammenhang mit der Dichte dieser Gehirnregionen. Denn wie bereits beschrieben, »düngen« die Wachstumsfaktoren unser Gehirn: Man zählt mehr Synapsen und mehr Dendriten, in den Hippocampi steigt die Anzahl der arbeitenden Nervenzellen. Und das gilt das ganze Leben lang. Bis ins hohe Alter können Synapsen entstehen und wachsen und kann der Hippocampus neue Neuronen ausspucken. Hierzu müssen Sie nur Ihre exekutiven Funktionen trainieren und dabei darf eine Portion Bewegung nicht fehlen!

Auf den ersten Blick erscheint es unsinnig, dass neben kognitiver Beanspruchung auch Bewegung zur Ausschüttung von Wachstumsfaktoren führt. Denn wir benötigen unsere geistigen Leistungen hauptsächlich in Situationen, in denen Bewegung nur in geringem Maße notwendig ist. Am Schreibtisch, vor dem Laptop, am Smartphone, bei Meetings, in Vorlesungen oder im Unterricht. Was hat sich die Natur dabei gedacht? Die Erklärung findet sich in der Entwicklung des Menschen: Das letzte stammesgeschichtliche Update unseres Gehirns endete vor etwa 50 000 Jahren, seither hat sich seine Struktur kaum verändert. Doch damals sah die Welt vollkommen anders aus. Unsere Vorfahren lebten vornehmlich in größeren Gruppen bis zu hundert Personen und waren als Sammler und Jäger viel unterwegs. Um Nahrung zu beschaffen, mussten sie regelmäßig ihr Lager verlassen und sich verschiedenen Herausforderungen und Gefahren stellen. Nur diejenigen konnten ihre Gene an uns weitergeben, die auf der Jagd und bei der Suche nach Nahrung besonders aufmerksam waren, sich an die Wege zurück zur Gruppe erinnern konnten, die bei erkannter Gefahr oder bei der Sichtung von Beute schlagartig leise waren und sich rechtzeitig für die Flucht entscheiden oder sich konzentriert an die Beute anschleichen konnten. In Urzeiten passierten die höchsten kognitiven Herausforderungen überwiegend während körperlicher Aktivität. Auch mussten unsere Vorfahren mit entsprechender Neugierde und geistiger Aktivität die Umgebung erkunden, um Nahrung, Wasser oder Unterschlupfe zu finden. Das war wichtig, um zu überleben.

BEWEGUNG FÜR DIE EXEKUTIVEN FUNKTIONEN

Heute können wir unsere moderne Welt geistig erfassen, Auto fahren, Computer bedienen und die Steuererklärung machen, da das Gehirn eine Lernmaschine ist. Doch was Bewegung angeht, befinden wir uns im Lichte der Evolution in einer Defizitsituation. Werden wir in unserer bewegungsarmen modernen Welt regelmäßig körperlich aktiv, aktivieren wir ein 50 000 Jahre altes Signal, wachsam zu sein und den Geist hochzufahren. Wir steigern langfristig unsere geistigen Leistungen. Wie Studien zeigen, erhöhen wir unter anderem beispielsweise unsere Arbeitsgedächtnisleistung, unsere Selbstregulation, die inhibitorischen Fähigkeiten und unsere kognitive Flexibilität, wenn wir uns bewegen.[12] Auch kurzzeitige Effekte wurden gemessen. Direkt nach körperlicher Aktivität ist die kognitive Leistung bis zu einer halben Stunde nach Bewegungsende leicht erhöht. Sind wir regelmäßig körperlich aktiv, sind die Effekte stark und dauerhaft.

Die exekutiven Funktionen sind nicht irgendwelche selten genutzte Spezialfähigkeiten. Langzeitstudien zeigen, dass sie entscheidende Faktoren darstellen, wenn es darum geht, wie gesund Menschen über ihre Lebensspanne hinweg sind, wie es um ihre finanzielle Situation bestellt ist, wie wohl sie sich in ihrem Leben fühlen und wie weit sie es in ihrer Ausbildung und im Beruf bringen.[13] Das Niveau Ihrer exekutiven Funktionen bestimmt maßgeblich Ihre geistige Performance, Ihren beruflichen Erfolg, Ihren Alltag, Ihre Gesundheit! Wir helfen Ihnen, diese effektiv zu trainieren!

INFO

10-Minuten-Gehirntraining – jederzeit und überall!

Tier- und Humanstudien verweisen darauf, dass für eine starke Ausschüttung von Wachstumsfaktoren das Training freiwillig geschehen und nicht als Qual empfunden werden solle. Idealerweise haben Sie viel Spaß dabei.
Unser Trainingsprogramm können Sie überall und jederzeit absolvieren. Sie brauchen wenig Platz und keinerlei Ausrüstung, können also spontan loslegen. So können Sie sich auch den akuten, kurzzeitigen Effekt auf Ihre geistige Performance nutzbar machen. Absolvieren Sie unsere Übungen, bevor Sie Ihr Meeting haben, wenn Sie kreativ sein müssen, wenn Probleme zunächst schwer lösbar erscheinen, wenn Sie sich auf Prüfungen vorbereiten oder ein geistig herausfordernder Termin ansteht. Sie werden in der Zeitspanne nach dem Spontantraining auf Ihre maximale Selbstregulation, auf Ihre maximale Arbeitsgedächtniskapazität, auf eine optimale kognitive Flexibilität zurückgreifen können. Je regelmäßiger und öfter Sie unsere Bewegungsübungen in Ihren Tagesablauf einbringen, umso höher wird Ihr generelles Niveau Ihrer exekutiven Funktionen. Üben Sie gerne mit anderen und gerne, wenn Sie besonders gut drauf sind. Es ist so einfach!

BEWEG DEIN GEHIRN

Bewegung macht schlau – warum das so ist, wurde ausführlich beschrieben. Nun werden wir noch konkreter: Warum ist unser Trainingsprogramm perfekt dafür geeignet, Ihr Gehirn zu trainieren?

Wie schon erwähnt, verlieren Menschen in der westlichen Welt im Alter pro Jahr etwa ein halbes Prozent an Gehirnvolumen. 2011 erschien die erste Studie, die zeigte, dass es möglich ist, diesen Verfallsvorgang nicht nur zu stoppen, sondern auch umzukehren. In der Studie fluteten die Forscher das Gehirn von Menschen im Seniorenalter mit den beschriebenen Wachstumsfaktoren (siehe Seite 20 f.). Nach einem Jahr wurden die geistigen Leistungen der Studienteilnehmer erfasst und ihre Hippocampi in bildgebenden Verfahren analysiert. Das Ergebnis war beeindruckend: Nicht nur die geistigen Leistungen der Seniorinnen und Senioren waren gestiegen, auch ihr Hippocampusvolumen hatte um 2 Prozent zugenommen.[14]

Wie wurden die Wachstumsfaktoren in der Studie verabreicht? Dafür gibt es keine Pille oder Spritze. Doch es gibt eine Möglichkeit, um Wachstumsfaktoren durch die Blut-Hirn-Schranke zu schicken: Bewegung. Die Senioren mussten sich also bewegen, das heißt mehrmals die Woche einen angeleiteten strammen Spaziergang absolvieren. Die Kontrollgruppe der Studie traf sich nur zum Beisammensein und Dehnen.

Bei der Gruppe, die sich bewegte, war in einem Jahr 2 Prozent Hippocampuswachstum zu beobachten, während die Kontrollgruppe 1,4 Prozent Hippocampusverlust zeigte. Die körperliche Aktivität sorgte innerhalb nur eines Jahres für einen Unterschied von 3,4 Prozentpunkten!

Unser Trainingsprogramm steuert möglichst alle Faktoren zur Erhöhung Ihrer Gehirnsubstanz und Ihres geistigen Leistungsvermögens an. Daher garantieren wir Ihnen, dass Sie die 3,4 Prozent Hippocampuswachstum,, die in der beschriebenen Studie erreicht wurden, sogar schlagen werden!

BEWEGUNG LÄSST DEN HIPPOCAMPUS WACHSEN – LEBENSLANG

Bewegung und das aktive Auseinandersetzen mit Lernaufgaben – das sind die beiden entscheidenden Faktoren für die Neuentstehung von Nervenzellen im Hippocampus.[15] Was passiert, wenn man beide Faktoren zusammenbringt und eine Bewegungsfertigkeit erlernt? Der Hippocampus wächst. Und das sogar noch im späten Erwachsenenalter. In einer Studie lernten Menschen zwischen sechzig und achtzig Jahren, mit drei Bällen zu jonglieren.[16] Die Wissenschaftler schauten sich über bildgebende Verfahren die Gehirne der Seniorinnen und Senioren vorher und nachher an. Sie fanden strukturelle Veränderungen unter anderem im Hippocampus – und auch im Nucleus accumbens, einem bedeutsamen Teil des Belohnungssystems. Beide waren größer und dichter, nachdem die Senioren das Jonglieren erlernt hatten. Überraschenderweise hatte sich auch das Sehvermögen verbessert.

Nach Veröffentlichung dieser Studie stand schlagartig Bewegung im Fokus der Hirnforschung. So schickten fast zeitgleich über zwanzig Forschungseinrichtungen weltweit Seniorinnen und Senioren zum Tanzkurs. Deren Gehirn wurde vor Beginn des Tanzkurses vermessen und ihre geistigen Leistungen wurden erfasst. Tanzen ist perfekt für alte Menschen, es ist mit wenig Verletzungsgefahr verbunden, erfordert ein angemessenes Maß an Bewegung, man kommt sanft ins Schwitzen und muss dabei auf die Schrittfolgen und den Partner oder die Partnerin achten. Die Vorher-nachher-Vergleiche zeigten dasselbe Ergebnis wie in der Jonglierstudie.[17] Der Hippocampus und andere Gehirnregionen waren gewachsen. Schon nach wenigen Monaten! Und auch die geistigen Leistungen der Tanzkursprobanden profitierten deutlich. Besonders das Arbeitsgedächtnis zeigte starke Leistungssteigerungen.

UNSER TRAININGSPROGRAMM – DER HIPPOCAMPUS WÄCHST

Mit unserem 10-Minuten-Gehirntraining werden wir diese Effekte noch übertreffen. Im Vergleich zum Tanzkursprogramm der Studien steigern wir die kognitiven Anforderungen um ein Vielfaches. Die Übungen in diesem Buch erfordern ein deutlich höheres Level an Inhibition und Arbeitsgedächtnisleistung. Das Training führt körperliche Aktivität, motorische und hohe kognitive Anforderungen zusammen und kombiniert Bewegungen aller Extremitäten. Ihre Arme, Ihre Beine, Ihr ganzer Körper werden einbezogen. Ihr präfrontaler Kortex muss alles in Zeit und Raum koordinieren. Insbesondere der ansteigende Komplexitätsgrad der Übungen ermöglicht die für die Hippocampi wichtigen Lernfortschritte. Sie werden wachsen und Ihre geistigen Leistungen werden beflügelt.

LINKE UND RECHTE GEHIRNHÄLFTE – BEWEGUNG VERBINDET

Wir besitzen zwei Gehirnhälften, die auf den ersten Blick fast identisch durch das sogenannte Corpus callosum (Balken) miteinander verbunden sind. Dieser Balken sorgt dafür, dass die entsprechenden Bereiche in beiden Gehirnhälften ständig miteinander kommunizieren. Doch es werden nicht nur Informationen zwischen beiden Hemisphären hin- und hergeschickt, sondern das Corpus callosum hat auch die Aufgabe, bestimmte Signale zu blockieren oder zu aktivieren. Es entscheidet also, welche Informationen durchgelassen werden und welche nicht.

Die beiden Hemisphären scheinen ähnlich, sie unterscheiden sich jedoch in ihrer Funktion. Die linke Gehirnhälfte ist insbesondere für Sprache, Lesen und Rechnen zuständig, während die rechte Hemisphäre eher Ähnlichkeits- und Analogiebeziehungen herstellt. Die Kreativität sitzt eher in der rechten Hirnseite, logisches Denken eher auf der linken. Interessant ist, dass die Sprache zwar auf der linken Hirnseite verarbeitet wird, die Sprachmelodie hingegen auf der rechten. Man kann sagen, die linke Hemisphäre arbeitet eher analytisch und die rechte Hemisphäre eher ganzheitlich. Zusammengenommen können wir sowohl die Details im Ganzen und das Ganze aus der Summe der Details sehen. Es erscheint plausibel, dass eine gute Kommunikation zwischen linker und rechter Gehirnhälfte in komplexen Situationen oder bei gewichtigen Entscheidungen bedeutsam ist. Die rechte Gehirnhälfte koordiniert dabei die Motorik und Sensomotorik der linken Körperseite und die linke Hemisphäre die der rechten Körperhälfte.

In Studien konnte nachgewiesen werden, dass ein Training des Arbeitsgedächtnisses zu einer verstärkten Myelinisierung der Verbindungen zwischen den Gehirnhälften führt.[18] Zudem gibt es inzwischen zahlreiche Studien, die zeigen, dass Trainingsprogramme mit Fahrradergometer- und Laufbandphasen, Crossfit-Elementen und Kraftbelastungen zu einer Steigerung der Nervenfaserndichte der Verbindungen beider Hemisphären führen.[19] Studien, die Bewegungsaufgaben wie Zielwürfe oder Tanzelemente einsetzten, beobachteten ebenfalls eine strukturelle Stärkung dieser Verbindungen.

UNSER TRAININGSPROGRAMM – FÜR EINE STABILE VERBINDUNG DER HEMISPHÄREN

Und unser 10-Minuten-Gehirntraining? Das kombiniert nicht nur Übungen mit körperlicher Beanspruchung, sondern setzt einen Schwerpunkt auf die spezifische simultane Ansteuerung der Extremitäten beider Körperseiten bei gleichzeitiger hoher Beanspruchung Ihres Arbeitsgedächtnisses und Inhibition. Wenn Sie die Übungen machen, müssen Ihre Hemisphären gemeinsam Höchstleistungen erbringen. Die Übungen werden Ihre Nervenfasern zwischen beiden Hemisphären besonders stabilisieren und stärken. Das sorgt für eine optimale Kommunikation zwischen Ihrer linken und Ihrer rechten Gehirnhälfte – auf Dauer.

MOTORISCH-KOGNITIV BEI DER JAGD

Der absolute Bringer bei Seniorinnen und Senioren, die gar keine oder nur milde kognitive Defizite haben, ist ein kombiniert motorisch-kognitives Training. Dies zeigte eine Überblicksanalyse aktueller Studien von zusammengefasst über 2500 Probandinnen und Probanden aus dem Jahr 2020.[20] Werden kognitive und motorische Aufgaben simultan absolviert, hat dies größere Effekte auf die langfristige geistige Leistung, als wenn man die Effekte eines rein motorischen und eines rein kognitiven Trainings addiert.[21] Worauf gründet dieser Erfolg? Nach allem, was Sie bisher über Ihr Gehirn gelesen haben, kennen Sie die Antwort vermutlich schon: Wachstumsfaktoren treffen im Stirnhirn und im Hippocampus auf aktive Nervenzellen und sie düngen die Verbindungen zwischen den verschiedenen Bereichen des Gehirns und den Hemisphären, die Myelinisierung wird aktiviert, das Wachsen von Synapsen wird angeregt, das Gehirn kann sich flexibler an neue Situationen anpassen – das nennt man Neuroplastizität.

Vermutlich spiegelt sich hierin die Stammesgeschichte wider. Unsere Vorfahren mussten die höchsten kognitiven Leistungen beim Jagen und Sammeln erbringen, wenn sie sich also bewegten. Damals passierte hohes abstraktes Denken vorrangig in Bewegung, in unserer modernen Gesellschaft passiert es überwiegend unter körperlicher Inaktivität, zum Beispiel wenn wir am Schreibtisch sitzen. Werden nun kognitive mit motorischen Anforderungen kombiniert, freut sich unser Gehirn.

Es gibt noch mehr positive Nachrichten: Werden direkt die exekutiven Funktionen, also Selbstregulation, Arbeitsgedächtnis, kognitive Flexibilität und Inhibition, in den Fokus genommen, dann profitieren diese sogar unabhängig vom Alter von kognitiv-motorischem Kombinationstraining. Dies zeigen zwei große Überblicksstudien der letzten Jahre, die insgesamt 32 Publikationen untersucht haben.[22] Die Kombinationen reichten vom strammen Spazierengehen und dabei Rückwärtszählen bis zum Videospielen auf einem Fahrradergometer.

UNSER TRAININGSPROGRAMM – EIN ERWEITERTES KOMBINATIONS-TRAINING

Unser Trainingsprogramm ist demnach ein motorisch-kognitives Training, aber Multitasking mit einer wichtigen Spezifikation: einem gezielten Training Ihrer exekutiven Funktionen. Die einzelnen motorischen und unterschiedlichen kognitiven Komponenten sind einfach zu absolvieren. Die Herausforderung liegt darin, dass wir sie in zeitlicher, räumlicher und abstrakter Weise kombinieren. Die verschiedenen Komponenten simultan in einer spezifischen Abfolge zu vollziehen, trainiert Ihr Arbeitsgedächtnis, Ihre Selbstregulation, Ihre kognitive Flexibilität und Ihre inhibitorischen Fähigkeiten. Ihr Stirnhirn, Ihr Scheitellappen und Ihre Hippocampi baden dabei in Wachstumsfaktoren, während alle Höchstleistung erbringen. Langfristige Leistungssteigerungen sind garantiert.

VIEL BEWEGUNG IM GEHIRN

Es erscheint plausibel, dass bei jeder Bewegung das ganze Gehirn eingebunden wird. Neben den motorischen Aktionen muss es gleichzeitig sehen, hören, spüren. Im Sport muss es beispielsweise einschätzen, wann und wo ein anfliegender Ball aufkommt oder wo sich die Stelle befindet, auf der man landen möchte. Es muss ständig in die Bewegungsausführungen eingreifen und aus dem Repertoire an Fertigkeiten die passenden abrufen. Es muss die Handlungen eines Gegenübers antizipieren und vieles mehr. All das passiert im Gehirn. Doch wo wird das alles verarbeitet? Die Hirnforschung weiß es nicht genau. Wohl überall ein bisschen und in manchen Hirnbereichen mehr davon.

Einer davon ist der motorische Kortex. Dieser Gehirnbereich ist, wie der Name schon sagt, in die Organisation motorischer Aktionen eingebunden. Nach motorischen Lernphasen verändern Neuronen des motorischen Kortex schnell und dauerhaft ihre Aktivität. Jüngste Studien zeigen, dass im motorischen Kortex auch viele kognitive Signale generiert werden. Zum Beispiel die mit einer Bewegung zu erwartenden Zielzustände, Signale über das Ausmaß von Ergebnissen einer Aktion und Belohnungen, generell über motivationale Zustände. Solche Veränderungen entstehen durch motorisches Training auch im Stirnhirn. Speziell im orbitofrontalen Kortex werden Entscheidungen getroffen und zukünftige Zustände eingeschätzt. Dieser Bereich arbeitet eng mit dem Hippocampus zusammen und aktualisiert ständig unsere Handlungspläne. Motorisches Lernen führt in all diesen Hirnbereichen zu dauerhaften Veränderungen und Neuverschaltungen. Diese zeigen sich in veränderten Aktivierungsmustern der hierbei eingebundenen Nervenfasern.

Motorisches Lernen hat Auswirkungen auf viele Bereiche im Gehirn und führt zu zahlreichen neuen Verbindungen. So hilft es dabei, besser zu denken und zu lernen.

Unterhalb der Großhirnrinde liegt eine Gruppe der wichtigsten subkortikalen Strukturen des Gehirns, die Basalganglien. Sie spielen eine wichtige Rolle bei der Bewegungskoordination, der Regulation von Emotionen und der kognitiven Verarbeitung. Es ist also nicht sehr überraschend, dass abstraktes Denken von motorischem Lernen profitiert. Dies zeigen Studien, in denen Studentinnen und Studenten Namen zu erfundenen Objekten am Bildschirm erlernen mussten.[23] Eine Gruppe zeigte dabei auf die Objekte am Bildschirm, die andere Gruppe musste pantomimisch mit den Händen diese Objekte ergreifen. Nach mehreren Trainingseinheiten zeigte sich, dass die Pantomimengruppe nicht nur schneller lernte, sondern das Gelernte auch deutlich besser übertragen konnte, wenn die Objekte beispielsweise in unterschiedliche Kategorien eingeteilt werden mussten – was eine klassische Aufgabe für unser magisches Dreieck aus Stirnhirn und Hippocampi ist. Das macht deutlich: Ist die Motorik beteiligt, wird besser gelernt und besser gedacht.

UNSER TRAININGSPROGRAMM – BEWEGUNGSFOLGEN ALS BASIS

Bewegung ist also überall im Gehirn und trifft somit unter anderem auch die Bereiche des Stirnhirns und der Hippocampi. Dies untermauert unsere Strategie, Bewegungsabfolgen als Grundlage eines kognitiven Trainings einzusetzen. Bewegung bewegt Ihr gesamtes Hirn.

LINKS ODER RECHTS?

Welche Hand bevorzugt wird, lässt sich schon im Mutterleib beobachten. Wer vor der Geburt mehr an seinem Daumen der rechten Hand nuckelt, wird Rechtshänder – und umgekehrt. Menschen haben nicht nur eine dominante Hand, sondern auch einen Wurfarm, ein dominantes Bein, ein dominantes Auge und eine bevorzugte Drehrichtung bei Längsachsenrotationen.

Etwa jeder Zehnte ist Linkshänder und heute ist Linkshändigkeit allgemein akzeptiert. In bestimmten Bereichen sind Linkshänder sogar im Vorteil, so finden sich in Kampfsportarten unter den Siegern internationaler Wettbewerbe deutlich mehr Linkshänder, als das Verhältnis in der Bevölkerung es vorhersagen würde. Eine Analyse des Max-Planck-Instituts von über dreißigtausend Gehirnen zeigte, dass bestimmte Bereiche im Gehirn in beiden Hemisphären unterschiedlich ausgeprägt sind. Linkshänder wiesen in der rechten Gehirnhälfte mehr Bereiche erhöhter Dichte auf, während Rechtshänder diese in der linken Hemisphäre hatten.[24]

UNSER TRAININGSPROGRAMM – SEITENWECHSEL INBEGRIFFEN

Bei unseren Trainingsübungen sind Seitenwechsel inbegriffen. Ihr nicht dominantes Bein wird bei Startwechseln ein wenig mehr an präfrontaler Kontrolle einfordern wie auch Bewegungen in Ihre nicht bevorzugte Drehrichtung. Weiterhin geht es bei uns auch vorwärts und rückwärts. Letzteres erfordert ein erhöhtes Maß an Gleichgewichtsregulation – und die ist nicht nur für Ihre Koordination gut, wie Sie gleich sehen werden!

SCHLAUHEIT UND GLEICHGEWICHT IM DOPPELPACK

Das Gleichgewicht zu halten oder herzustellen, ist eine Leistung des gesamten Gehirns, es gibt kein neuronales Gleichgewichtszentrum. Allerdings gibt es einen Hauptakteur: das Kleinhirn. So zeigt sich bei Gleichgewichtsexperten wie beispielsweise professionellen Tänzern oder Eiskunstläuferinnen ein erhöhtes Kleinhirnvolumen. Genauso erhöht sich bei Menschen mit Gleichgewichtsstörungen, die regelmäßig das Gleichgewicht trainieren, mit der Zeit das Volumen des Kleinhirns. Ein überraschendes Ergebnis verschiedener Studien war, dass durch dynamisches Gleichgewichtstraining auch der Hippocampus und frontale Bereiche profitieren.[25] Zudem besteht im späten Erwachsenenalter ein positiver Zusammenhang zwischen den exekutiven Funktionen und der Fähigkeit, dynamisch, also bei raumgreifenden Bewegungen, das Gleichgewicht zu kontrollieren. Es gibt somit Schlauheit und Gleichgewicht im Doppelpack.

Im Alter wird das Gleichgewicht oft zum Problem. So nimmt zum Beispiel die Fähigkeit, lange auf einem Bein stehen zu können, mit dem Alter ab. Der Verlust von Gleichgewichtsfähigkeiten ist vermutlich darauf zurückzuführen, dass die Muskulatur und auch die Dichte in bedeutsamen Gehirnregionen abnimmt. Insofern erlauben Gleichgewichttests eine Einschätzung, wie es im Körper und Geist gesundheitlich aussieht und wie lange das noch gut geht.

UNSER TRAININGSPROGRAMM – TRAINING FÜR DAS GLEICHGEWICHT

Trainieren Sie mit uns Ihr Gehirn! Holen Sie sich Schlauheit und Lebenszeit! Bei unseren motorisch-kognitiven Simultan-Trainingsübungen liegt das Augenmerk auf dem Bewegungsfluss – es gilt, ständig ein dynamisches Gleichgewicht zu erhalten. Das labile Gleichgewicht muss fortlaufend generiert werden. Führen Sie unsere Übungen auch gerne auf verschiedenen Oberflächen aus, wie beispielsweise Waldboden, Wiese oder Sand. Und wenn Sie Lust haben, stoppen Sie immer wieder mal, wie lange Sie auf dem nicht dominanten Bein stehen können. So verfolgen Sie, wie Ihre Gleichgewichtsfähigkeit und damit Stirnhirnfunktion in den nächsten Monaten zunimmt.

EIN GROSSES PLUS AN KONZENTRATION UND MERKFÄHIGKEIT

Das Stirnhirn übernimmt die Regulation der Aufmerksamkeit und damit das, was man unter Konzentration versteht. Die Aufmerksamkeit arbeitet dabei wie ein Nachtwächter mit zwei Taschenlampen, deren Lichtradien sich in gewissen Grenzen verstellen lassen. So kann unser Gehirn bei einer Aufmerksamkeitstaschenlampe den Lichtstrahl bündeln und damit neuartige Stimuli oder Situationen genauer betrachten, während die Umgebung gleichzeitig mit einem breiteren, aber schwächeren Aufmerksamkeitsstrahl im Blick behalten wird. Beispielweise können wir mit unserem Gegenüber ein Gespräch führen und gleichzeitig über seinen Kopf hinweg ein Fußballspiel im Fernseher verfolgen. Wie lange die kontrollierte Aufmerksamkeit aufrechterhalten werden kann, hängt von der Bedeutsamkeit der Situation und vom Niveau der exekutiven Funktionen ab – im Wesentlichen von der Inhibition. Schaffen wir es, beide Lichtkegel auf das zu Lernende zu richten, kann optimal gelernt werden. Dazu müssen wir die aufgenommenen Informationen langfristig behalten, sie uns also merken.

Diese stabilen Gedächtnisinhalte sind in der Großhirnrinde, dem Kortex, repräsentiert. Was dort gelandet ist, wissen und können Sie für immer. Damit Information in den Kortex kommt, braucht es den Hippocampus. In der Erlern- und Übungsphase herrscht zwischen Stirnhirn und Hippocampi starker Funkverkehr. Erst nach der Lernphase lernt Ihr Kortex. Hierzu bombardieren die Hippocampi die kortikalen Bereiche mit neuronalen Aktivierungsmustern, die den zuvor in der Übungsphase auftretenden Aktivitäten ähneln. Wird Letzteres unterbunden, dann geht das frisch Gelernte wieder verloren, wie Untersuchungen zeigen. Es wird nicht gemerkt. Augenscheinlich überschreibt der Hippocampus das frisch Gelernte in kortikale Bereiche und damit ins Langzeitgedächtnis.

INFO

Kein Smartphone beim Training!

Ein mächtiger Aufmerksamkeitsfresser ist Ihr Smartphone. Schon wenn sich seine Rückseite während Übungsphasen im Sichtfeld von Lernenden befindet, stört dies nachweislich die Konzentration und vermindert die Lernleistung. Liegt es beim Lernen direkt neben uns, dann verlieren wir bis zu einem Drittel unserer Fähigkeit, uns Dinge zu merken. Daher meine Empfehlung: Legen Sie das Handy beim Training am besten in einen anderen Raum. Was hilft Ihnen dabei, das durchzuhalten? Ihre über das 10-Minuten-Gehirntraining gesteigerten exekutiven Funktionen!

UNSER TRAININGSPROGRAMM – FÜR EIN BESSERES GEDÄCHTNIS

Unsere Übungen werden Ihre exekutiven Funktionen trainieren und vornehmlich Ihren präfrontalen Kortex und Ihre Hippocampi stärken. Es ist nun klar, was das bedeutet: Sie können sich besser konzentrieren und sich Dinge merken.

WARUM 10 MINUTEN?

10 Minuten trainieren, am besten jeden Tag. Warum nicht eine Stunde oder länger? Bei unseren Übungsformen gilt nicht »je länger, desto besser«. Unsere Stammesgeschichte hat uns ein Zeitfenster von etwa einer viertel bis einer halben Stunde mitgegeben, um auf der Lauer zu liegen, um in einer Tätigkeit aufzugehen, um sich gedanklich in einem Problem oder Thema zu verlieren. Diese Aufmerksamkeitsspanne verkürzt sich, wenn Menschen dabei weitere Aufgaben bewältigen, also Multitasking betreiben. Soziologische Erhebungen ermittelten beispielsweise, dass sich Menschen, die am Schreibtisch arbeiten, im Durchschnitt nur elf Minuten lang durchgehend konzentrieren.

UNSER TRAININGSPROGRAMM – DAS GEHIRN OPTIMAL FORDERN UND FÖRDERN

In unserem Gehirntraining werden Ihre exekutiven Funktionen maximal gefordert. Ihr Arbeitsgedächtnis und Ihre inhibitorischen Fähigkeiten sind am Anschlag, während Sie motorische Mehrfachaufgaben verschiedener Extremitäten zugleich kombinieren und steuern müssen. Basis der vielen beschriebenen positiven Effekte unseres Gehirntrainings ist, dass viele Areale im Volllastbereich effektiv zusammenarbeiten müssen, maximaler Funkverkehr innerhalb verschiedener Netzwerke herrscht und dafür auch Ihre Konzentration maximal gefordert wird.

Beim Start in die Bewegungsfolgen steigt das Dopaminlevel in mehreren Gehirnbereichen an, was unter anderem die Konzentration und die kurzzeitig erhöhte Arbeitsgedächtnis- und Aufmerksamkeitsleistung unterstützt. Dies wird Ihnen ein Gelingen erleichtern. Mit fortschreitender Übungsdauer werden das Ungewohnte, die Neuartigkeit und auch der Spaß die Dopaminlevel aufrechterhalten und vermutlich sogar nochmals steigern. So trainieren Sie zwischen 10 und 15 Minuten in aller Eingebundenheit und mentaler Kraft. Stellen sich in dieser Zeit Erfolge ein, sorgt der Dopaminturbo für weitere Motivation, geistige Bereitschaft und mentale Kraft – insbesondere wenn die Erfolge für Sie unerwartet erscheinen. In diesem Fall können Sie gerne über die 10 bis 15 Minuten hinausgehen. Die positiven Veränderungen Ihres Gehirns werden jedoch maßgeblich in den ersten 15 Minuten des Trainings angestoßen, während Ihre kognitive Kontrolle Maximallast fahren kann. Daher brauchen Sie nicht länger zu trainieren – und werden das Training an Ihrer Leistungsgrenze vermutlich auch nicht viel länger durchhalten. Vielmehr empfehlen wir Ihnen: 10 Minuten am Tag. Und das je öfter, desto besser!

DÜNGEN – AKTIVIEREN – FETTEN

Sie wissen nun: Interne Modifikation, bei der sich die Verbindungen zwischen den Nervenzellen verändern, ist ein zentrales

Feature des Gehirns. Diese Veränderungen nennt man Neuroplastizität. Sie ermöglicht es dem Gehirn, sich anzupassen und Neues zu lernen. Insbesondere Bewegung bereitet das Potenzial für die Modifikation – und ist damit die Basis des Trainingsprogramms für das Gehirn. Bewegung flutet Ihr Gehirn mit Wachstumsfaktoren – alles wird gedüngt, aktiviert und die Myelinisierung wird angeregt.

INFO

Die Kurzformel des 10-Minuten-Gehirntrainings

Exekutive Funktionen, die Basisfähigkeiten geistiger Leistungen, werden durch Gebrauch, Training und körperliche Aktivität verbessert. Wachstumsfaktoren, motorisch-kognitives und koordinatives Training initiieren Vorgänge, die insbesondere die Gehirnbereiche strukturell stärken, welche höchste geistige Leistungen vermitteln. Das 10-Minuten-Gehirntraining kombiniert alle Faktoren miteinander. Maximale Effekte sind garantiert.

Dabei ist es wichtig, die Reihenfolge der Übungen zu beachten bzw. die Varianten in der angegebenen Reihenfolge zu lernen. Die Übungen sind so aufgebaut, dass das Gehirn mit jeder Variante etwas anders und etwas mehr gefordert wird. Das Gehirn passt sich nach und nach an und wird leistungsfähiger. Die Lernstruktur ist der Erfolgsfaktor.

UNSER TRAININGSPROGRAMM – EIN JUNGES, LEISTUNGSFÄHIGES GEHIRN

Die Übungen in diesem Buch trainieren gezielt Ihre exekutiven Funktionen, die Verbindungen in Ihrem Gehirn werden gestärkt, es werden neue Verknüpfungen aufgebaut. Wichtige Bereiche werden aktiviert, insbesondere diejenigen, die für Denken, Konzentration und Problemlösung zuständig sind. Wie in einem gut gedüngten Garten kann es sprießen und wachsen. Ihre Hippocampi und der präfrontale Kortex werden dicht gepackt und erfreuen sich gesteigerter geistiger Leistung – egal in welchem Lebensbereich Sie diese benötigen. Mit zunehmenden Bewegungserfolgen wird die Myelinisierung aktiviert, wodurch die Kommunikation zwischen den Nervenzellen deutlich effizienter wird, und Ihre hippocampale Neurogenese läuft auf Hochtouren. Bleiben Sie dabei, werden Sie ein junges, leistungsfähiges Gehirn entwickeln, das sich auf heftige Beanspruchungen freut.

An dieser Stelle entlassen wir Sie in die Pflicht. Sie wissen nun, worum es geht und dass Sie Ihre Gehirngesundheit und Ihre kognitiven Leistungen selbst in der Hand haben. Also ab zum Training! Düngen – aktivieren – fetten!

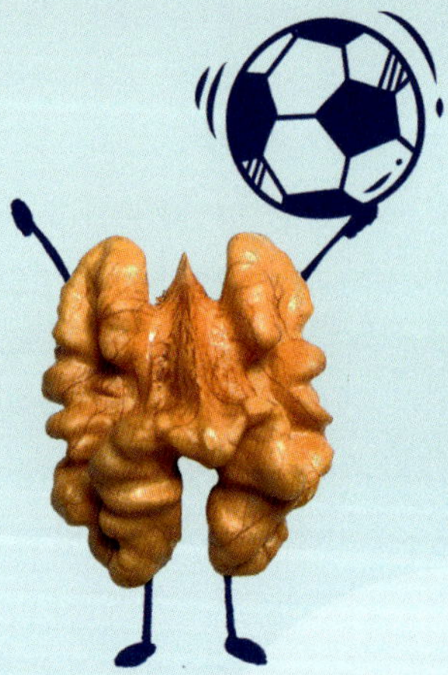

EIN INTERVIEW MIT DR. FRIEDER BECK UND MATTHIAS NOWAK

Bewegung macht schlau – und zwar nicht irgendwie, sondern messbar. Ein Hirnforscher und ein Trainer zeigen, warum wir alle unser Gehirn auf Trab bringen sollten – egal ob Weltmeister oder Wohnzimmerathlet.

Herr Nowak, Herr Dr. Beck, Sie sagen, Sie sind »ineinandergekracht«. Wie darf man sich das vorstellen – Kollision zweier Gehirne auf dem Sportplatz oder im Labor?

Dr. Frieder Beck: (lacht) Man könnte sagen: Ich kam mit meinen Studien aus dem Elfenbeinturm – und Matthias kam mit seinen Trainingsmatten angerannt. Irgendwann war klar: Das gehört zusammen. Und zwar dringend!

Matthias Nowak: Genau. 20 Jahre sind wir quasi nebeneinandergeflogen, und dann haben wir gemerkt: Moment mal, wir reden über dasselbe – nur ich schwitze dabei mehr!

Herr Dr. Beck, Sie erforschen, wie Motorik im Gehirn funktioniert. Herr Nowak, Sie setzen es im Training um. Wann war Ihnen klar: Das passt perfekt zusammen!?

Dr. Frieder Beck: Als wir gesehen haben, dass sich meine Erkenntnisse aus der Hirnforschung eins zu eins auf seine Trainingspraxis übertragen lassen – und seine Praxis gleichzeitig meine Forschung bestätigt. Wir liefern uns quasi gegenseitig den Beweis, dass Bewegung der Booster fürs Gehirn ist.
Matthias Nowak: Und vor allem: Es macht Spaß! Es geht ja nicht nur um graue Theorie – es geht darum, dass man sofort merkt: Aha, da oben geht was auf!

Sie beide waren selbst sportlich auf hohem Niveau aktiv – und arbeiten mit Spitzensportlern. Wie prägt das dieses Buch?

Matthias Nowak: Na ja, wir wissen aus eigener Erfahrung, wie Bewegung wirkt – nicht nur auf die Muskeln, sondern vor allem auf den Kopf. Und wir wissen, was Spitzensportler wirklich brauchen: Es muss funktionieren! Kein Firlefanz, sondern Übungen, die etwas verändern.
Dr. Frieder Beck: Und wir zeigen: Diese Prinzipien funktionieren auch für alle anderen – ob Bundesligaprofi oder Couch-Potato. Das Gehirn unterscheidet nicht zwischen Fußballplatz und Wohnzimmer.

Viele fragen sich: Warum soll ich mit über 50 oder 60 überhaupt noch so ein Bewegungstraining machen?

Dr. Frieder Beck: Ganz einfach: weil Sie damit Ihr Gehirn verjüngen können! Wer sich bewegt, bewegt auch seine grauen Zellen. Neue Bewegungen heißen neue Verschaltungen im Kopf. Das ist wie Dünger fürs Hirn.
Matthias Nowak: Genau! Es geht darum, den Kopf und den Körper zu fordern – auf eine Art, die Spaß macht und geistig jung hält.

Gab es für Sie beide so einen persönlichen Aha-Moment, bei dem Sie dachten: Wow, das funktioniert ja wirklich!?

Matthias Nowak: Klar! Ich hab neulich bei einer neuen Übung gedacht: Das pack ich nie. Zwei Tage Pause – dann hab ich's noch mal versucht und auf einmal lief's, als wär's nie schwer gewesen. Da sieht man, wie Lernen im Kopf reift – auch ohne dass man's merkt.
Dr. Frieder Beck: Und genau dafür schreiben wir dieses Buch: damit jeder diesen Aha-Moment erleben kann. Im Wohnzimmer, im Garten oder im Park – Hauptsache, Sie bringen Ihr Hirn in Bewegung!

TRAININGSTIPPS AUS DER HIRNFORSCHUNG

Wie für jedes Training brauchen Sie auch für unser Trainingsprogramm etwas Durchhaltevermögen. Mit den folgenden Tipps wird es Ihnen gelingen, am Ball zu bleiben.

Können Sie es kaum erwarten, dass es endlich losgeht? Spüren Sie einen starken Drang, loszulegen? Dann sind die Nervenzellen, die Dopamin ausschütten, gerade hoch aktiv. Dies führt zu einem Anstieg der Aktivität im Striatum, das zu den Basalganglien gehört und unter anderen bei der Motivation und der Planung von Bewegungsabläufen eine Rolle spielt. Je stärker diese Dopaminaktivität, desto größer ist Ihre Bereitschaft, sich anzustrengen, und desto höher die Wahrscheinlichkeit, dass Sie mit dem Training loslegen.

Die Produktion von Dopamin können Sie zwar nicht willentlich anregen, doch die Nervenzellen, die Dopamin ausschütten, lieben zwei Dinge: unerwartete Bewegungserfolge und Überraschungen.[26] Passiert eines davon, dann feuern sie maximal. Wenn Ihnen also eine Handlung besser gelingt, als Sie es erwarten, oder Ihnen etwas passiert, das Sie so nicht erwartet haben, dann wird die Mehrheit der Nervenzellen, deren Synapsen den Botenstoff Dopamin ausschütten, aktiv. Das wirkt sich auf Ihr gesamtes Gehirn aus, auch auf das magische Dreieck Stirnhirn und Hippocampi. Dort werden Neuroplastizitätsvorgänge angeschubst, es wird also gelernt.

DIE DOPAMINDUSCHE

Sie glauben mir nicht? Machen wir ein kleines Experiment. Ich frage Sie: Woran haben Sie heute vor drei Wochen im Büro gearbeitet? Fällt Ihnen viel dazu ein? Nun frage ich Sie: Was haben Sie in Ihrem letzten Urlaub so gemacht? Fällt Ihnen hierzu deutlich mehr ein? Vermutlich ja. Das liegt an den vielen neuartigen, überraschenden Urlaubserlebnissen, die zur Ausschüttung von Dopamin führten, das wiederum die Hippocampi dazu brachte, diese Erlebnisse bevorzugt abzuspeichern und in Ihr Langzeitgedächtnis zu übertragen. Auch Ihr Stirnhirn bekam dabei eine Dopamindusche ab.

Neues schnappt Ihre Aufmerksamkeit, ohne dass Sie sich mental anstrengen müssen. Auch Ihre exekutiven Funktionen werden schlagartig auf High-Performance-Level gesetzt. Der Dopaminschub öffnet das Arbeitsgedächtnis und steigert akut dessen Leistung. Das funktioniert ganz besonders bei Bewegungserfolgen. Denn ist viel Motorik mit im Spiel, wird neben dem Stirnhirn und den Hippocampi auch das Striatum, von dem bereits die Rede war, geflutet. Es wird motorisch gelernt.

Bei solchen Dopaminausschüttungen bekommen Handlungen und Situationsbezüge den mentalen Stempel »erstrebenswert« und »bitte noch mal!«. Es ist gut, wenn Sie unsere Trainingsübungen anfangs als schwer empfinden, denn wenn es schließlich funktioniert, können Sie den Erfolg als unerwartet wahrnehmen. Wenn die Übung dann klappt, rauscht das Dopamin durch Ihren Kopf, zaubert Ihnen ein Lächeln ins Gesicht, baut Synapsen im Striatum und dessen Verbindungen zum Kortex um und ein, pusht Ihre Stirnhirnfunktionen und Ihre Hippocampusaktivität. Schlagartig sind Sie motiviert weiterzumachen. Und Sie werden sich noch lange an diesen Moment erinnern. Damit ziehen Sie sich am eigenen Schopf aus dem »Keine Lust«-Sumpf. Bleiben Sie also unbedingt dran, wenn Sie anfangs mit den Übungen überfordert sind. Die Dopamindusche wird kommen.

DER INNERE SCHWEINEHUND

Wir alle haben einen inneren Schweinehund. Der meldet sich beispielsweise, wenn wir gemütlich auf dem Sofa liegen und eigentlich den Rasen mähen sollten oder uns vorgenommen hatten, eine Runde joggen zu gehen. Das Bedürfnis, eine Tätigkeit aufzuschieben, ist nichts anderes als das Bedürfnis Ihres Gehirns, Energie zu sparen. Ihr Gehirn sorgt für Gefühle des Schmerzes, wenn Sie Ihren kleinen Zeh anstoßen, verursacht ein Hunger- oder Durstgefühl, lässt Sie erleben, wie Ihre Oberschenkel brennen, wenn Sie versuchen, länger zu sprinten, lässt sie in reizarmen Situationen Langeweile empfinden. So sorgt Ihr Gehirn dafür, dass Sie überleben. Sie sollten sich möglichst wenig verletzen, regelmäßig etwas Nahrung und Flüssigkeit zu sich nehmen und nur in Notfällen über Ihre physiologischen Leistungsgrenzen gehen, um am Leben zu bleiben. Genauso erzeugt Ihr Gehirn in Ihnen immer wieder ein Gefühl des Widerstrebens – das ist der innere Schweinehund –, damit Sie nicht zu viel Energie verschwenden, was in der Vergangenheit ein Überlebensvorteil war.

Wie lässt sich dieser innere Schweinehund überwinden? Hier kommen wieder die exekutiven Funktionen ins Spiel, insbesondere Selbstregulation und Inhibition, also Impulskontrolle. Sie bestimmen, wie gut den Menschen in der westlichen Welt ihr Leben gelingt. Schauen wir uns an, wo diese beiden Funktionen im Gehirn verankert sind. Ein wichtiger Bereich ist der vordere Teil des mittleren cingulären Cortex, kurz aMCC anterior midcingulate cortex. Dieser Teil des Gehirns ist eine Art Schaltstelle, die bei der Steuerung von Selbstkontrolle und Impulskontrolle eine zentrale Rolle spielt. Die Höhe der aMCC-Aktivität hängt eng damit zusammen, wie wir uns bei widrigen Aufgaben durchkämpfen und wie lange wir bei sehr schweren Aufgaben durchhalten.

Stimulierte man in Studien diese Region, dann stellte sich bei den Probandinnen und Probanden das Gefühl ein, direkt vor einer großen Herausforderung zu stehen und alles mit größtem Einsatz durchziehen zu wollen. Die Probanden beschreiben dieses Gefühl als starke Willenskraft. Untersuchungen an sogenannten Superagers, das sind sehr alte Personen, deren kognitive Leistungen jedoch denen von Erwachsenen mittleren Alters entsprechen, zeigten, dass diese im präfrontalen Kortex, insbesondere im aMCC, höhere Dichten als ihre Altersgenossen aufwiesen. Auch Menschen, die erfolgreich ihre Ernährung umstellten und dauerhaft Gewicht verloren, zeigten im Scanner größere aMCCs als diejenigen, denen dieser Gewichtsverlust nicht gelang.[27]

UNSER TRAININGSPROGRAMM – DEN SCHWEINEHUND ÜBERWINDEN

Wir wagen hier zu behaupten, dass unser Gehirntraining, wenn Sie die Übungen anfangs regelmäßig absolvieren, dafür sorgt, dass Sie Ihren Schweinehund künftig im Griff haben. Wie Ihr gesamtes Stirnhirn antwortet auch der aMCC auf regelmäßiges Bewegen damit, dass Volumen und Dichte zunehmen. Ihr aMCC und damit Ihre Selbstregulation wird mit jedem Training wachsen, der Einstieg in die Übungen wird Ihnen immer leichter fallen. Bedeutsam ist, dass sich die Steigerungen der Selbstregulation unabhängig von spezifischen Aufgaben und Anforderungen beobachten lassen – ein größerer aMCC schenkt Ihnen gesteigerte Willenskraft, egal für welche Herausforderungen Sie diese nutzen. Nicht schlecht, oder?

WAS ANDERES DENKEN BEIM ÜBEN? – NICHT BEI UNS!

Sie wissen nun, dass Ihre kognitiven Leistungen sofort davon profitieren, wenn Sie körperlich aktiv sind. Ihre exekutiven Funktionen sind für eine gewisse Zeitspanne erhöht. Bewegen Sie sich regelmäßig, steigern Sie Ihre geistigen Fähigkeiten dauerhaft. Diese verdanken Sie unter anderem den Wachstumsfaktoren Irisin und BDNF, die von Ihrer beanspruchten Muskulatur ausgeschüttet werden, durch die Blut-Hirn-Schranke diffundieren und in Ihrem Gehirn Synapsenwachstum und die hippocampale Neurogenese anregen – und Ihre exekutiven Funktionen hochfahren.

Wie steht es jedoch um die Effekte auf die Gehirnleistung, während Sie sich bewegen? Beim Ausüben von komplexen körperlichen Aktivitäten wie Turnen, Fußballspielen oder Tanzen lässt sich die akute kognitive Leistung nicht erfassen. Doch es gibt verschiedene Studien, in denen die geistige Performance von Probandinnen und Probanden gemessen wurde, während sie sich auf einem Laufband oder einem Fahrradergometer ausdauernd bewegten. Die Ergebnisse waren recht unterschiedlich, so zeigten einige Studien negative Effekte, einige keine und viele einen positiven Effekt. Betrachtet man jedoch die einzelnen Parameter wie Intensität und Dauer der Beanspruchung und die kognitive Leistung, dann ergibt sich folgendes Bild: Bei einem Ausdauertraining mit moderater Intensität über mindestens 20 Minuten verbessern sich die exekutiven Funktionen. Besonders die geistige Flexibilität steigt schon in den ersten Minuten nach Beginn der Bewegung an. Was bedeutet das? Brauchen Sie kreative Lösungen, gehen Sie spazieren, walken oder machen unsere Übungen – aber welche, die Sie bereits gut beherrschen. Dabei denken Sie über Ihr Problem nach.

UNSER TRAININGSPROGRAMM – KONZENTRATION AUF DIE ANSPRUCHSVOLLEN ÜBUNGEN

Doch mit unserem Programm streben wir langfristige Effekte an, daher: Konzentrieren Sie sich auf das, was Sie tun. Mit unseren Bewegungsübungen fordern Sie Ihre exekutiven Funktionen in höchstem Maße. Ihr geistiger Leistungslevel soll mit ausgereizt werden, während Ihr Stirnhirn und Ihre Hippocampi mit den Wachstumsfaktoren geflutet und üppig gedüngt werden. Gerade dadurch werden die langfristigen Effekte auf Ihre Denkleistung besonders hoch sein und die Effekte von »reiner« körperlicher Aktivität ohne kognitive Anforderungen bei Weitem schlagen! Sie werden mit dem hier dargestellten Gehirntraining langfristig und nachhaltig auch Ihre Kreativität so steigern, dass Sie den in einer Kreativitätsstudie angepriesenen Waldspaziergang für Problemlösungen nicht mehr benötigen.

Konzentration auf die Übungen sorgt für maximale und langfristige Effekte auf die Hirnleistung.

AN DIE JOGGERIN UND DEN RADFAHRER

Betreiben Sie regelmäßig Ausdauersport wie Joggen, Radfahren, Langlaufen oder Schwimmen, dann haben Sie Ihrem Gehirn bereits viel BDNF und Irisin geschenkt. Wir sorgen jetzt dafür, dass Ihre bereits gut gedüngten Kortexregionen und Ihr geistiges Potenzial noch zulegen. Dafür absolvieren Sie unsere Übungen direkt im Anschluss an Ihre Joggingrunde oder Radtour – oder am besten in einer Pause mittendrin. Sie werden mit maximalen Effekten auf Ihre geistigen Leistungen und Ihre Gehirngesundheit belohnt. Ihr Stirnhirn, Ihre Scheitellappen, Ihre Hippocampi werden maximal gefordert, während sie in Wachstumsfaktoren baden. Struktureller Aufbau garantiert! Vielleicht joggen Sie zu Ihrem Lieblingsplatz im Grünen, absolvieren das 10-Minuten-Gehirntraining, danach geht es per Dauerlauf wieder zurück. Oder Sie splitten das Gehirntraining auf und machen alle zwei Kilometer eine Übung. Vielleicht treffen Sie auf Ihrer Runde jemanden, der mit dem Samir-Move unterwegs ist und mit Variante 4 kämpft, und gesellen sich einfach dazu.

INFO

Mindset matters

Die Einstellung spielt eine entscheidende Rolle bei der Verarbeitung von Signalen aus dem Körper und beeinflusst sowohl unsere Wahrnehmung als auch physiologische Prozesse. Studien zeigen, dass positive Erwartungen und bewusste Bewegungen das körperliche Wohlbefinden, die Gedanken und sogar hormonelle Reaktionen verbessern können, selbst ohne physische Veränderungen. Durch die bewusste Steuerung des Mindsets können wir die Wirkung von Trainingsübungen verstärken und somit gezielt unser Gehirn und unseren Körper positiv beeinflussen.

Sie wissen inzwischen, welche besonderen Auswirkungen unsere Übungen auf Ihr Gehirn haben. Mit Ihrer Einstellung können Sie den Wirkungen noch mehr Schwung geben. Erteilen Sie Ihrem Mindset die Freigabe, bei Ihrem Gehirnaufbau mitzuspielen! Nehmen Sie sich in kurzen Übungspausen etwas Zeit und verfolgen Sie doch einmal mit Ihrem geistigen Auge, wie Wachstumsfaktoren Ihre Synapsen sprießen lassen, Ihre Hippocampi neuen Neuronen Leben schenken und Ihr präfrontaler Kortex massiver wird. Spüren Sie's?

BÄUME FÜR DIE SEELE

Für unser Trainingsprogramm benötigen Sie wenig Platz und keine Geräte. Sie können die Bewegungen eigentlich überall und zu jeder Zeit ausführen. Ich empfehle Ihnen, absolvieren Sie die Übungen immer wieder mal im Freien, ob im Wald, am Strand oder im Schnee. Mittlerweile belegen über sechzig Studien, dass Gesundheit, seelische Verfassung und Hirnleistung davon profitieren, wenn wir uns im Grünen oder am Meer bewegen.[28] Wer an der frischen Luft körperlich aktiv ist, steigert nachweislich seine geistige Performance stärker als unter Indoor-Bedingungen. Je mehr Grünfläche sich um Sie herum befindet, desto besser ist Ihre Stimmung. Je mehr Beton in einer Umgebung ist, desto höher sind die Fälle neurodegenerativer Erkrankungen. Je grüner es ist, desto psychisch und physisch gesünder sind die Menschen. Dabei wurde in den Studien schon berücksichtigt, dass der Lebensstandard statistisch betrachtet in grüner Umgebung höher ist.

Es gibt noch einen weiteren Effekt, den Menschen aus der Natur ziehen: Sie werden sozialer. Betrachten Menschen Bilder von Bäumen und Seen oder Bilder von Straßen und Häusern und beobachtet man anschließend beide Gruppen bei verschiedenen experimentellen Szenarien, dann zeigt sich die Gruppe, die Landschaften betrachtet hat, deutlich empathischer und gemeinschaftlicher. Natur macht uns zu besseren Menschen.

UNSER TRAININGSPROGRAMM – NATUR VERSTÄRKT DEN EFFEKT

Vor allem, wenn Sie Probleme wälzen, viel Stress haben, unruhig sind und sich geistig ausgelaugt fühlen – gehen Sie mit den Übungen in den Wald. Sie gewinnen in der Umgebung von Bäumen den stärksten positiven Effekt auf Ihre seelische Balance, deutlich mehr als auf dem Sportplatz, in der Sporthalle oder im Haus, wie eine Meta-Studie 2022 zeigte.[29]

MÜLLBESEITIGUNG UND RECYCLING UNTER DER SCHÄDELDECKE

Neben den Neuronen gibt es im Gehirn auch Gliazellen, die den Raum zwischen den Nervenzellen ausfüllen. Von diesen Gliazellen gibt es verschiedene Arten, zum Beispiel die Mikroglia und die Makroglia, zu denen wiederum die Astrozyten gehören. Diese sind für die Ernährung der Nervenzellen und die Müllbeseitigung im Gehirn zuständig. Während des Schlafs verkleinern sich die Astrozyten, sodass zwischen den Nervenzellen durchgespült und der metabolische Müll des Tagesgeschehens entfernt werden kann. Auch in Reaktion auf Verletzungen und Entzündungen im Nervengewebe können Astrozyten ihre Funktion und Form verändern. Die Mikroglia sind das gehirneigene Immunsystem, das ständig das Gewebe überwacht und bei Schäden aktiviert wird, um das Gehirn zu schützen. Schließlich ermöglicht ein Recyclingsystem des Gehirns,

INFO

Tipp für Experten: Nasenatmung

Haben Sie schon einige Übungen des 10-Minuten-Gehirntrainings gut im Griff, dann probieren Sie immer wieder einmal, bewusst durch die Nase zu atmen, wenn Sie die weiteren Schwierigkeitsstufen angehen. Vielleicht fragen Sie, warum Sie bei dem Training, das Sie in höchstem Maße kognitiv fordert, nun auch noch auf die Atmung achten sollen. Die Antwort ist einfach: Wenn wir kognitiv überlastet sind, zeigt sich das oft durch unbewusste Begleitbewegungen. Manch einer schiebt seine Zunge aus dem Mund oder verzieht das Gesicht zu einer Grimasse. In fast allen Fällen ist zu beobachten, dass man vergisst zu atmen. Mit einem Fokus auf die Nasenatmung tritt dieser Effekt nicht ein. Ganz im Gegenteil. Nasenatmung erleichtert das Absolvieren der Mehrfachaufgaben.

Hier lasse ich Akinyemi Awodumila, Sportstudent und begeisterter Basketballer, zu Wort kommen. Er trainiert Multitask-Bewegungen auf höchstem Niveau und beschreibt seine Erfahrungen mit der Nasenatmung so: »Durch mein Training habe ich gelernt, die Atmung als Mittel einzusetzen, damit Multitasking-Aufgaben besser und flüssiger funktionieren. Ich habe gelernt, mich während des Multitasking-Trainings auf die unterschiedlichen Aufgaben und gleichzeitig auf die Nasenatmung zu konzentrieren. Das heißt für mich, dass ich bei dieser Übung genauso viel Konzentration in die bewusste Atmung stecke wie in die Bewegung der beteiligten Körperteile. Das Faszinierende dabei ist, dass die Nasenatmung für mich diejenige Komponente ist, die alle anderen Aufgaben erleichtert, fast sogar freigibt. Entscheidend ist, den Mund während den Übungen nicht geschlossen zu halten, sondern bewusst durch die Nase zu atmen.«

dass Zellen metabolische Abfallprodukte aufnehmen und in wiederverwendbare Bestandteile zerlegen. Diesen Vorgang nennt man Autophagie.

Bei vielen neurodegenerativen Erkrankungen, wie Alzheimer-Demenz oder Morbus Parkinson, beobachtet man strukturelle Veränderungen der Astrozyten und eine eingeschränkte Funktion der Gliazellen. Dadurch sind die Versorgung und der Schutz von Nervenzellen herabgesetzt, was neurodegenerative Vorgänge beschleunigt.

UNSER TRAININGSPROGRAMM – FÜR AUTOPHAGIE UND MÜLLBESEITIGUNG IM HIRN

Was hat das mit unserem Trainingsprogramm zu tun? Sehr viel, denn die Astrozyten werden durch den Wachstumsfaktor Irisin gestärkt, die Autophagie im Gehirn wird von Irisin und BDNF ausgelöst.[30] Und wie Sie längst wissen, sorgen die Übungen für hohe Irisin- und BDNF-Spiegel in Ihrem Gehirn. Mit jeder Minute, die Sie in unserem Trainingsprogramm verbringen, wird Ihr Gehirngesundheitssystem gestärkt.

BEWEGUNG HILFT DEM DARM – DARM HILFT DEM GEHIRN

Nicht nur Ihr Körper und Ihr Gehirn lieben Bewegung, sondern auch die Bewohner Ihres Magen-Darm-Trakts. Dort tummeln sich viele Trillionen Bakterien unterschiedlichster Stämme, die bei der Verdauung und der Nährstoffaufnahme helfen, aber auch das Immunsystem unterstützen. Veränderungen in der Zusammensetzung dieser Bakterien durch Ernährungsumstellung, die Einnahme von Antibiotika oder das Eindringen pathogener Stämme hat gesundheitliche Folgen – auch für die Psyche. Das Darmmikrobiom wurde in den vergangenen Jahrzehnten intensiv erforscht und man weiß inzwischen, dass es bei Weitem nicht nur den Magen-Darm-Trakt und die Verdauung beeinflusst. Die Mikroorganismen haben auch einen großen Einfluss auf das Immunsystem und kommunizieren insbesondere über den Nervus vagus sogar direkt mit dem Gehirn.[31]

Der Vagusnerv ist der längste Hirnnerv. Er zieht sich vom Gehirn bis in den Bauchraum und verbindet so unter anderem Hirn und Darm miteinander. Er ist der Hauptakteur unseres autonomen bzw. vegetativen Nervensystems.

In Studien konnte nachgewiesen werden, dass gezielte Veränderungen des Darmmikrobioms psychische Erkrankungen, wie Depression oder Angststörungen, mildern und die geistigen Leistungen steigern können. Diese Veränderungen wurden über die Gabe von Probiotika erreicht. Probiotika sind Nahrungsmittel, die lebende Mikroorganismen enthalten, beispielsweise Hefe- und Milchsäurebakterien. Diese Bakterien können sich im Darm ansiedeln und dort ihre positiven Effekte entfalten. Zu probiotischen Nahrungsmitteln zählen beispielsweise Käse, Quark, Joghurt und fermentierte Produkte wie Sauerkraut. Neben den Probiotika können auch Präbiotika, wie Ballaststoffe, den Darm positiv beeinflussen, denn sie sind die Nahrungsgrundlage für Darmbakterien.

Und nun der Knaller: Körperliche Aktivität fördert die Bakteriendiversität. Dies zeigen jüngste Studien, die das Mikrobiom von Sportlern mit dem von Bewegungsfaulen verglichen oder auch das Darmmikrobiom von Probanden vor und nach einem monatelangen Training auf Veränderungen untersuchten.[32] Bewegung lässt die Anzahl unterschiedlicher Bakterienstämme im Magen-Darm-Trakt ansteigen. Käse, Sauerkraut, Kefir, Joghurt und dazu unsere Trainingsübungen – das bringt Ihre Darmbakterien zum Jubeln und Ihnen Schlauheit und seelisches Gleichgewicht!

OMEGA 3 SCHMECKT DEM HIRN

Wenn wir schon bei der Ernährung sind: Omega 3 macht Hirn! Ihr Gehirn ist wesentlich aus Fetten aufgebaut, insbesondere die graue Substanz, das Nervengewebe, besteht zu einem hohen Anteil aus ungesättigten Omega-3-Fettsäuren. Schon seit Jahrzehnten ist bekannt, dass diese Fettsäuren gesund sind, in Langzeitstudien wurde ihr positiver Effekt auf die Gehirngesundheit bestätigt. Die Einnahme von Omega-3-Fettsäuren steigert im Vergleich zu einem Placebo bei Menschen die Gedächtnisleistung, die Lernfähigkeiten, den zerebralen Blutfluss und das seelische Wohlbefinden.[33] Wobei für das Gehirn das marine Omega 3, also das von Meerestieren, die Königin aller Fettsäuren ist.

GEHIRNJOGGING FÜR EIN FITTES GEHIRN?

Um ein junges und leistungsfähiges Gehirn zu bekommen, müssen Sie mit uns anspruchsvolle Übungen absolvieren. Vielleicht fragen Sie sich, ob es nicht auch gemütlicher geht. Wie sieht es zum Beispiel mit dem schon lange populären Gehirnjogging aus? Dieses rein kognitive Training soll das Gehirn doch ebenfalls fit halten. Leider muss ich Sie enttäuschen. Studien zeigen seit Jahrzehnten immer das Gleiche: Durch Gehirnjogging verbessern sich kognitiv gesunde Menschen in den geistigen Fertigkeiten, die jeweils geübt werden, aber es fehlt der Transfer auf die allgemeinen geistigen Leistungen. Lernen passiert, aber die kognitiven Leistungen im Gesamten bleiben unberührt. Machen Sie viele Kreuzworträtsel, werden Sie im Kreuzworträtsellösen besser, beschäftigen Sie sich mit Sudoku, werden Sie in Sudoku besser. Aber Ihr generelles geistiges Leistungspotenzial wird dadurch nicht gesteigert. Bei milden kognitiven Defiziten allerdings, wenn also die geistigen Leistungen eingeschränkt sind, haben rein kognitive Spielformen, die man dem Gehirnjogging zuordnen kann, positive Effekte. Ich empfehle: Haben Sie Spaß an solchen kognitiven Anforderungen? Dann bleiben Sie dabei. Es wird Ihnen nicht schaden – das zeigen die Studien auch.

Messbare Effekte auf die generellen kognitiven Leistungen jedoch hatten Computertrainingsprogramme, die direkt die exekutiven Funktionen ansteuerten. Die Arbeitsgedächtnisleistungen konnten dadurch langfristig gesteigert werden, die kognitive Flexibilität allerdings nicht. Letztere reagiert nur auf Bewegung. Wie Sie gesehen haben, bekommen Sie mit uns alles und noch mehr!

NICHT NUR IHR GEHIRN SAGT DANKE!

Wir haben ausführlich beschrieben, wie gesund Bewegung für den Geist ist. Dabei wollen wir nicht vergessen, dass auch der Körper in vieler Hinsicht von regelmäßiger Bewegung profitiert, was seit Langem bekannt ist. Der vorbeugende Effekt von Bewegung beispielsweise auf Schlaganfall, Herzinfarkt, Thrombosen, Bluthochdruck und Diabetes mellitus Typ 2 ist seit Jahrzehnten medizinisches Standardwissen. Nachgewiesene präventive Wirkungen auf Adipositas, chronische Rückenschmerzen, Tumorerkrankungen, Demenz und Depression sind in den letzten Jahren dazugekommen. Körperliche Aktivität verlängert die Telomere, eine Art Schutzkappe für Chromosomen, was mit erhöhter Lebensdauer und Zellvitalität in Zusammenhang gebracht wird.[34] Die Framingham-Herz-Studie, eine seit über siebzig Jahren laufende Langzeit-Untersuchung, zeigte, dass regelmäßige Bewegung Ihnen bis zu sieben

INFO

Auf einen Blick: Die Benefits für Ihr Gehirn

Unser Trainingsprogramm wirkt sich in vielfältiger Weise positiv auf Ihr Gehirn aus. Hier sind die Benefits kurz und knapp aufgeführt.

- **Steigerung der allgemeinen geistigen Leistung, und zwar nachhaltig**
- **Stoppen und Umkehren des altersbedingten Abbaus von Gehirngewebe**
- **Steigerung des Arbeitsgedächtnisses, der Selbstregulation, der inhibitorischen Fähigkeiten und der kognitiven Flexibilität, die alle zusammen entscheidend die Lebensqualität bestimmen**
- **Steigerung des Lernvermögens, der Merkfähigkeit, der Konzentration und des logischen Denkvermögens**
- **Erhöhung des koordinativen Leistungsvermögens**
- **Wiederherstellung kognitiver Leistungsfähigkeit bei milden kognitiven Defiziten**
- **Förderung adulter hippocampaler Neurogenese**
- **Stärkung des Reinigungs- und Immunsystems im Gehirn**
- **Gesteigerte Myelinisierung von Nervenfasern und Stoppen der altersbedingten Demyelinisierung**
- **Steigerung der Kommunikation der beiden Gehirnhälften**
- **Senkung des Risikos, an Alzheimer-Demenz zu erkranken**

Lebensjahre schenkt. Das heißt: Jede einzelne Minute, die Sie mit unseren Übungen verbringen, stärkt neben Ihrem Geist auch Ihren Körper.

GLÄNZENDE KOORDINATION

Ein wunderbarer Nebeneffekt unseres Gehirntrainings sind die Leistungszuwächse in demjenigen Bereich, den die Sportwissenschaften unter Koordination verbuchen. Im engeren physiologischen Sinne geht es bei Koordination um das Zusammenwirken von Nervensystem und Muskulatur innerhalb von Bewegungsabläufen. Bewegungen werden mit guter Koordination geschmeidiger, effektiver, ökonomischer, variabler und besser an Umgebungsbedingungen angepasst.

Eine bedeutsame Komponente des sportlichen Koordinationstrainings ist die Komplexität von Übungen. Sie lässt sich unterteilen in drei Gruppen unterschiedlicher Anforderungen, und zwar hinsichtlich der simultan ablaufenden Teilbewegungen, hinsichtlich der aufeinanderfolgenden Bewegungsteile und hinsichtlich der einbezogenen Muskelgruppen.

UNSER TRAININGSPROGRAMM – ALLE ANFORDERUNGEN AN KOMPLEXITÄT ERFÜLLT

Alle drei genannten Anforderungen sind in unserem 10-Minuten-Gehirntraining in maximaler Ausprägung vorhanden. Sie müssen mehrere motorische Aktionen unterschiedlicher Extremitäten und Muskelgruppen gleichzeitig koordinieren und in die geforderte Bewegungsreihe bringen. Und dabei gibt es für Sie weitere kognitive Aufgaben, wie beispielsweise das Aufzählen von Wortreihen. Ihre koordinativen Fähigkeiten werden mit jeder Minute trainiert, die Sie mit unseren Übungen verbringen.

EIN TRAININGS-PROGRAMM GEGEN DEMENZ

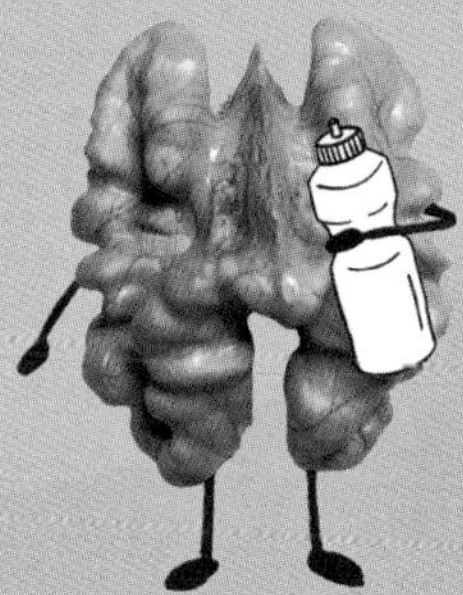

Kortikale Dichte und kognitive Leistungsfähigkeit sind der Gegenspieler von Demenzsymptomen. Unser 10-Minuten-Gehirntraining ist darauf ausgelegt, Ihr Gehirn dichter zu packen, zu stärken und Ihre geistige Leistung zu steigern – und ist damit die optimale Vorbeugung gegen Demenz.

ALZHEIMER-DEMENZ

Demenz gehört zu den neurodegenerativen Erkrankungen und bezeichnet die anhaltende oder fortschreitende Beeinträchtigung des Gedächtnisses, des Denkens oder anderer Gehirnleistungen. In Deutschland gelten 1,8 Millionen Menschen als dement. Statistisch betrachtet verdoppelt sich ab dem sechzigsten Lebensjahr das Demenzrisiko alle fünf Jahre. Es gibt verschiedene Demenzformen, die häufigste ist Alzheimer, der etwa zwei Drittel der Fälle ausmacht. Auf Platz zwei stehen die vaskulären Demenzen, die durch gefäßbedingte Mangelversorgung von Gehirngewebe verursacht sind.

Die Alzheimer-Erkrankung macht sich anfangs durch Gedächtnisstörungen bemerkbar. Patienten vergessen immer öfter die Bezeichnungen für Dinge des Alltags. Im weiteren Verlauf der Krankheit treten zunehmend Störungen im Lernen und im Langzeitgedächtnis auf, bis die Betroffenen irgendwann ihren Alltag nicht mehr bewältigen können.

Strukturell verliert das Gehirn deutlich Substanz, es atrophiert. Nervenzellen sterben ab. Im Unterschied zur generellen Alterung des Gehirns sind bei vielen neurodegenerativen Erkrankungen in den Anfangsstadien nur einzelne Bereiche betroffen.

Bei der Alzheimer-Krankheit nehmen die Hippocampi besonders früh und stark Schaden. Eine Ursache ist eine Anhäufung von falsch gefalteten Proteinen, zum Beispiel von Tau-Proteinen, die für die Stabilität des Nervenzellenskeletts sorgen. Die falsch gefalteten Tau-Proteine können diese Aufgabe nicht mehr erfüllen und bilden fadenförmige Verklumpungen, die man als Tau-Fibrillen bezeichnet und die Nervenzellen töten. Weiterhin sind bei Alzheimer-Demenz die Mikroglia gestört, die Astrozyten zeigen Veränderungen in ihrer Struktur und man findet vermehrt Klumpen von sogenannten β-Amyloiden. Letztere werden allerdings auch im gesunden Gehirn gefunden. Mit Fortschreiten der Erkrankung entsenden Mikrogliazellen giftige Substanzen, die gesundes Nervengewebe zerstören. Es gibt bis jetzt kein Medikament gegen Alzheimer, bei milden kognitiven Defiziten lässt sich das Fortschreiten der Krankheit nur etwas bremsen. Kann man das Risiko, an Demenz zu erkranken, senken? Ja!

DAS ANTIDEMENZPROGRAMM

2024 analysierte eine Arbeitsgruppe der Stanford-Universität 16 Studien, die den Zusammenhang zwischen Bewegung und Alzheimer untersuchten.[35] Sie kam zu dem Ergebnis, dass allein regelmäßige Bewegung das Alzheimer-Risiko schon um etwa 45 Prozent senkt. Und welche Gründe fand die Arbeitsgruppe für diese Effekte? Die Wachstumsfaktoren Irisin und BDNF. Im Schnitt können sich von 100 Personen einer Altersgruppe 45 Prozent allein durch regelmäßige Bewegung vor der Demenz retten. Mit unseren Übungen sollte es noch besser gehen.

Alzheimer beginnt viele Jahre bevor Symptome wie Gedächtnisprobleme auftreten. Im Zusammenhang mit Demenz spricht man in den Neurowissenschaften von der »Fallhöhe«. Das bedeutet, ein fittes Gehirn kann die kognitiven Probleme, die der Abbau des Gehirns mit sich bringt, länger ausgleichen, bis sie sichtbar werden.

Unsere Strategie ist, alle Faktoren zu bedienen, die Ihr Gehirn stärken, das heißt: Ihr Gehirn dichter packen, die hippocampale Neurogenese fördern, die Vernetzung und Myelinisierung steigern sowie Ihre kognitiven Leistungen beflügeln. Das 10-Minuten-Gehirntraining ist darauf ausgelegt, die Fallhöhe zu maximieren.

ALZHEIMER: DIE MUND-GEHIRN-ACHSE

Was hat der Mund mit dem Gehirn zu tun? Mehr, als man denkt. So steht Porphyromonas gingivalis im Verdacht, Alzheimer-Demenz auszulösen, während Neisseria und Haemophilus Ihre Gehirngesundheit fördern. Hinter den komplizierten Namen verbergen sich Bakterienstämme, die sich in Ihrem Mundraum wohlfühlen. Über 700 unterschiedliche Bakterienarten können sich in der Mundhöhle ansiedeln. Die meisten davon sind Teil einer gesunden Mundflora, wie beispielsweise Neisseria- oder Haemophilus-Stämme. Studien zeigten, dass Personen mit einer hohen Anzahl dieser Bakteriengruppen über ein besseres Gedächtnis und eine bessere Aufmerksamkeit verfügten.

Nicht so Porphyromonas gingivalis. Dieses Bakterium löst Zahnfleischentzündungen aus, die im weiteren Verlauf zu Paradontitis führen. Und nicht nur das: Forscher haben herausgefunden, dass eine Infektion des Hirngewebes mit dem Porphyromonas gingivalis eine Ursache von Demenz sein könnte. Das Bakterium kann aus dem Mund in das Gehirn gelangen – möglicherweise über den Nervus vagus oder die Blut-Hirn-Schranke, dort setzt es Enzyme frei, die zum Absterben von Hirnzellen führen.

Die Universität Greifswald hat eine KI-basierte Methode entwickelt, mit der man eine Alzheimer-Erkrankung anhand Bildgebungsverfahren in einer noch weitgehend symptomfreien Phase feststellen kann. Die Wissenschaftler konnten in einer weiteren Studie über diese Methode zeigen, dass eine Behandlung der Paradontitis die Alzheimer-Erkrankung in dieser frühen Phase stoppen kann.[36] Daher mein Rat: Blutet Ihr Zahnfleisch nach dem Putzen, ist es manchmal gerötet und entzündet, gehen Sie zum Zahnarzt. Ihr Gehirn wird es Ihnen danken!

»Bewegung senkt nachweislich das Risiko, an Demenz zu erkranken.«

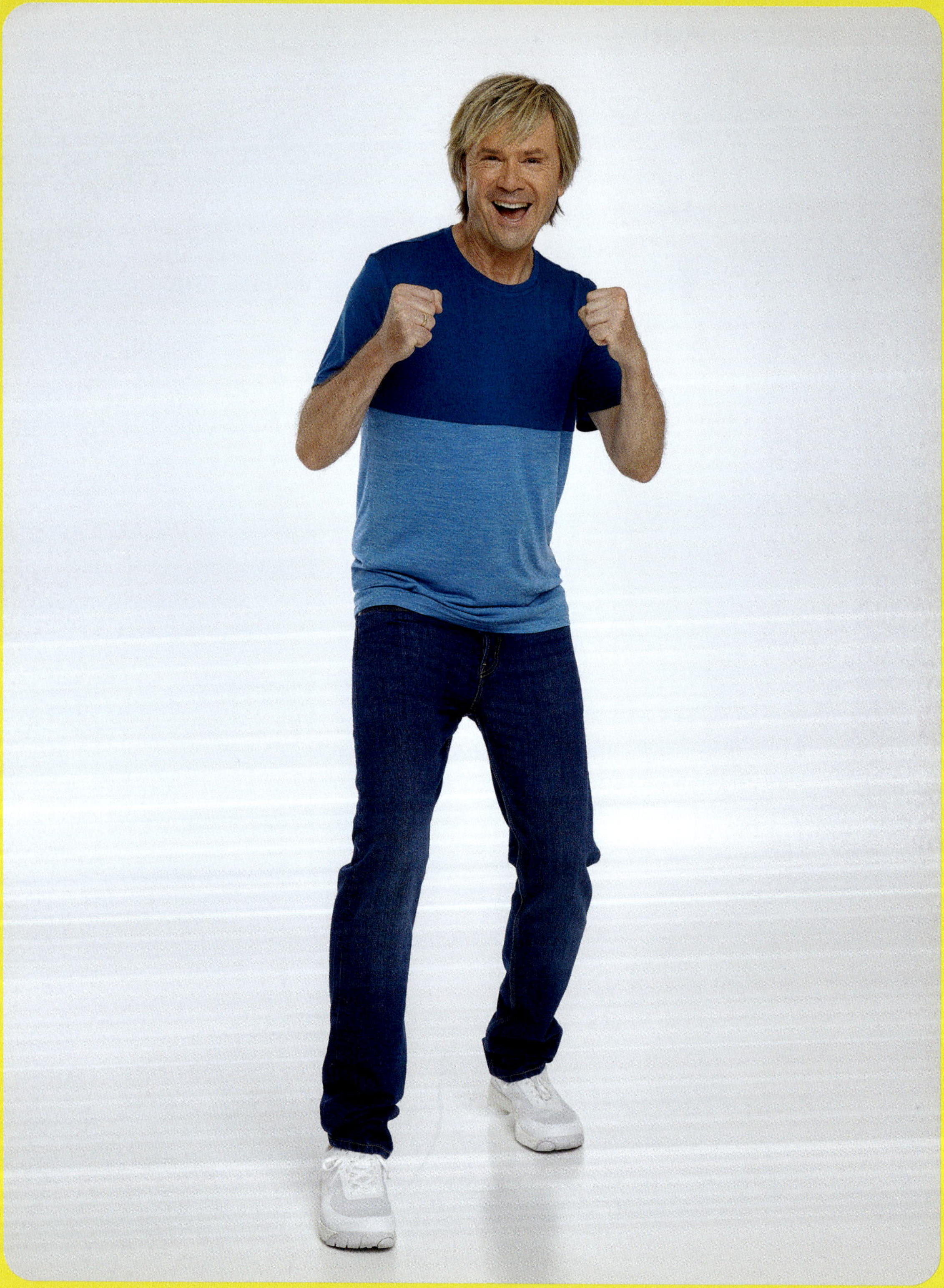

DAS 10-MINUTEN-GEHIRN-TRAINING

**Nach all der Theorie kommen wir zur Praxis.
In diesem Kapitel finden Sie unsere Bewegungsübungen
für das Gehirn. Viel Spaß dabei!**

SO FUNKTIONIERT'S – HINWEISE ZU DEN ÜBUNGEN

Müssen die Übungen in einer bestimmten Reihenfolge absolviert werden? Wie oft soll ich üben und wie lange? Das erfahren Sie in diesem Kapitel.

Das Trainingsprogramm besteht aus vier Übungen mit jeweils zwölf Varianten. Jede Variante ist etwas komplexer als die davor. So entsteht eine Lernstruktur, die wir brauchen, damit sich unser Hirn weiterentwickeln und auf einem höheren Niveau etablieren kann.

Die Übungen sind also so aufgebaut, dass Ihr Gehirn optimal davon profitiert, wenn Sie sie in der richtigen Reihenfolge machen. Das heißt, Sie beginnen mit der ersten Übung (Viva-Step) und Variante 1, darauf folgen Varianten 2, 3 und 4. Weiter geht es mit der zweiten Übung (Switch-Step), Variante 1–4, es folgen der Samir-Move und der HaJü-Move, ebenfalls die Varianten 1–4. Dann kommen Sie wieder zurück zur ersten Übung und lernen die Varianten 5–8 und so weiter. Sie lernen also nacheinander von allen Übungen die Varianten 1–4, danach die Varianten 5–8 und zum Schluss die Varianten 9–12. Halten Sie diese Reihenfolge bitte ein, denn die Lernstruktur ist der Erfolgsfaktor. Es ist wichtig, dass Sie immer weiter gehen und keine »leichtere« Variante dazwischenschieben.

WIE OFT UND WIE LANGE SOLL ICH ÜBEN?

In den ersten sechs Wochen sollten Sie möglichst jeden Tag üben. So wird Ihr Gehirn aus seiner Komfortzone geschubst und lernt, aktiv zu werden. Danach genügt es, jeden zweiten Tag zu üben.
Die reine Übungszeit beträgt 10 Minuten. Am Anfang müssen Sie sich vermutlich erst einmal zurechtfinden und häufiger in das Buch schauen. Kalkulieren Sie dafür ein paar Minuten mehr ein.
Länger als 10 Minuten zu üben, ist nicht nötig und auch nicht ratsam. Sie haben eine Übungsvariante in den 10 Minuten nicht geschafft? Dann hören Sie bitte trotzdem auf. Auch wenn die Bewegung noch nicht klappt, hat Ihr Hirn bereits gearbeitet.

WAS TUN, WENN ICH ALLE ÜBUNGEN GESCHAFFT HABE?

Wenn Sie alle Übungen mit sämtlichen Varianten beherrschen, dürfen Sie erst einmal sehr stolz auf sich sein! Sie haben das Profi-Level absolviert – und sind nun Ihr eigener Coach. Das heißt, Sie dürfen nun Ihre Übungen selbst zusammenstellen. Damit das Gehirn weiterhin gefordert und gefördert wird, bleiben Sie bitte im Profi-Level. Das heißt, Sie machen nur die Übungen ab Variante 9 und auch hier in aufsteigender Reihenfolge.
Ihre 10 Minuten Übungszeit könnte zum Beispiel so aussehen: Sie beginnen mit Variante 9 aus Viva-Step, darauf folgt Variante 10 des Samir-Moves und als Abschluss absolvieren Sie Variante 12 aus dem HaJü-Move.

INFO

Die richtige Reihenfolge

1. **Viva-Step, Variante 1–4**
2. **Switch-Step, Variante 1–4**
3. **Samir-Move, Variante 1–4**
4. **HaJü-Move, Variante 1–4**
5. **Viva-Step, Variante 5–8**
6. **Switch-Step, Variante 5–8**
7. **Samir-Move, Variante 5–8**
8. **HaJü-Move, Variante 5–8**
9. **Viva-Step, Variante 9–12**
10. **Switch-Step, Variante 9–12**
11. **Samir-Move, Variante 9–12**
12. **HaJü-Move, Variante 9–12**

INFO

Zwölf Varianten – drei Level

Für jede der vier Übungen gibt es zwölf Varianten. Es geht mit der Grundübung (Variante 1) los, dann kommen weitere Elemente in verschiedenen Ausführungen dazu und die Übung wird komplexer und damit schwieriger. Gehen Sie immer erst dann zur nächsten Variante über, wenn Sie die vorherige beherrschen.
Die ersten vier Varianten sind für Einsteiger gut zu schaffen, dann folgen vier Varianten auf einem etwas höheren Level und mit den letzten vier Varianten haben Sie das Level für Profis erreicht.

- **Varianten 1–4: Einsteiger**
- **Varianten 5–8: Fortgeschrittene**
- **Varianten 9–12: Profis**

WAS BEDEUTET »IM MODUS 2 – 3 – 1«?

Die Übungen bestehen in der Regel aus drei aufeinanderfolgenden Bewegungen und drei Bewegungseinheiten. Bei den Basisübungen ist die Reihenfolge der Bewegungen 1, 2, 3. Diese Reihenfolge ändert sich bei einzelnen Varianten, um das Hirn noch mehr herauszufordern. Wenn eine gesamte Bewegungsfolge »im Modus 2 – 3 – 1« ausgeführt werden soll, bedeutet das für die Bewegungen die folgende Reihenfolge:
1. Bewegungseinheit 1, 2, 3,
2. Bewegungseinheit 2, 3, 1,
3. Bewegungseinheit 3, 1, 2,
dann geht es wieder los mit 1, 2, 3.
Das gilt genauso für die Armbewegungen wie auch für die Silben, die wir aussprechen.

UNSER TRAININGSPROGRAMM – VIER ÜBUNGEN

Dies sind die vier Übungen unseres Trainingsprogramms.

ÜBUNG 1: VIVA-STEP

Die erste Übung ist der Viva-Step. Wie der Name schon sagt: Es geht mit viel Schwung los. Wir beginnen mit etwas Beinarbeit, dann kommen weitere Elemente dazu. Warum rufen wir ab Variante 3 ausgerechnet BUM, KUN, CHA? Hierfür stand der koreanische Fußballer Bum-kun Cha Pate, einer meiner Lieblingsspieler in der Bundesliga, als ich Jugendlicher war. Mich faszinierte damals seine Art, sich zu bewegen, und die drei Silben seines Namens sind so schön rhythmisch, was sie perfekt für diese Übung macht.

ÜBUNG 2: SWITCH-STEP

Diese »Geh-Bewegung« hat den unschätzbaren Wert, dass sie zeigt, wie Sie Ihr Hirn mit der ursprünglichsten Fortbewegung – dem Schritt – tatsächlich aus der Komfortzone bringen können.

ÜBUNG 3: SAMIR-MOVE

Diese Bewegung kommt harmlos daher, hat es aber faustdick hinter den Ohren. Warum? Weil uns der Samir-Move im Laufe des Trainingsprogramms immer wieder – und zudem ganz fies – auf den Boden der Tatsachen zurückholt. Wir merken dabei, dass es ein Gesetz gibt, das da lautet: Brain work is hard work! Spätestens beim Fortgeschrittenen-Level sollten wir demütig werden. Mein Freund Samir, dem ich diese Übung widme, würde sagen: »Matze, aus dem Weg. Ich mach das jetzt.« Und so sollten Sie es auch halten. Also, auf die Plätze, fertig, los!

ÜBUNG 4: HAJÜ-MOVE

Diese Übung ist Hans-Jürgen gewidmet. Er ist über 80 Jahre alt und fühlt sich durch die Übungen von »Beweg dein Hirn« geistig immer noch topfit.
Die Bewegung des HaJü-Move ist etwas komplexer als die vorherigen Übungen, aber nicht automatisch schwieriger, denn sie kommt eher als Tanzschritt daher. Der zusätzliche »Dünger für Ihr Hirn« entsteht durch die Kreuzbewegung der Beine hinter dem Körper.

TEILBEWEGUNG: KASATSCHOK

Der Kasatschok ist eine Teilbewegung, die bei verschiedenen Varianten unserer Übungen simultan zu der Schrittfolge hinzukommt. Für sich gesehen, ist der Kasatschok einfach, komplex wird das Ganze in Kombination mit den Übungen, wenn man sich zum Beispiel nach vorn bewegt, die Bewegungsrichtung der Arme jedoch rückwärts läuft. Sie können den Kasatschok immer mal wieder zwischendurch üben, bis Sie ihn im Schlaf beherrschen.

1

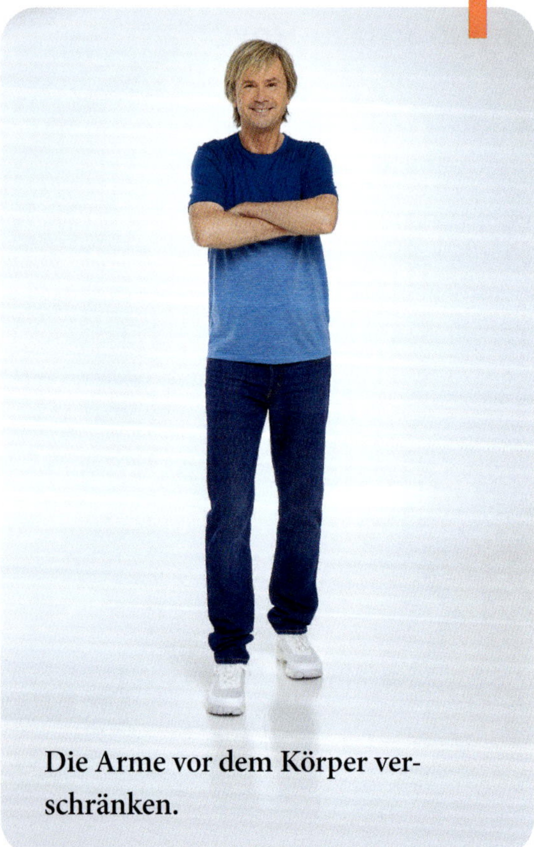

Die Arme vor dem Körper verschränken.

2

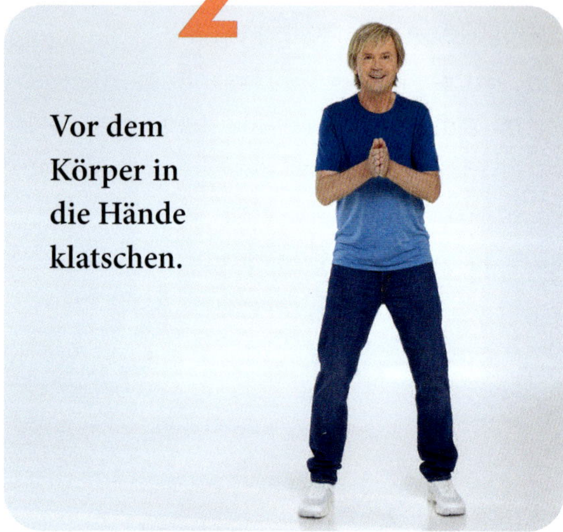

Vor dem Körper in die Hände klatschen.

3

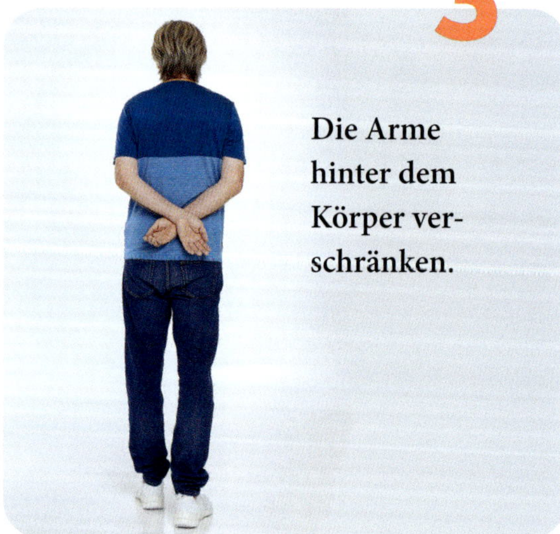

Die Arme hinter dem Körper verschränken.

Diese Abfolge beliebig oft wiederholen

TEILBEWEGUNG: NOWAK

Der Nowak ist eine weitere Teilbewegung, die beim Samir-Move und beim HaJü-Move zum Einsatz kommt – simultan zu den Schrittfolgen. Ich habe sie ganz gezielt für unser Trainingsprogramm entwickelt, um sowohl die motorischen als auch die kognitiven Synergieandockpunkte in ihrer Wirksamkeit noch mal zu erhöhen.

1

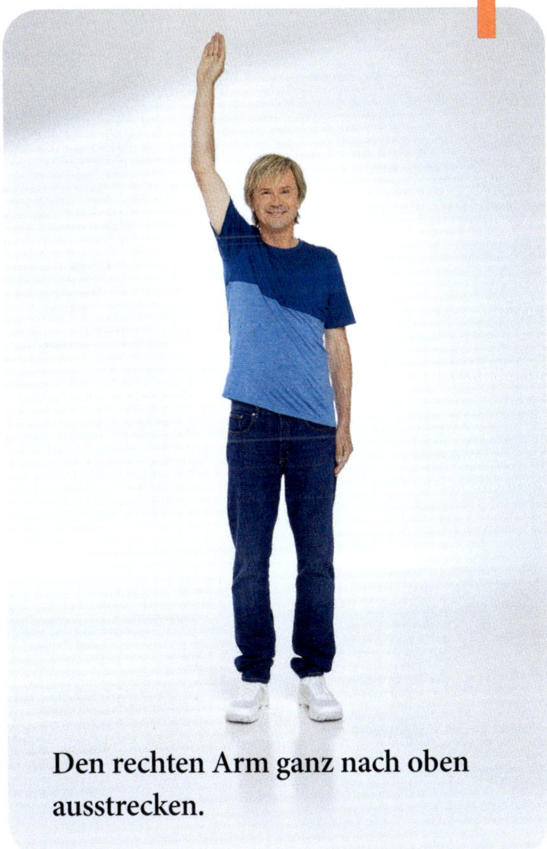

Den rechten Arm ganz nach oben ausstrecken.

2

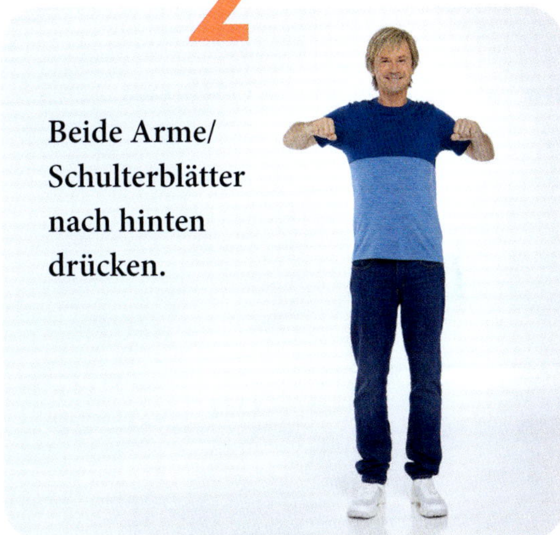

Beide Arme/ Schulterblätter nach hinten drücken.

3

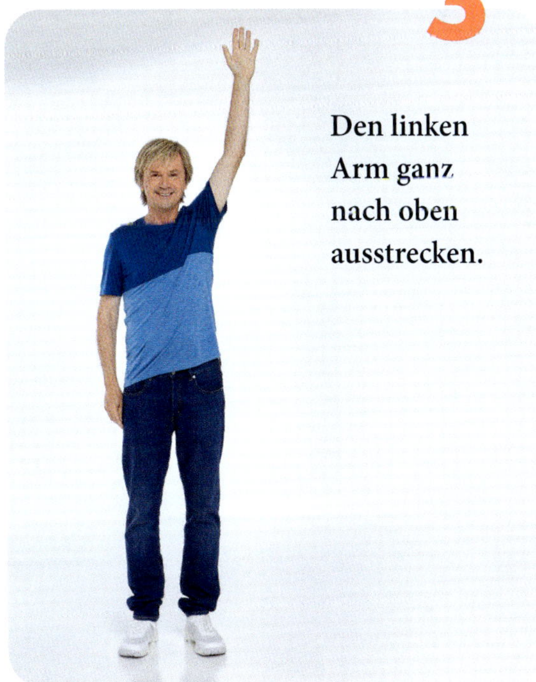

Den linken Arm ganz nach oben ausstrecken.

VIVA-STEP

VARIANTE 1

Die Variante 1 der Übung beschreibt die Schrittfolge – die Basis für die weiteren Varianten.

1

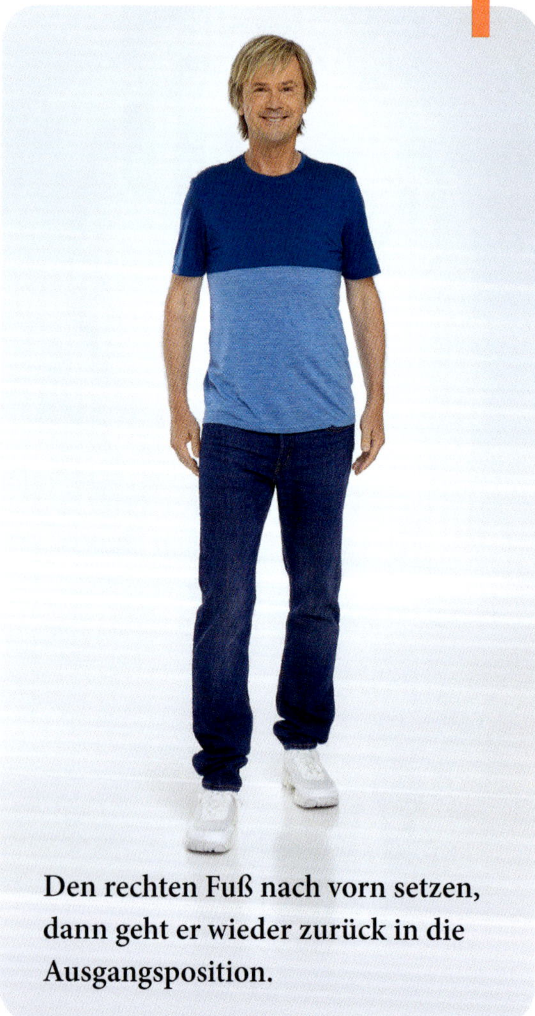

Den rechten Fuß nach vorn setzen, dann geht er wieder zurück in die Ausgangsposition.

2

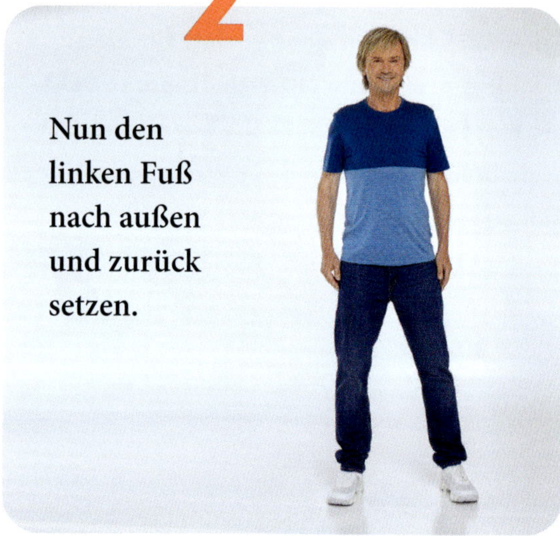

Nun den linken Fuß nach außen und zurück setzen.

3

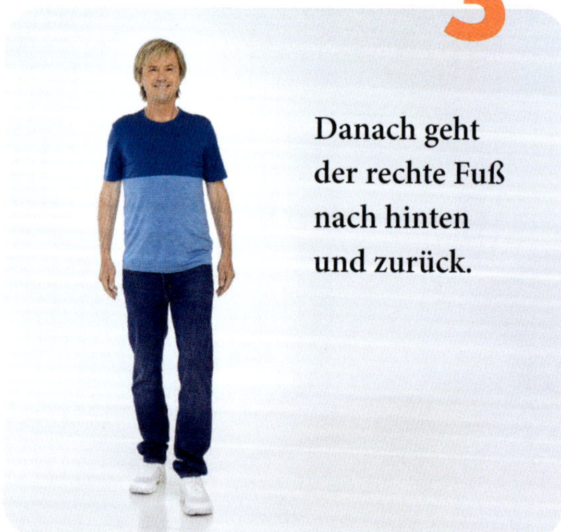

Danach geht der rechte Fuß nach hinten und zurück.

4

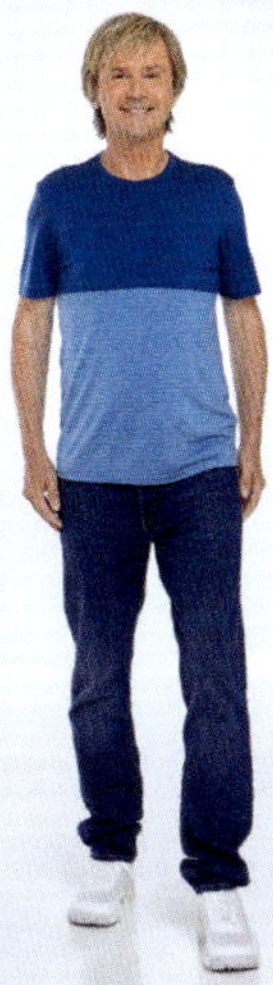

Es geht ohne Unterbrechung weiter mit dem linken Fuß nach vorn und zurück.

5

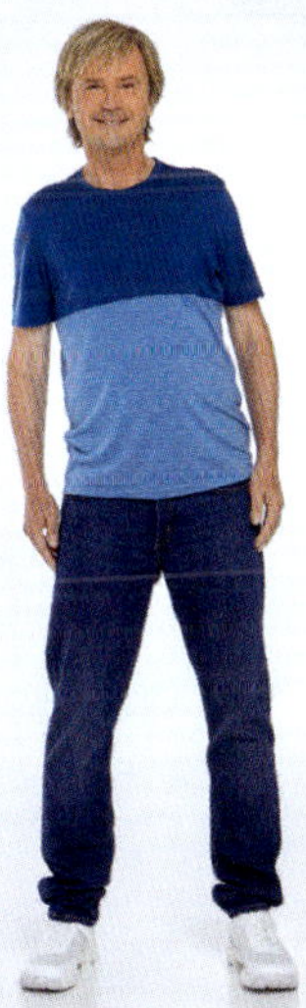

Der rechte Fuß geht nach außen und zurück.

6

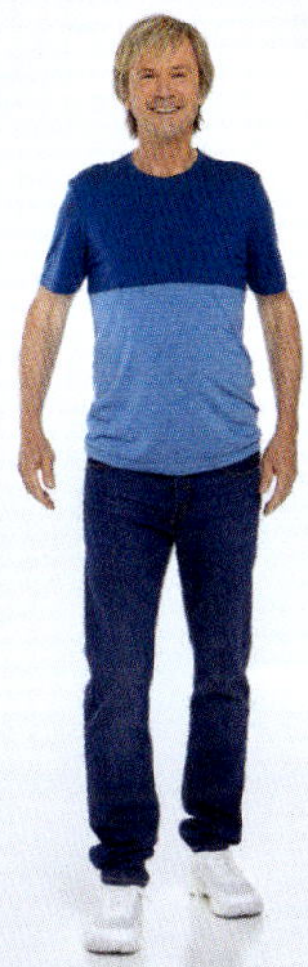

Der linke Fuß geht nach hinten und zurück.

Die gesamte Bewegungsfolge 2- bis 3-mal wiederholen.
Es geht erst mit der Variante 2 weiter, wenn Sie Variante 1 ohne Mühe, sozusagen im Schlaf, beherrschen.

COACHING-TIPPS

- Sie stehen aufrecht, die Augen sind nach vorn gerichtet.
- Der ganze Fuß wird aufgesetzt.
- Machen Sie kleine Schritte.
- Wenn Sie aus dem Takt kommen oder unterbrechen, beginnen Sie die neue Bewegungsfolge mit dem linken Fuß.
- Die Schrittfolge soll nicht möglichst schnell »abgearbeitet« werden. Wichtiger ist es, sie ohne Unterbrechungen (Pausen) zu absolvieren. Sollten Sie aus dem Takt kommen, fangen Sie wieder von vorn an.

VIVA-STEP

VARIANTE 2

Zu der Schrittfolge aus Variante 1 kommen nun Bewegungen der Arme, wie beim Kasatschok (siehe Seite 56) beschrieben. Achten Sie darauf, dass die Bewegungen simultan ausgeführt werden. Das heißt, geht der Schritt nach vorn, werden gleichzeitig die Arme vor dem Körper verschränkt usw.

1

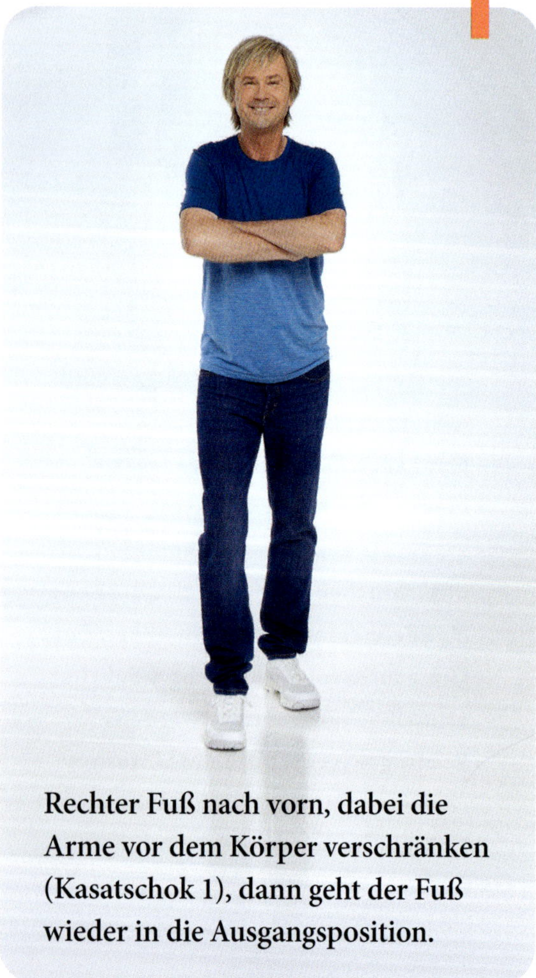

Rechter Fuß nach vorn, dabei die Arme vor dem Körper verschränken (Kasatschok 1), dann geht der Fuß wieder in die Ausgangsposition.

2

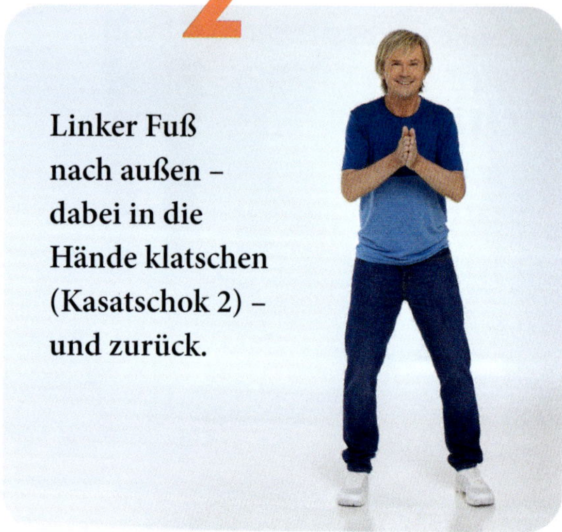

Linker Fuß nach außen – dabei in die Hände klatschen (Kasatschok 2) – und zurück.

3

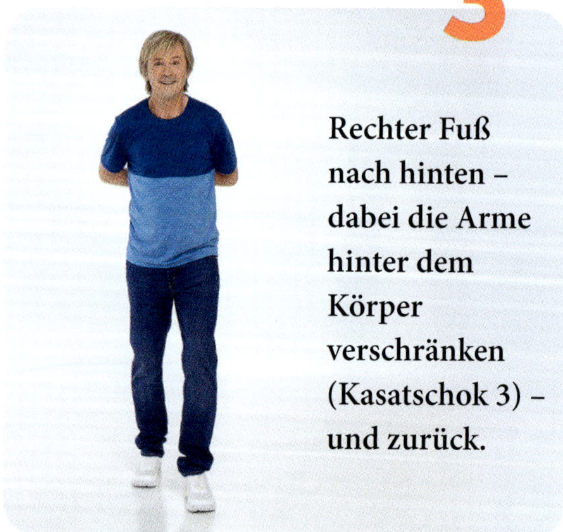

Rechter Fuß nach hinten – dabei die Arme hinter dem Körper verschränken (Kasatschok 3) – und zurück.

4

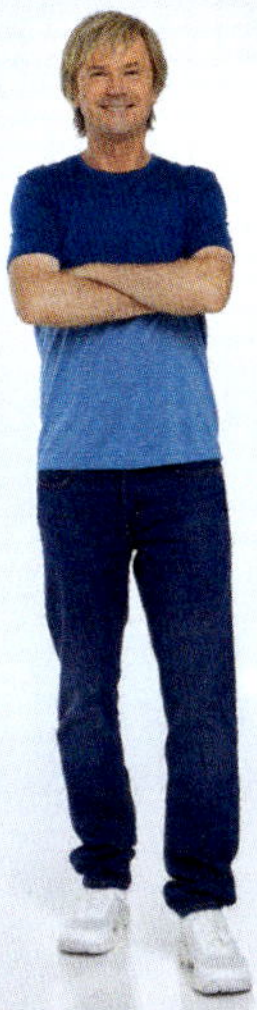

Es geht ohne Unterbrechung weiter mit dem linken Fuß nach vorn – dabei die Arme vor dem Körper verschränken (Kasatschok 1) – und zurück.

5

Rechter Fuß nach außen – dabei in die Hände klatschen (Kasatschok 2) – und zurück.

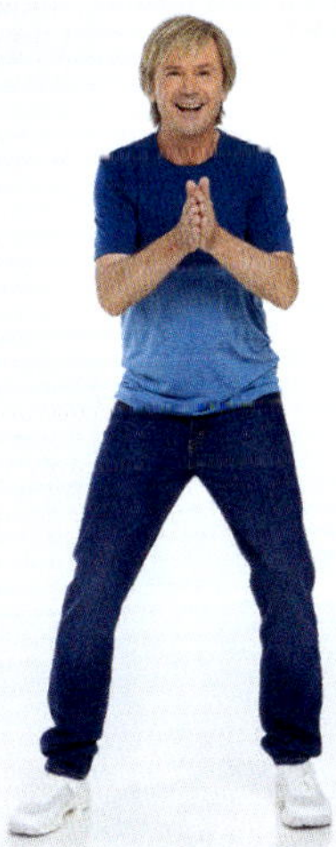

6

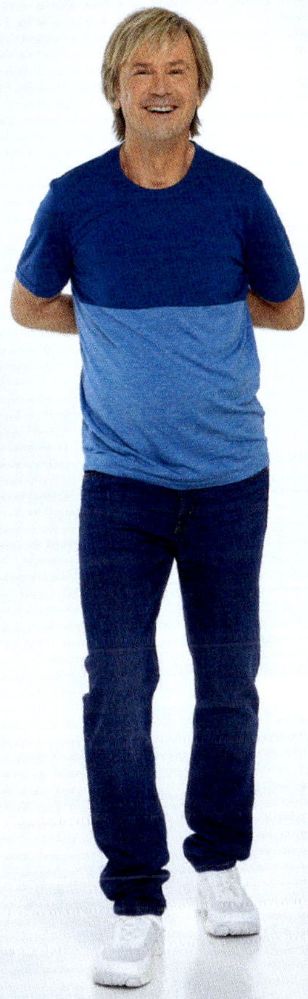

Linker Fuß nach hinten – dabei die Arme hinter dem Körper verschränken (Kasatschok 3) – und zurück.

5x

5-mal wiederholen. Dabei immer abwechselnd mit rechts und links beginnen.
Gehen Sie erst zu Variante 3, wenn Sie 5 Durchgänge flüssig absolvieren können.

VIVA-STEP

VARIANTE 3

Wie Variante 1, gleichzeitig kommt das »verbale Gehirn« zum Einsatz. Dafür wird bei der Ausführung der Schrittfolge gleichzeitig (laut, aber nicht schreiend) gerufen: BUM, KUN, CHA.

1

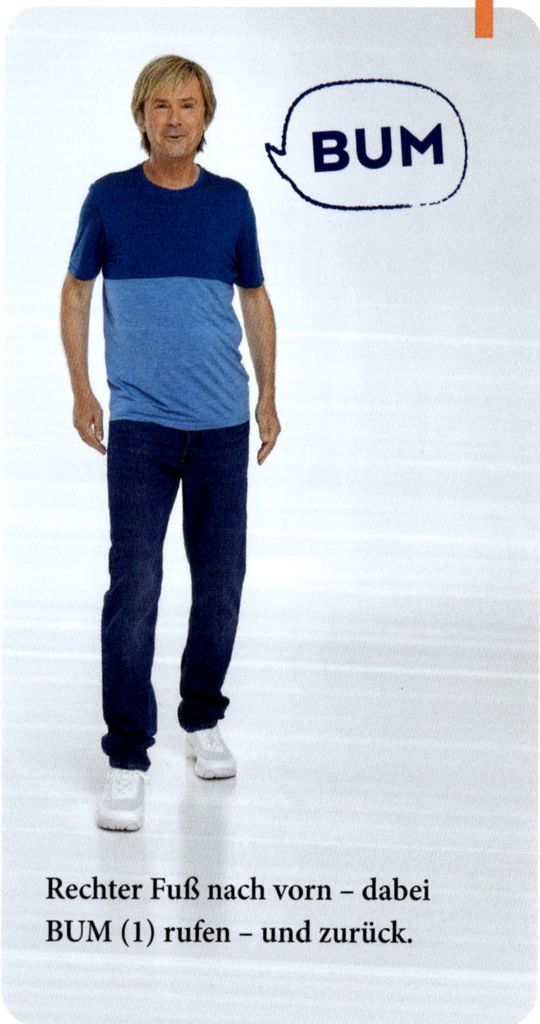

Rechter Fuß nach vorn – dabei BUM (1) rufen – und zurück.

2

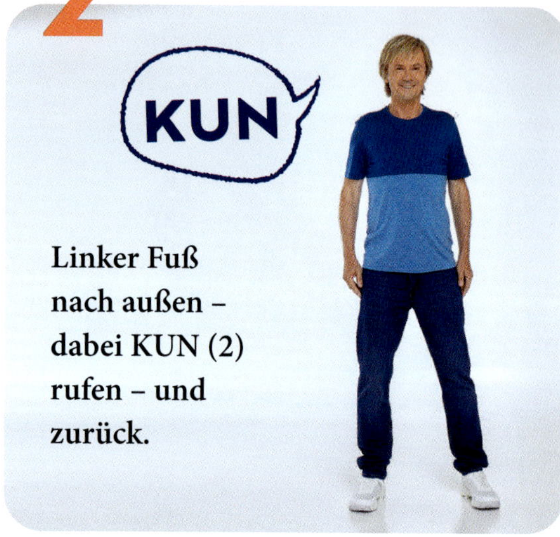

Linker Fuß nach außen – dabei KUN (2) rufen – und zurück.

3

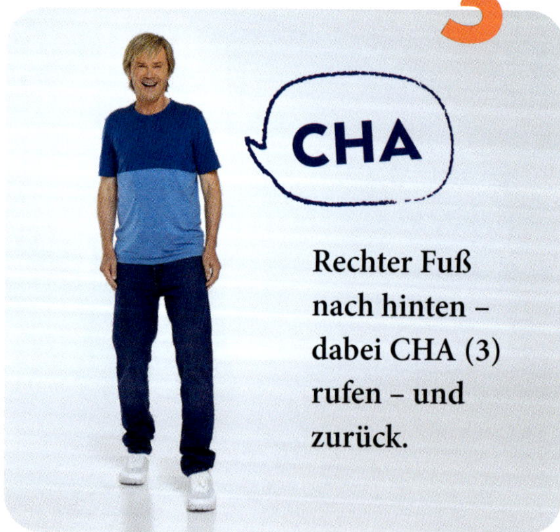

Rechter Fuß nach hinten – dabei CHA (3) rufen – und zurück.

4

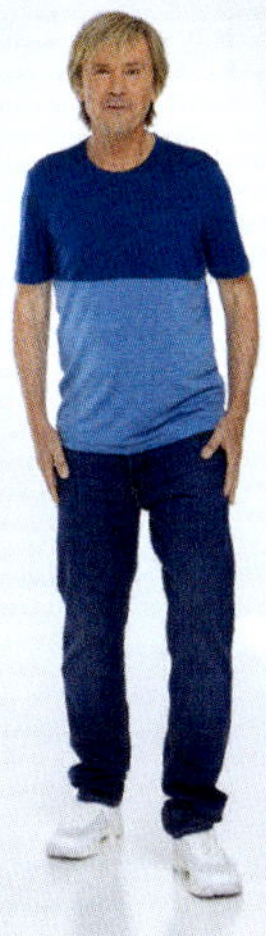

Es geht ohne Unterbrechung weiter mit dem linken Fuß nach vorn – dabei BUM (1) rufen – und zurück.

5

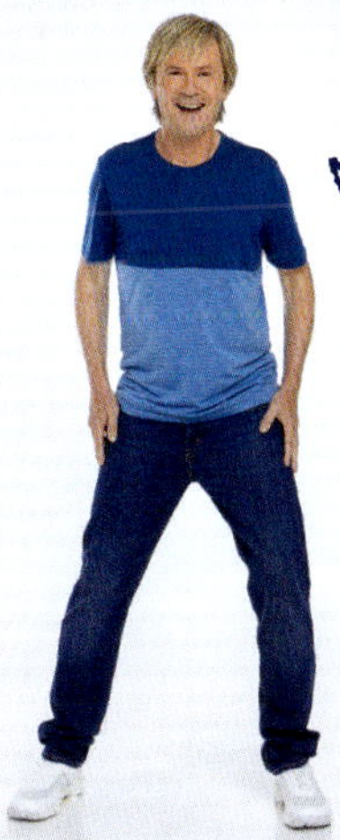

Rechter Fuß nach außen – dabei KUN (2) rufen – und zurück.

6

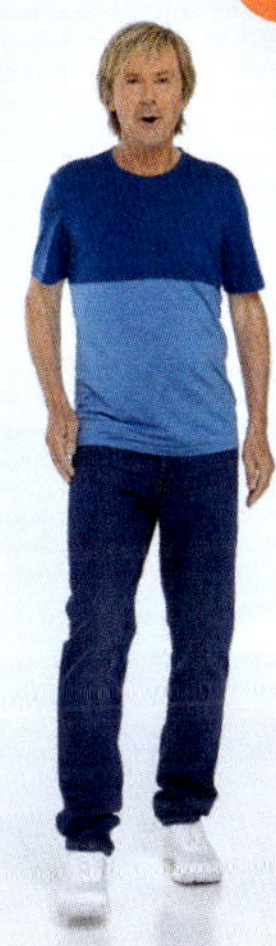

Linker Fuß nach hinten – dabei CHA (3) rufen – und zurück.

5x

Die gesamte Bewegungsfolge 5-mal wiederholen. Dabei immer abwechselnd mit rechts und links beginnen.
Es geht erst mit der Variante 4 weiter, wenn Sie diese Bewegungsfolge 5-mal hintereinander flüssig absolvieren können.

VIVA-STEP

VARIANTE 4

Sie ahnen sicher schon, was kommt: Jetzt verknüpfen wir das »motorische Hirn« mit dem »verbalen Hirn«. Alles selbstverständlich simultan und wie in den ersten drei Varianten in der Reihenfolge 1, 2, 3.

1

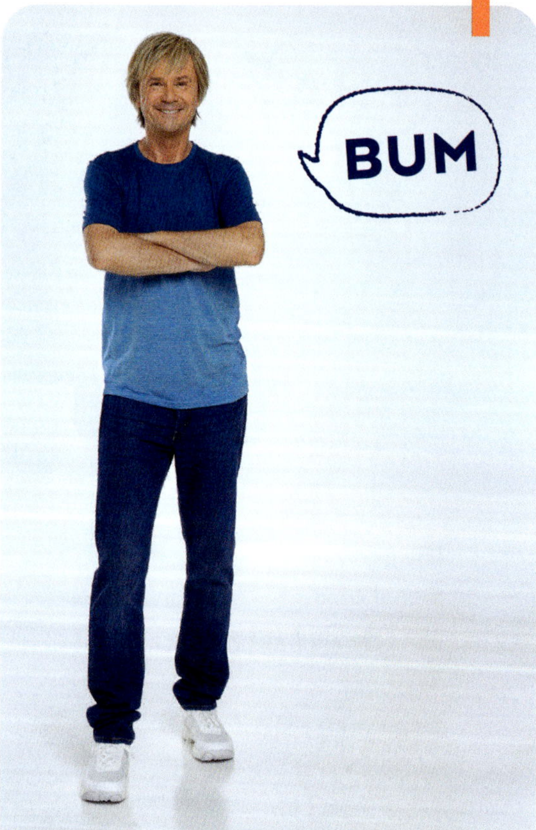

Rechter Fuß nach vorn – dabei die Arme vor dem Körper verschränken (Kasatschok 1) und BUM (1) rufen – und zurück.

2

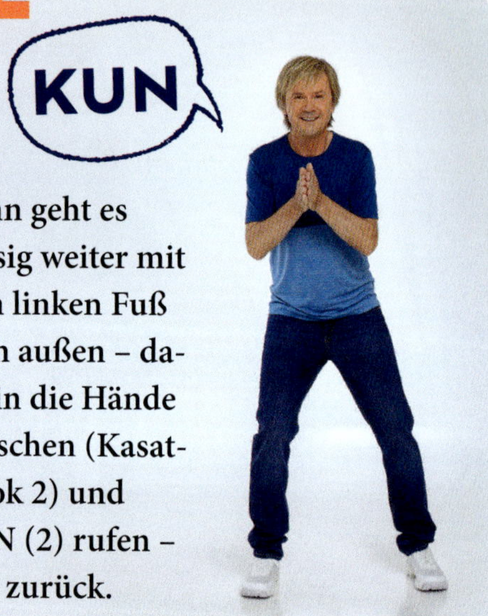

Dann geht es flüssig weiter mit dem linken Fuß nach außen – dabei in die Hände klatschen (Kasatschok 2) und KUN (2) rufen – und zurück.

3

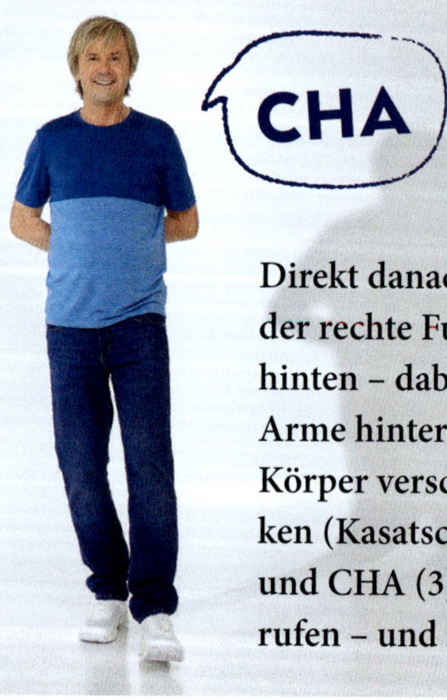

Direkt danach geht der rechte Fuß nach hinten – dabei die Arme hinter dem Körper verschränken (Kasatschok 3) und CHA (3) rufen – und zurück.

4

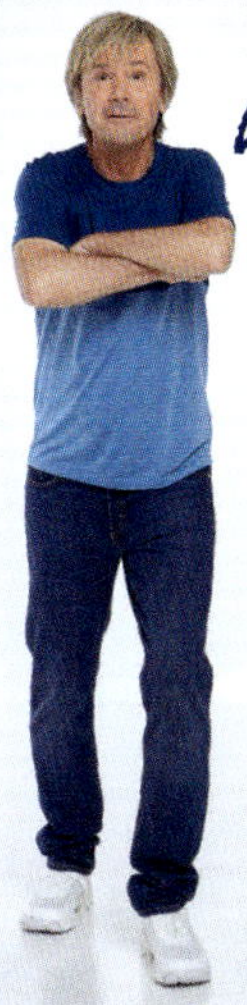

Weiter geht's mit dem linken Fuß nach vorn – dabei die Arme vor dem Körper verschränken (Kasatschok 1) und BUM (1) rufen – und zurück.

5

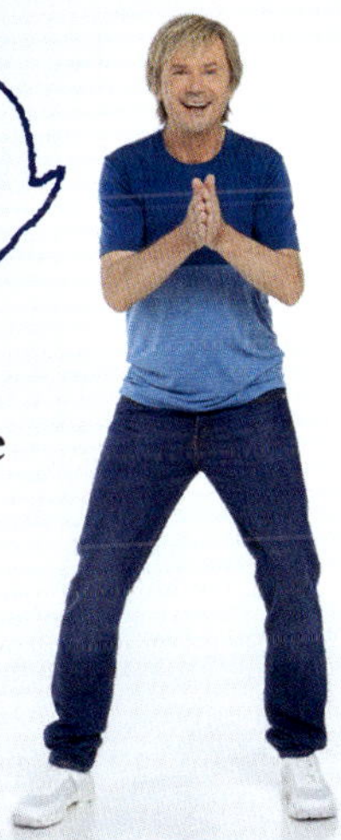

Rechter Fuß nach außen – dabei in die Hände klatschen (Kasatschok 2) und KUN (2) rufen – und zurück.

6

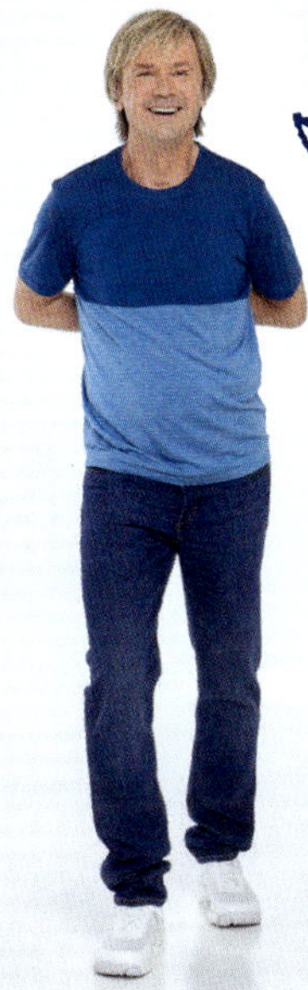

Linker Fuß nach hinten – dabei die Arme hinter dem Körper verschränken (Kasatschok 3) und CHA (3) rufen – und zurück.

5x **Die gesamte Bewegungsfolge 5-mal wiederholen. Dabei immer abwechselnd mit rechts und links beginnen. Sie haben die Aufgabe gemeistert, wenn Sie 5-mal leicht und locker fehlerfrei die Runde gedreht haben.**

VIVA-STEP

VARIANTE 5

Willkommen auf dem Level für Fortgeschrittene. Jetzt beginnen wir unsere Übung im Modus 2 – 3 – 1. Was heißt das genau? Die Schrittfolge wird nun in der folgenden Reihenfolge ausgeführt: 1, 2, 3, danach 2, 3, 1, darauf folgt 3, 1, 2, um dann wieder mit 1, 2, 3 weiterzumachen.

1

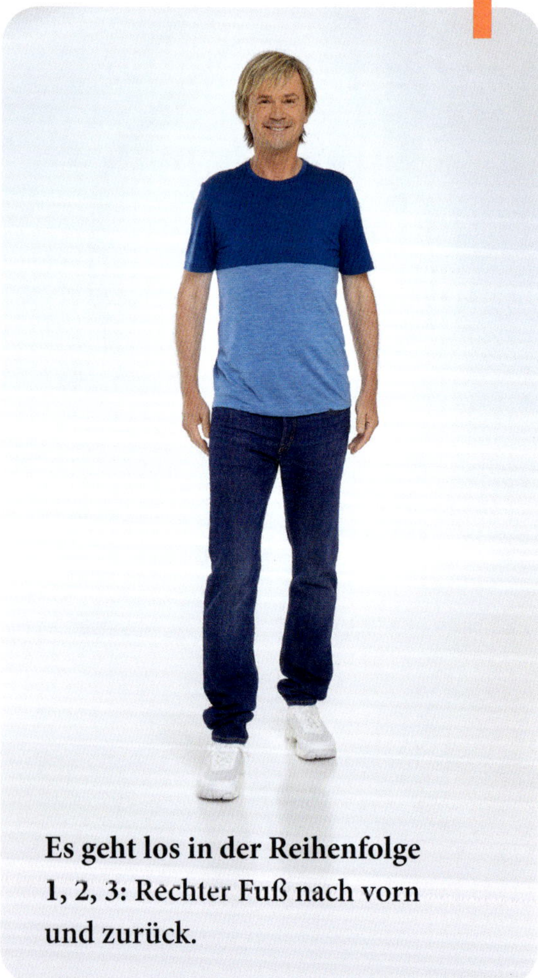

Es geht los in der Reihenfolge 1, 2, 3: Rechter Fuß nach vorn und zurück.

2

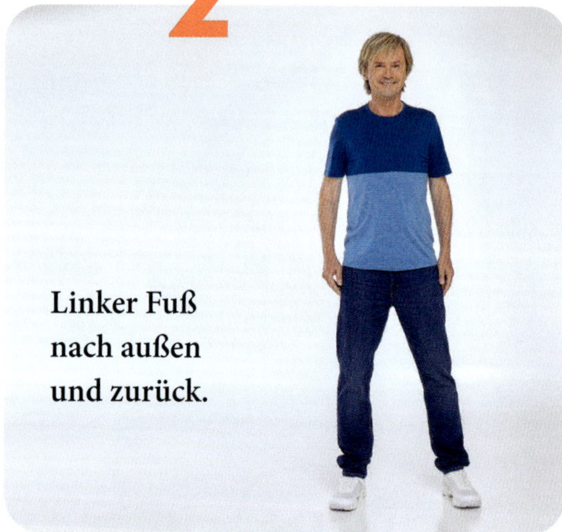

Linker Fuß nach außen und zurück.

3

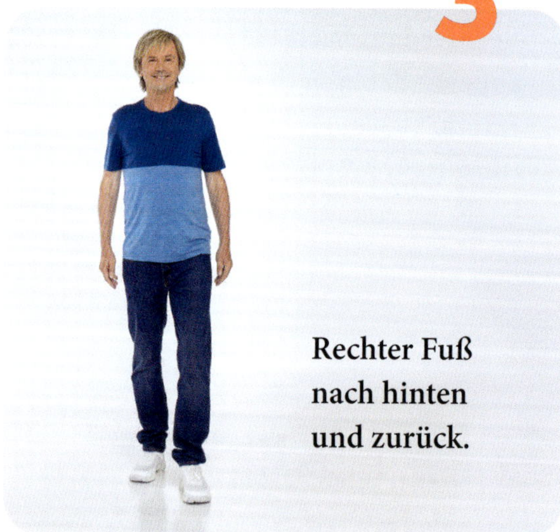

Rechter Fuß nach hinten und zurück.

4

Ohne Unterbrechung weiter in der Reihenfolge 2, 3, 1: Linker Fuß nach außen und zurück.

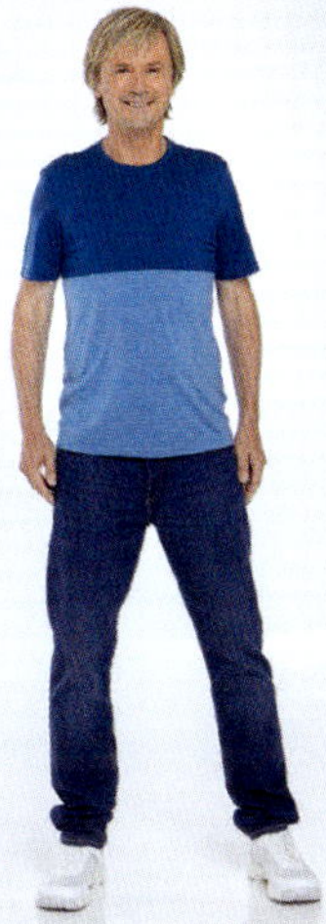

5

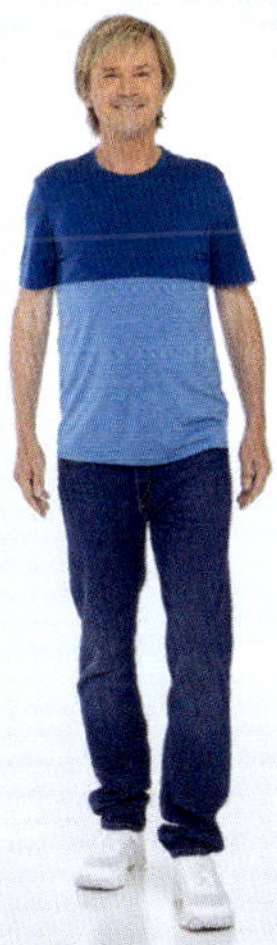

Rechter Fuß nach hinten und zurück.

6

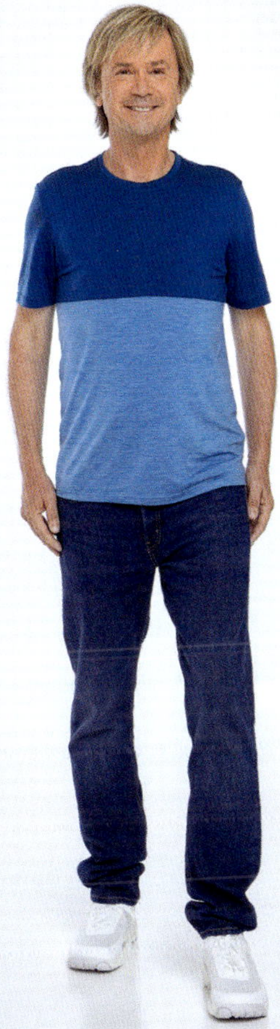

Linker Fuß nach vorn und zurück.

VIVA-STEP

VARIANTE 5

8

Linker Fuß
nach vorn
und zurück.

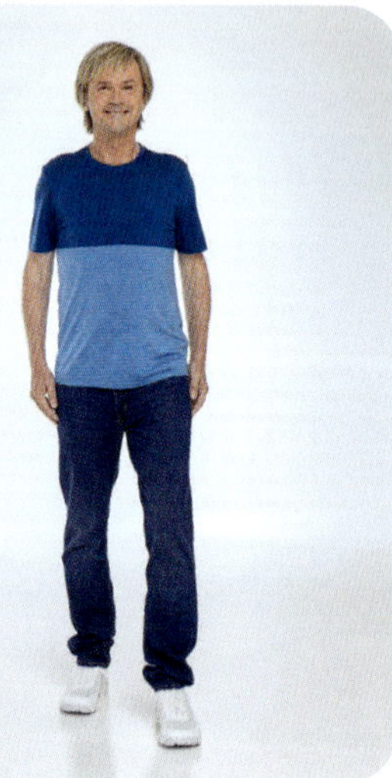

7

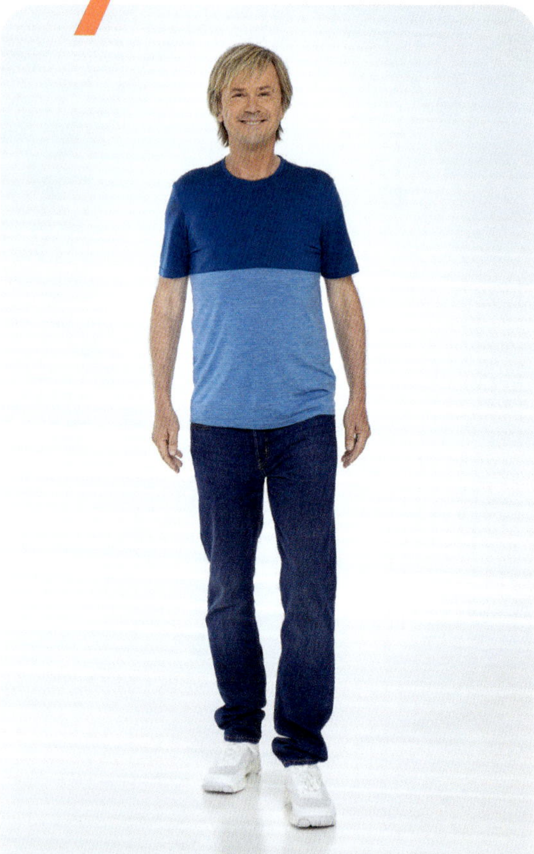

Dann weiter in der Reihenfolge 3, 1, 2: Rechter Fuß nach hinten und zurück.

9

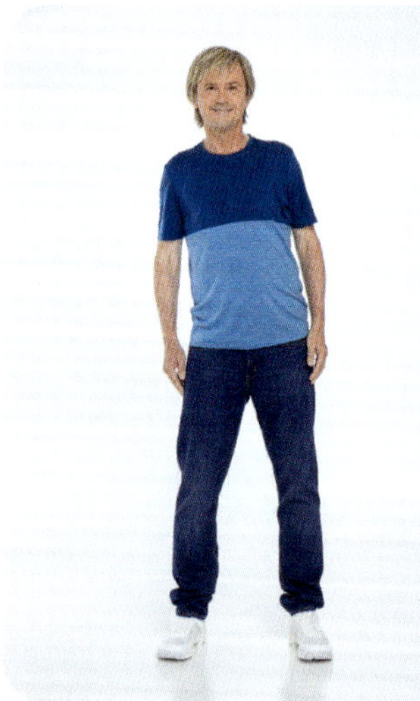

Rechter Fuß
nach außen
und zurück.

Die gesamte Bewegungsfolge 3-mal wiederholen.

COACHING-TIPPS

- Auch hier bleibt der Blick nach vorn gerichtet, es wird jeweils der ganze Fuß abgesetzt und Sie machen die Übung ohne Unterbrechungen.
- Sie beginnen abwechselnd mit rechts und links.
- Die Übung gilt dann als gelöst, wenn Sie es schaffen, entspannt und mit einem Lächeln auf den Lippen drei Durchgänge fehlerfrei zu meistern.

VIVA-STEP

VARIANTE 6

Hier erweitern wir die Variante 5 um den Kasatschok im Modus 1 – 2 – 3 und zählen dazu bis Magic 12. Was, wie und warum? Vertrauen Sie mir. Diese Übung hat ihren Reiz und vor allem ihre Wirksamkeit! Aber der Reihe nach: Die Schrittfolge wird wie in Variante 5 ausgeführt, dazu kommen die Armbewegungen des Kasatschok. Und »Magic 12« heißt, dass mit Kasatschok 2, also beim In-die-Hände-Klatschen, immer plus 4 gezählt wird.

1

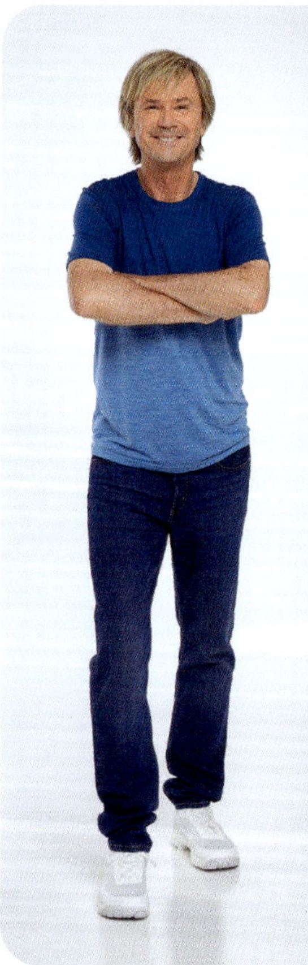

Schrittfolge und Kasatschok in der Reihenfolge 1, 2, 3: Rechter Fuß nach vorn – dabei die Arme vor dem Körper verschränken (Kasatschok 1) – und zurück.

2

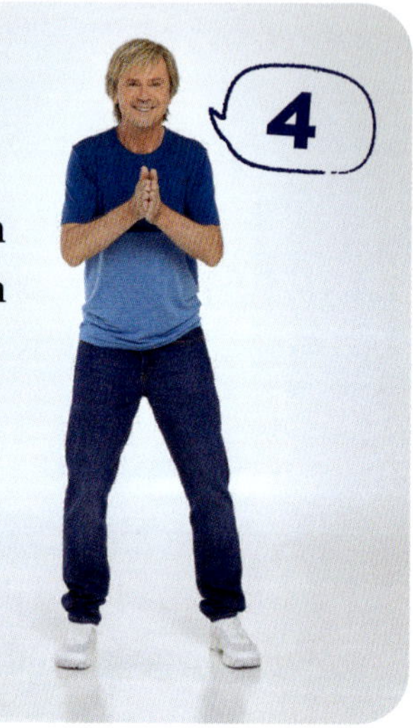

Linker Fuß nach außen – dabei in die Hände klatschen (Kasatschok 2) und gleichzeitig laut 4 sagen – und zurück.

3

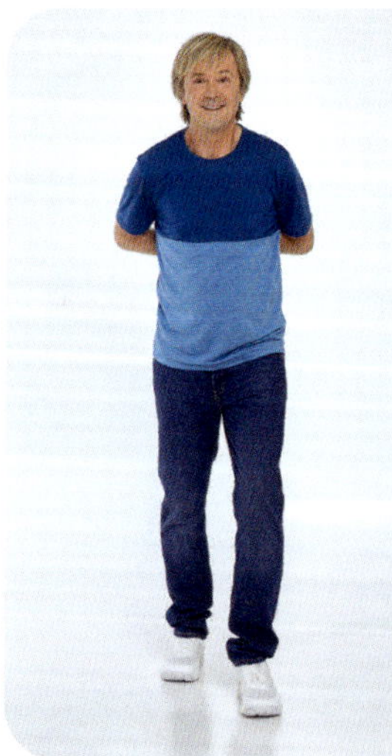

Rechter Fuß nach hinten – dabei die Arme hinter dem Körper verschränken (Kasatschok 3) – und zurück.

4

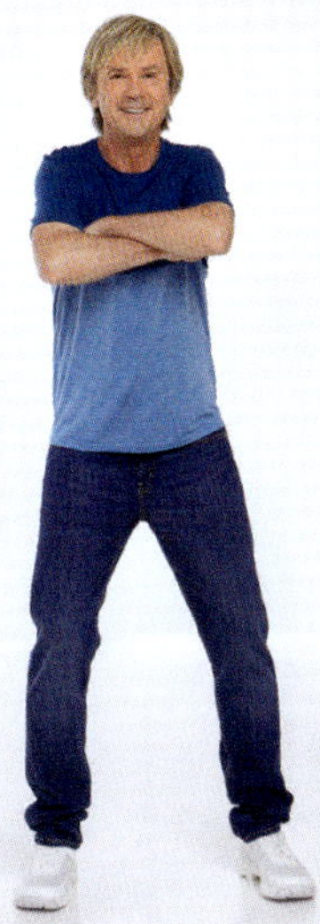

Ohne Unterbrechung weiter in der Reihenfolge Schrittfolge 2, 3, 1 und Kasatschok 1, 2, 3.
Linker Fuß nach außen – dabei die Arme vor dem Körper verschränken (Kasatschok 1) – und zurück.

5

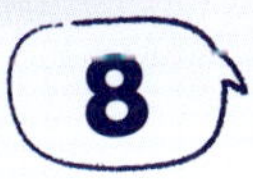

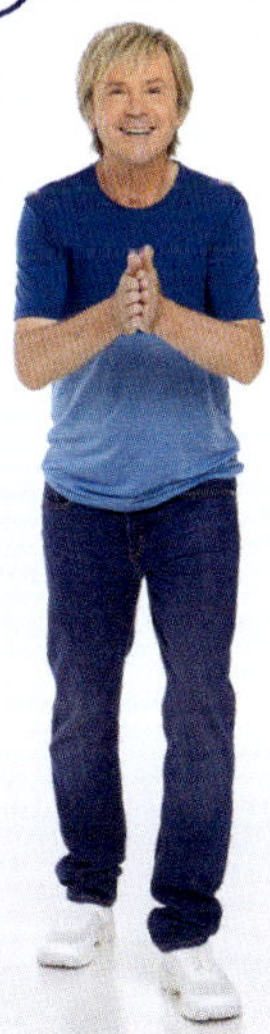

Rechter Fuß nach hinten – dabei in die Hände klatschen (Kasatschok 2) und gleichzeitig laut 8 sagen – und zurück.
Zur Erinnerung: Immer beim »Kasatschok-Klatscher« wird plus 4 gezählt.

6

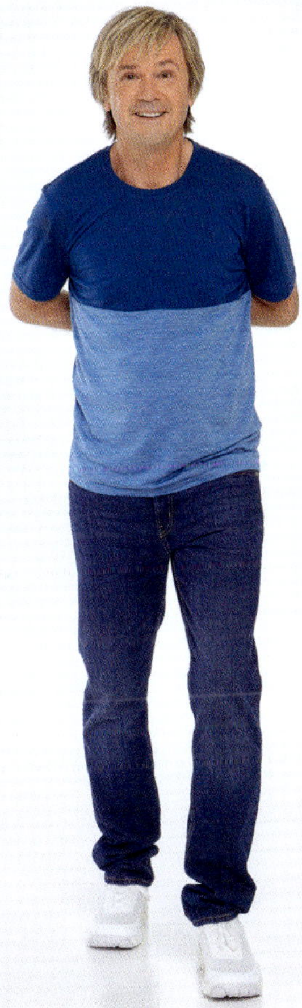

Linker Fuß nach vorn – dabei die Arme hinter dem Körper verschränken (Kasatschok 3) – und zurück.

VIVA-STEP

VARIANTE 6

7

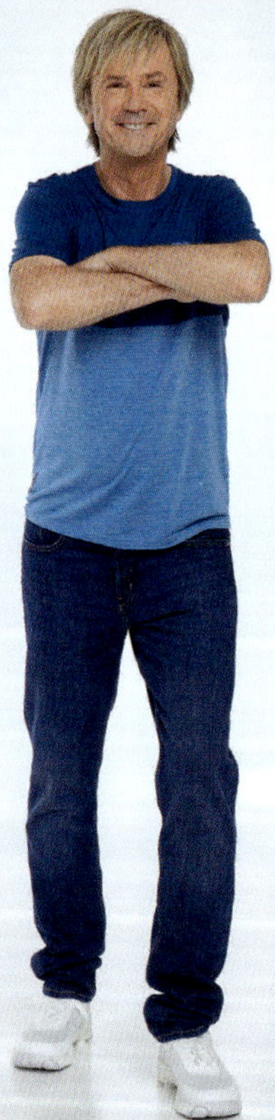

Ohne Unterbrechung weiter in der Reihenfolge Schrittfolge 3, 1, 2 und Kasatschok 1, 2, 3. Rechter Fuß nach hinten – dabei die Arme vor dem Körper verschränken (Kasatschok 1) – und zurück.

8

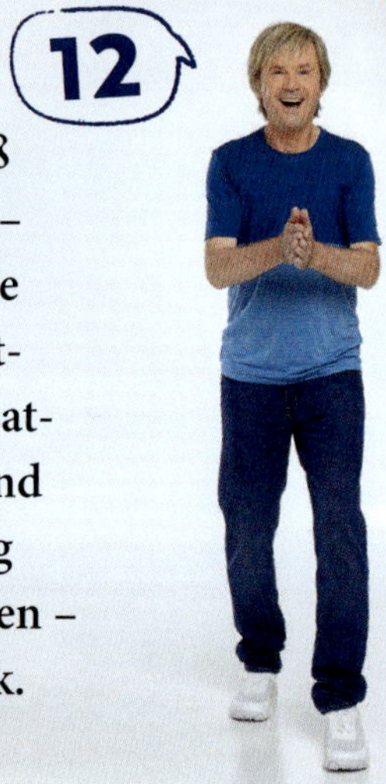

Linker Fuß nach vorn – dabei in die Hände klatschen (Kasatschok 2) und gleichzeitig laut 12 sagen – und zurück.

9

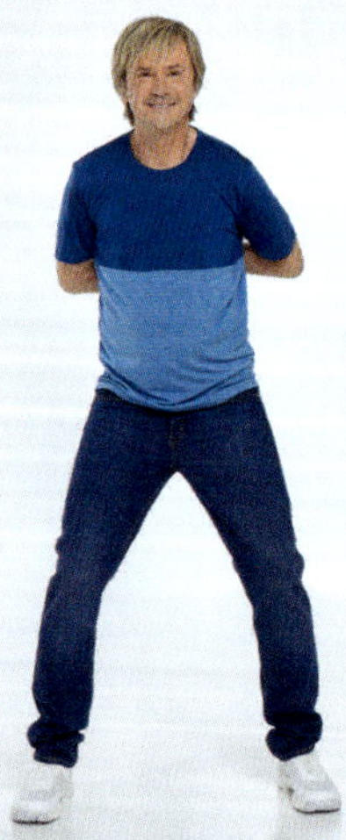

Rechter Fuß nach außen – dabei die Arme hinter dem Körper verschränken (Kasatschok 3) – und zurück.

3x **Die gesamte Bewegungsfolge 3-mal wiederholen.**

COACHING-TIPP

Wie bei den vorherigen Varianten gilt auch hier: Erst wenn Sie diese Variante ohne große Mühen absolvieren können, geht es weiter mit der nächsten.

VIVA-STEP

VARIANTE 7

Wir wiederholen auch hier die Schrittfolge der Variante 5, aber jetzt mit BUM, KUN, CHA im Modus 1 – 2 – 3. Sie meinen, das klingt einfacher als Variante 6? Lassen Sie sich überraschen. Ich sag nur: Vorsicht, Falle!

1

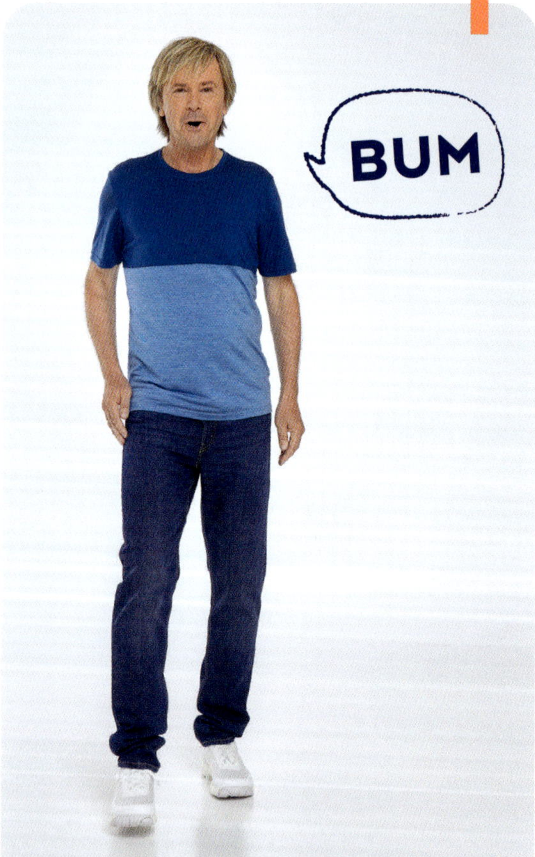

Es geht los in der Reihenfolge 1, 2, 3: Rechter Fuß nach vorn – dabei BUM (1) rufen – und zurück.

2

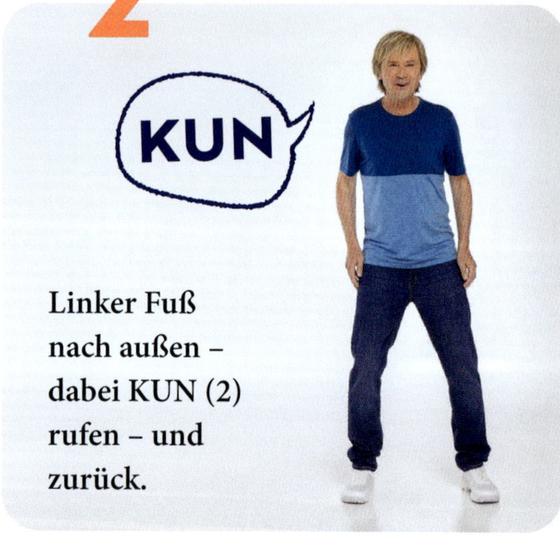

Linker Fuß nach außen – dabei KUN (2) rufen – und zurück.

3

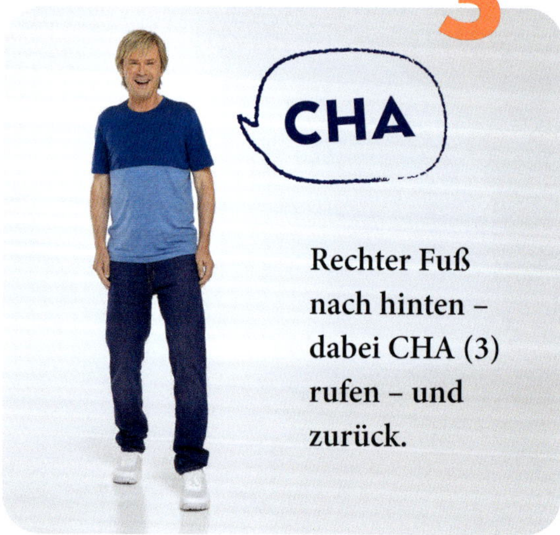

Rechter Fuß nach hinten – dabei CHA (3) rufen – und zurück.

4

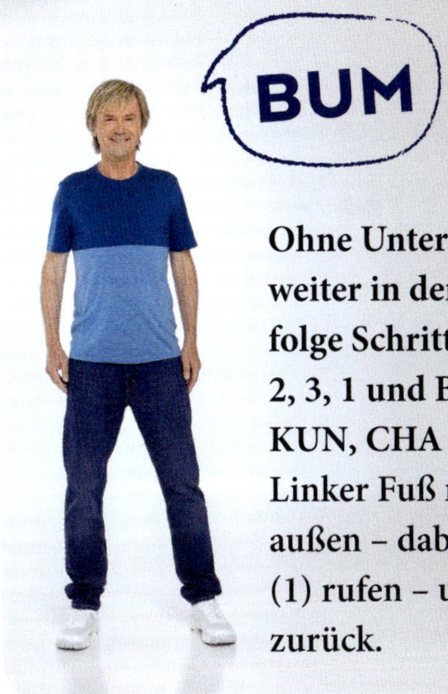

Ohne Unterbrechung weiter in der Reihenfolge Schrittfolge 2, 3, 1 und BUM, KUN, CHA 1, 2, 3. Linker Fuß nach außen – dabei BUM (1) rufen – und zurück.

5

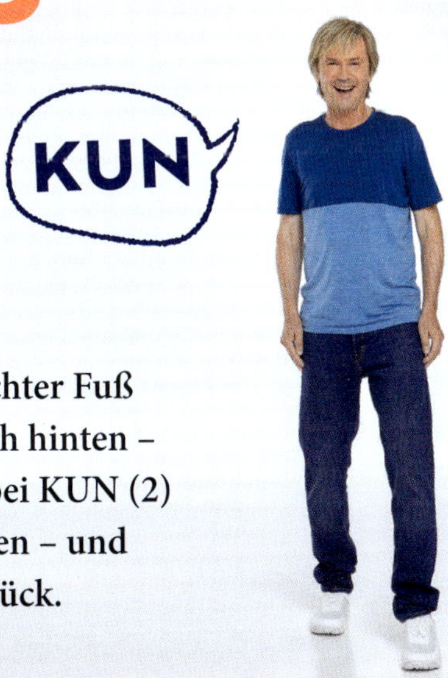

Rechter Fuß nach hinten – dabei KUN (2) rufen – und zurück.

6

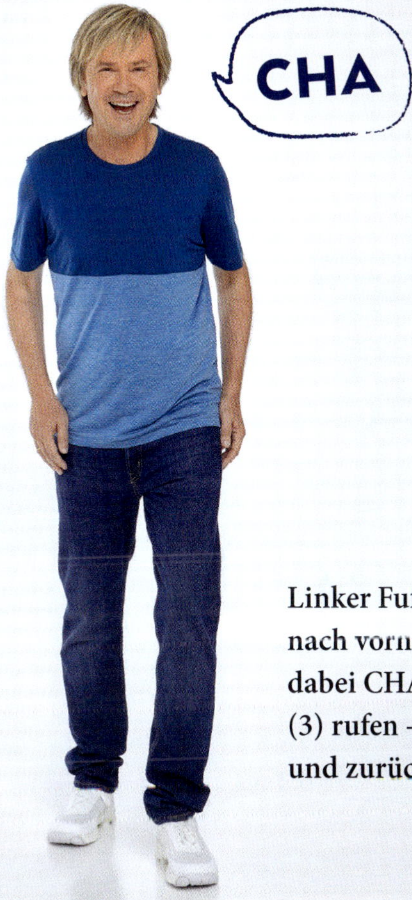

Linker Fuß nach vorn – dabei CHA (3) rufen – und zurück.

VIVA-STEP

VARIANTE 7

7

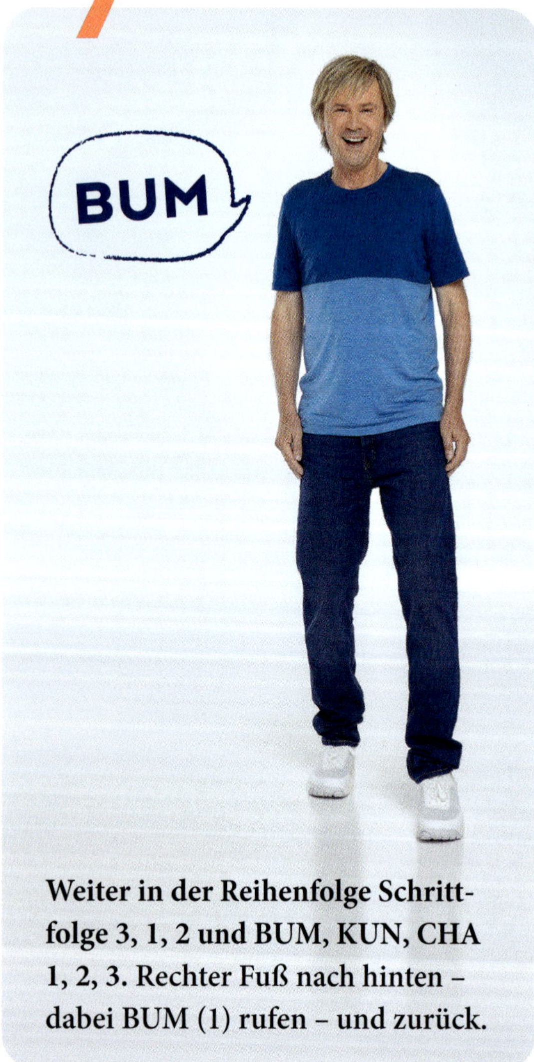

Weiter in der Reihenfolge Schrittfolge 3, 1, 2 und BUM, KUN, CHA 1, 2, 3. Rechter Fuß nach hinten – dabei BUM (1) rufen – und zurück.

8

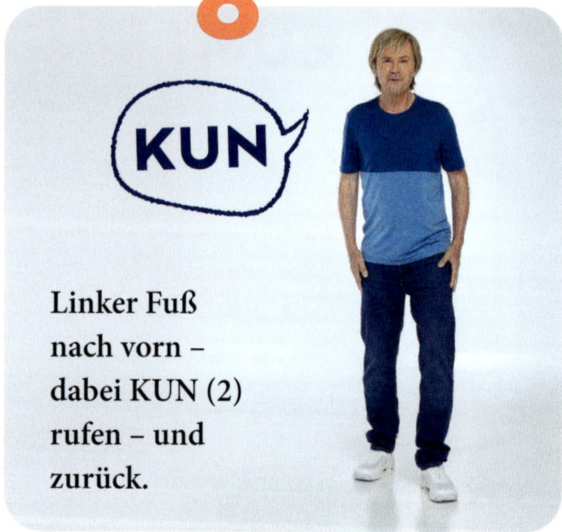

Linker Fuß nach vorn – dabei KUN (2) rufen – und zurück.

9

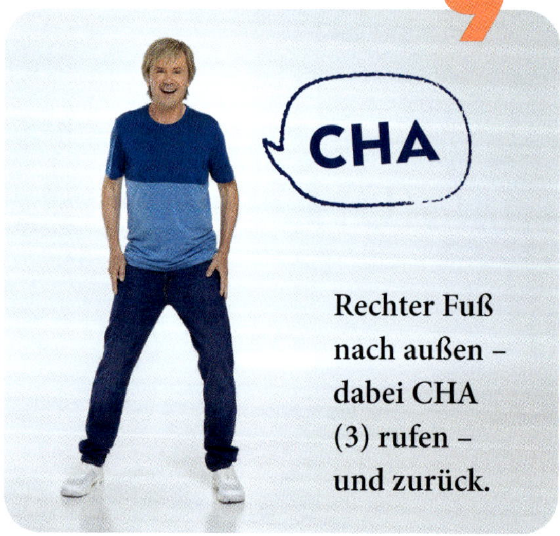

Rechter Fuß nach außen – dabei CHA (3) rufen – und zurück.

2x **Die gesamte Bewegungsfolge 2-mal wiederholen.**

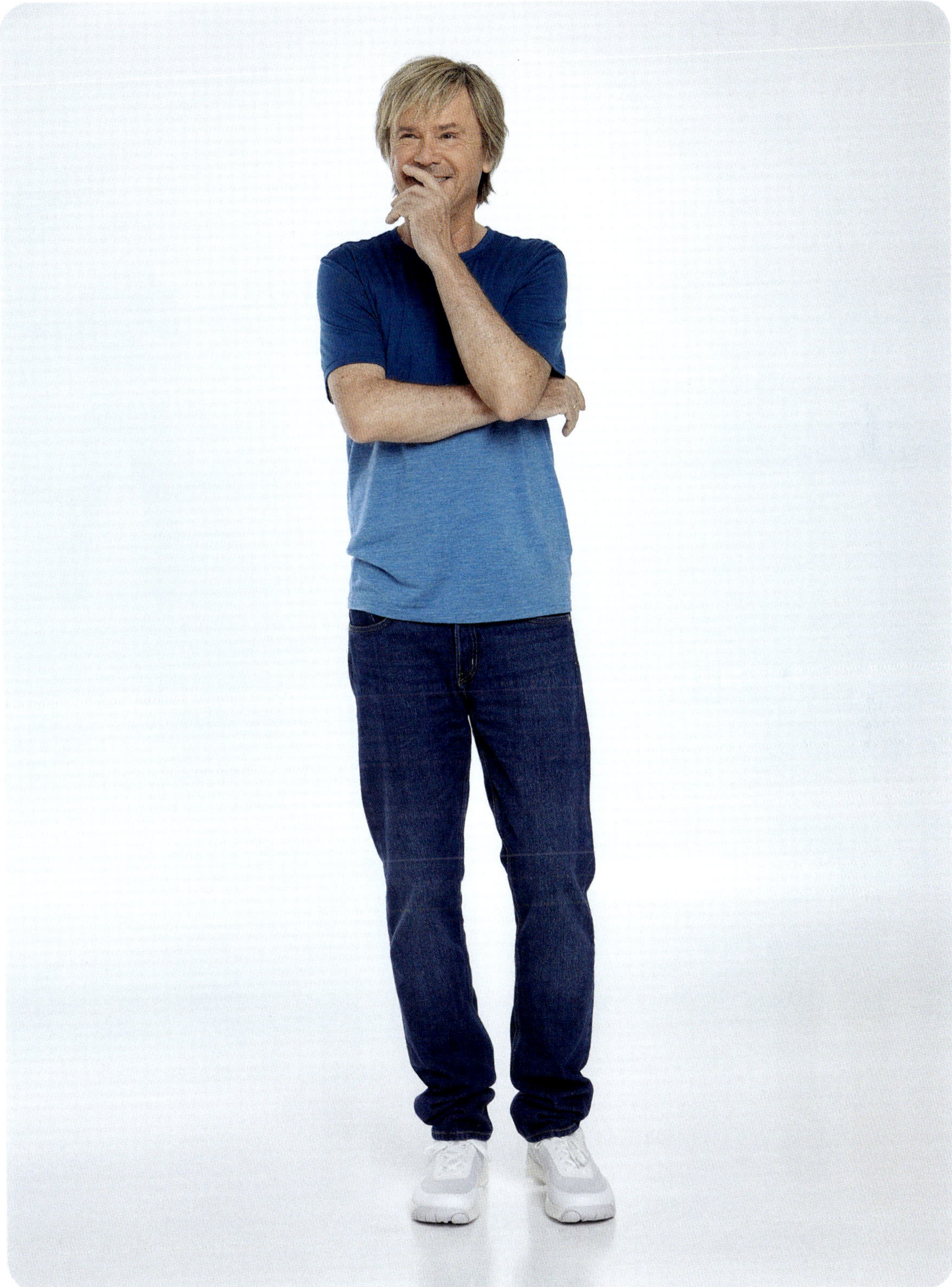

VIVA-STEP

VARIANTE 8

Jetzt verknüpfen wir wieder das »motorische Hirn« mit dem »verbalen Hirn«, nur auf einem höheren Niveau als bei Variante 4. Das heißt im Klartext: Die Variante 5 ist Basis, doch nun wird die Schrittfolge im Modus 2 – 3 – 1 mit Kasatschok und BUM, KUN, CHA im Modus 1 – 2 – 3 verbunden. Wenn Sie das 3-mal nacheinander ohne Unterbrechung schaffen, sind Sie spitze! Ich weiß, wovon ich spreche …

1

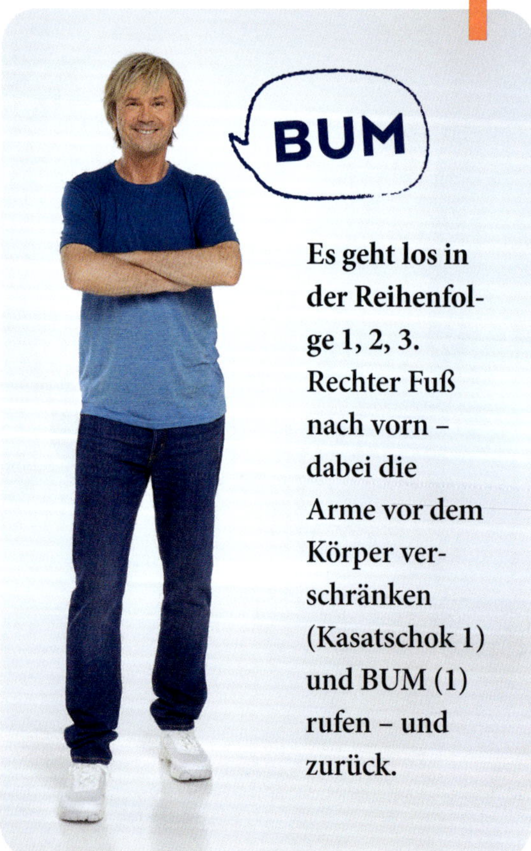

Es geht los in der Reihenfolge 1, 2, 3. Rechter Fuß nach vorn – dabei die Arme vor dem Körper verschränken (Kasatschok 1) und BUM (1) rufen – und zurück.

2

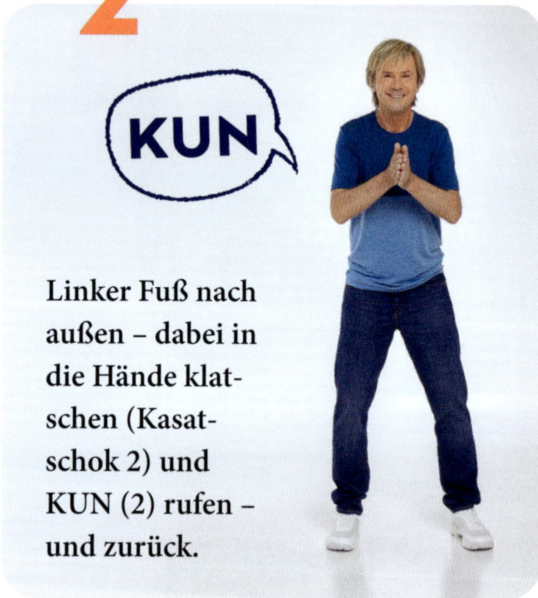

Linker Fuß nach außen – dabei in die Hände klatschen (Kasatschok 2) und KUN (2) rufen – und zurück.

3

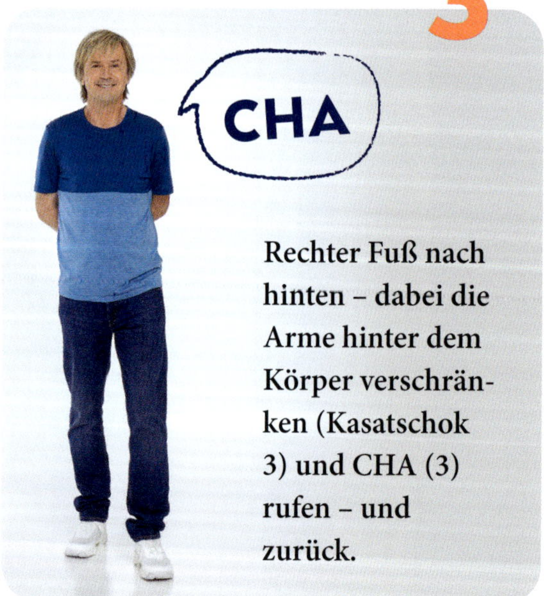

Rechter Fuß nach hinten – dabei die Arme hinter dem Körper verschränken (Kasatschok 3) und CHA (3) rufen – und zurück.

4

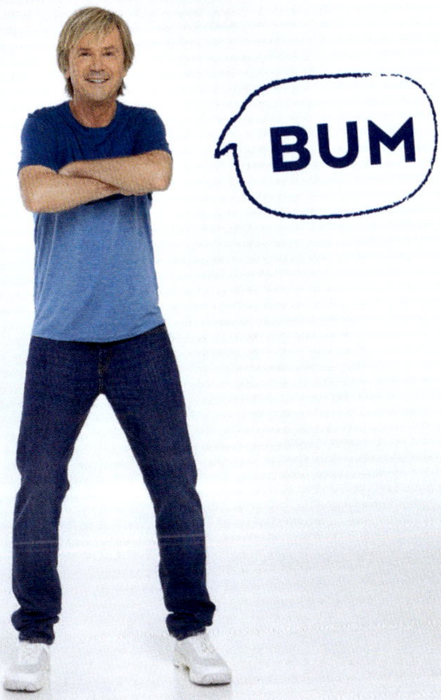

Ohne Unterbrechung weiter in der Reihenfolge: Schrittfolge 2, 3, 1; Kasatschok und BUM, KUN, CHA 1, 2, 3. Linker Fuß nach außen – dabei die Arme vor dem Körper verschränken (Kasatschok 1) und BUM (1) rufen – und zurück.

5

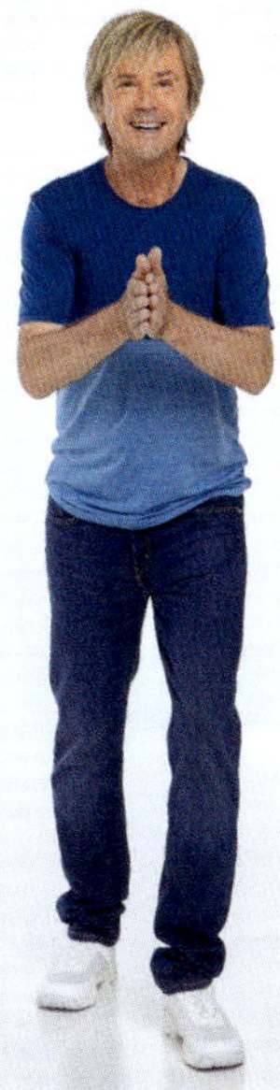

Rechter Fuß nach hinten – dabei in die Hände klatschen (Kasatschok 2) und KUN (2) rufen – und zurück.

6

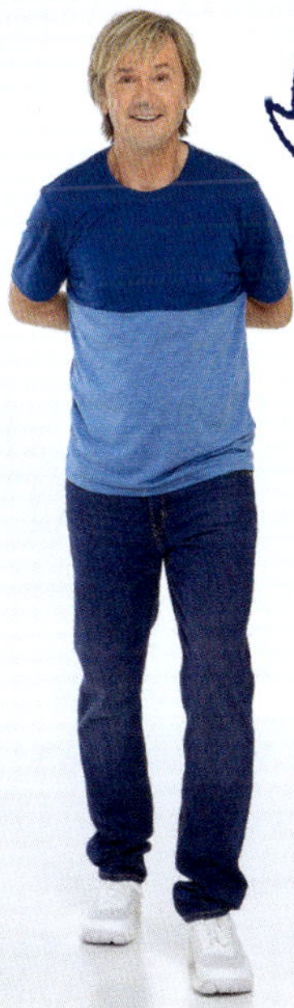

Linker Fuß nach vorn – dabei die Arme hinter dem Körper verschränken (Kasatschok 3) und CHA (3) rufen – und zurück.

VIVA-STEP
VARIANTE 8

7

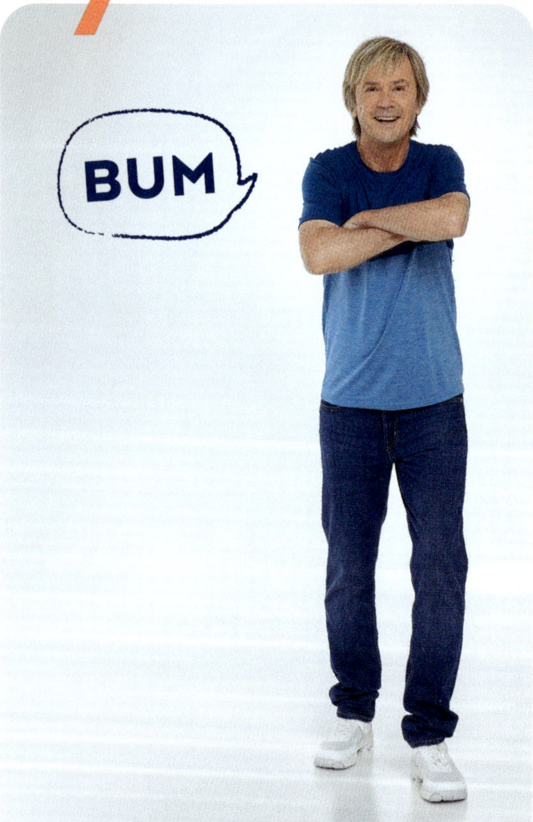

Weiter in der Reihenfolge: Schrittfolge 3, 1, 2; Kasatschok und BUM, KUN, CHA 1, 2, 3. Rechter Fuß nach hinten – dabei die Arme vor dem Körper verschränken (Kasatschok 1) und BUM (1) rufen – und zurück.

8

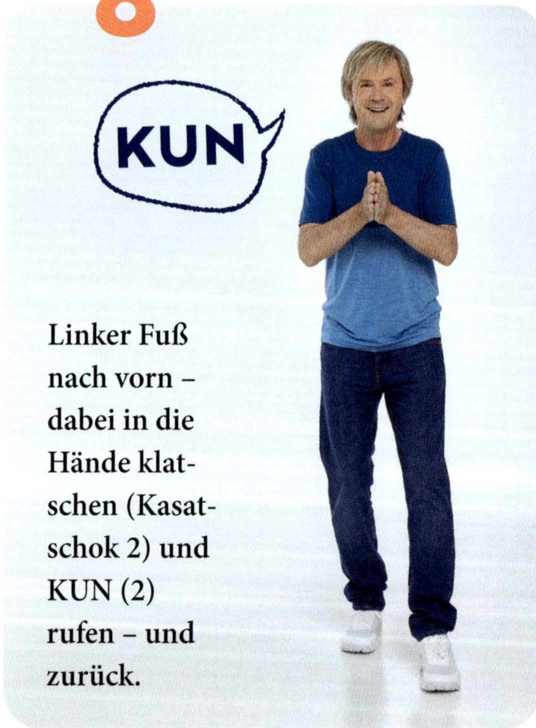

Linker Fuß nach vorn – dabei in die Hände klatschen (Kasatschok 2) und KUN (2) rufen – und zurück.

9

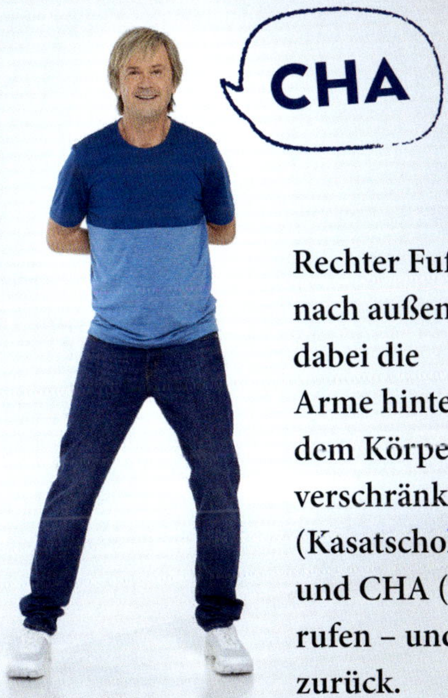

Rechter Fuß nach außen – dabei die Arme hinter dem Körper verschränken (Kasatschok 3) und CHA (3) rufen – und zurück.

Die gesamte Bewegungsfolge 3-mal wiederholen.

VIVA-STEP

VARIANTE 9

Willkommen auf den Profi-Level der Übung Viva-Step. Und weiter geht's! Wir wiederholen die Schrittfolge von Variante 1, dazu kommt Kasatschok im Modus 2 – 3 – 1 plus zählen bis Magic 24. Es wird also beim Kasatschok 2 (beim Klatschen) jeweils plus 4 gezählt, bis 24.

1

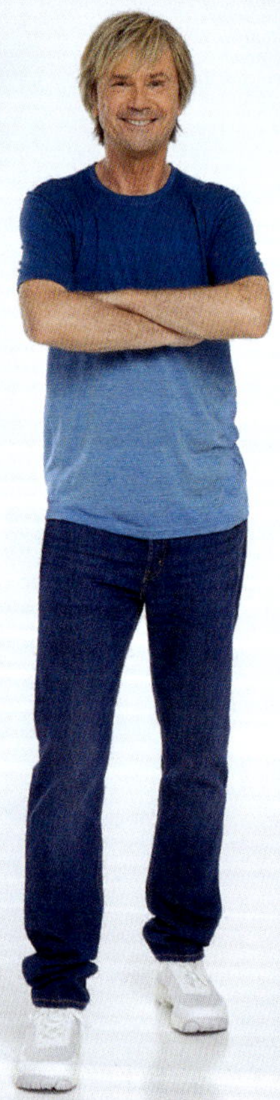

Es geht los in der Reihenfolge 1, 2, 3. Rechter Fuß nach vorn – dabei die Arme vor dem Körper verschränken (Kasatschok 1) – und zurück.

2

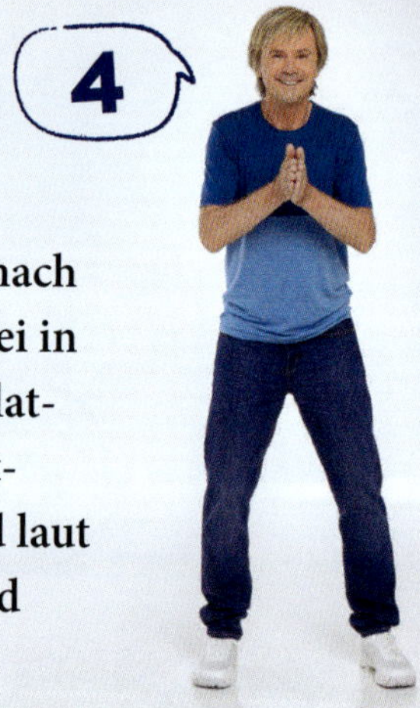

Linker Fuß nach außen – dabei in die Hände klatschen (Kasatschok 2) und laut 4 sagen – und zurück.

3

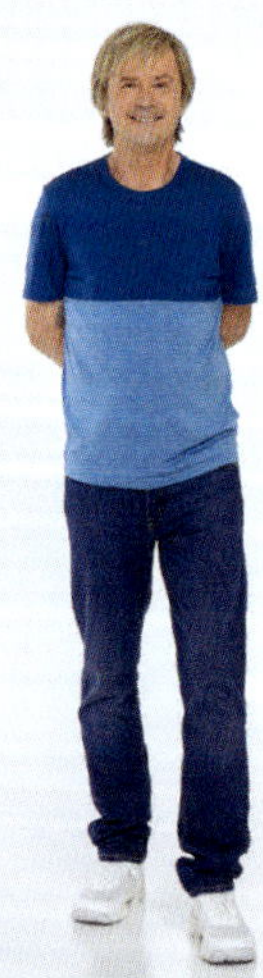

Rechter Fuß nach hinten – dabei die Arme hinter dem Körper verschränken (Kasatschok 3) – und zurück.

4

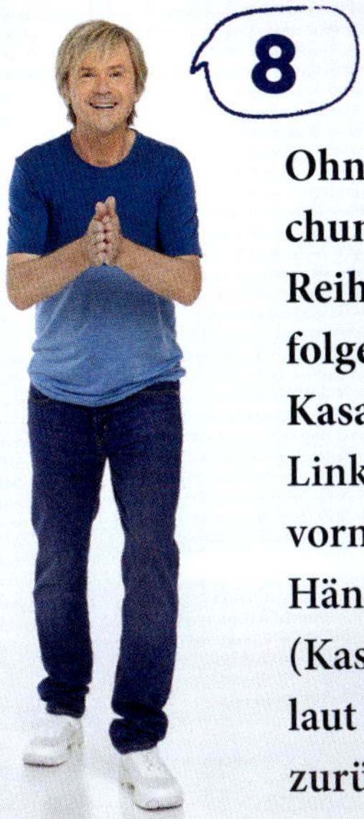

Ohne Unterbrechung weiter in der Reihenfolge Schrittfolge 1, 2, 3 und Kasatschok 2, 3, 1. Linker Fuß nach vorn – dabei in die Hände klatschen (Kasatschok 2) und laut 8 sagen – und zurück.

5

Rechter Fuß nach außen – dabei die Arme hinter dem Körper verschränken (Kasatschok 3) – und zurück.

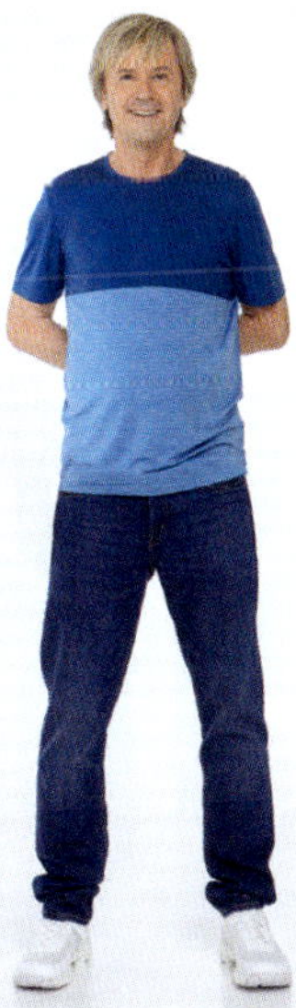

6

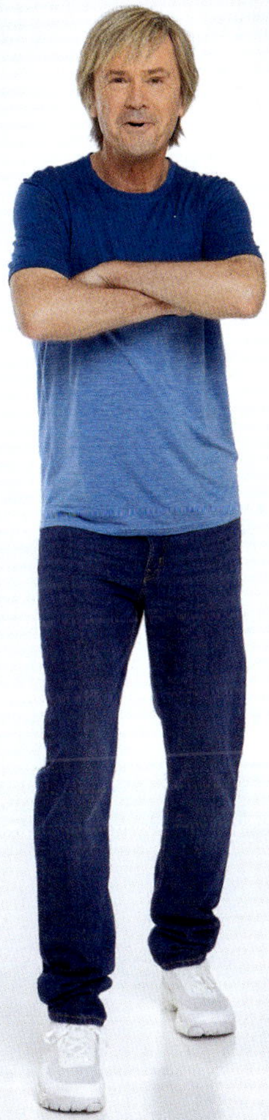

Linker Fuß nach hinten – dabei die Arme vor dem Körper verschränken (Kasatschok 1) – und zurück.

VIVA-STEP

VARIANTE 9

7

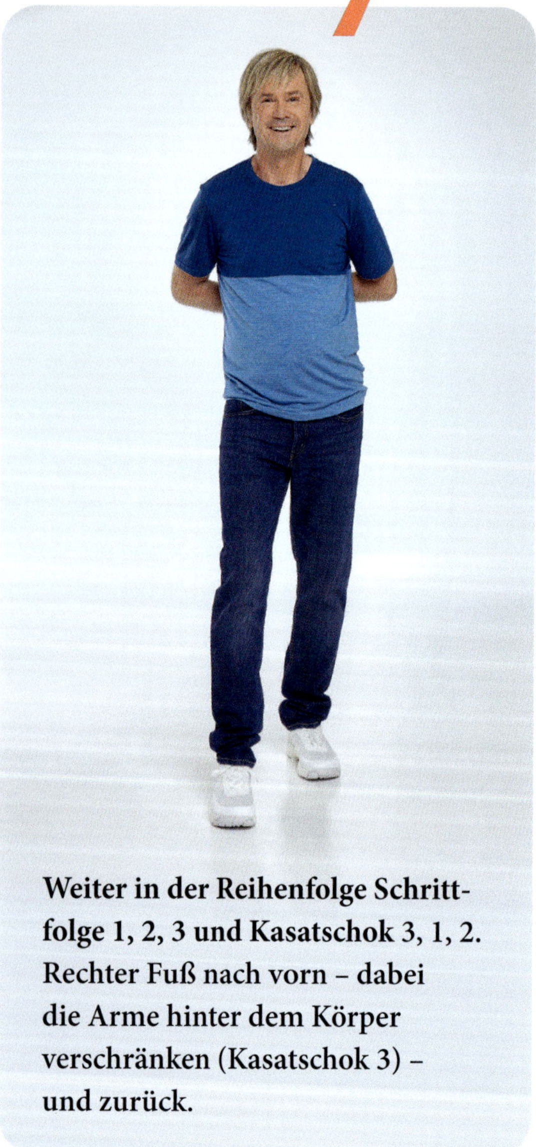

Weiter in der Reihenfolge Schrittfolge 1, 2, 3 und Kasatschok 3, 1, 2. Rechter Fuß nach vorn – dabei die Arme hinter dem Körper verschränken (Kasatschok 3) – und zurück.

8

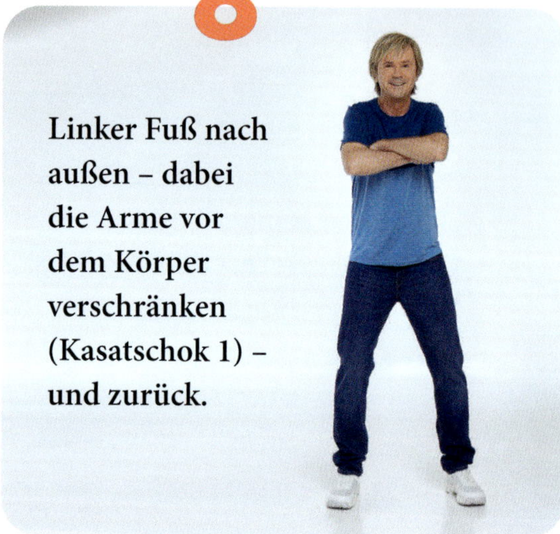

Linker Fuß nach außen – dabei die Arme vor dem Körper verschränken (Kasatschok 1) – und zurück.

9

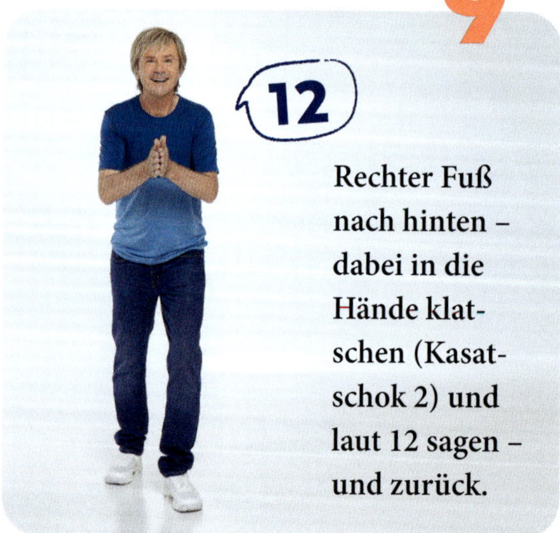

Rechter Fuß nach hinten – dabei in die Hände klatschen (Kasatschok 2) und laut 12 sagen – und zurück.

2x Die gesamte Bewegungsfolge 2-mal wiederholen – bis zur Magic 24.

COACHING-TIPPS

Zur Erinnerung: Bei Verzögerungen im Bewegungsablauf oder »Fehlern« bitte von vorn anfangen. Und spätestens bei dieser Aufgabe stellen Sie fest: Einmal ist keinmal! Erst bei der zweiten Runde merken Sie: Ihr Arbeitsgedächtnis gerät mächtig unter Druck und das ist gut so! Denn so soll es sein, damit Ihr Hirn sich weiterhin kräftig bewegt … insbesondere aus Ihrer Komfortzone.

VIVA-STEP
VARIANTE 10

Wir wiederholen die Schrittfolge von Variante 1 mit BUM, KUN, CHA im Modus 2 – 3 – 1. Das klingt im ersten Moment wesentlich einfacher als Variante 9, doch Vorsicht Falle! Wenn Sie diese Übung insgesamt 4-mal durchlaufen haben, wissen Sie, warum der Schein trügerisch war.

1

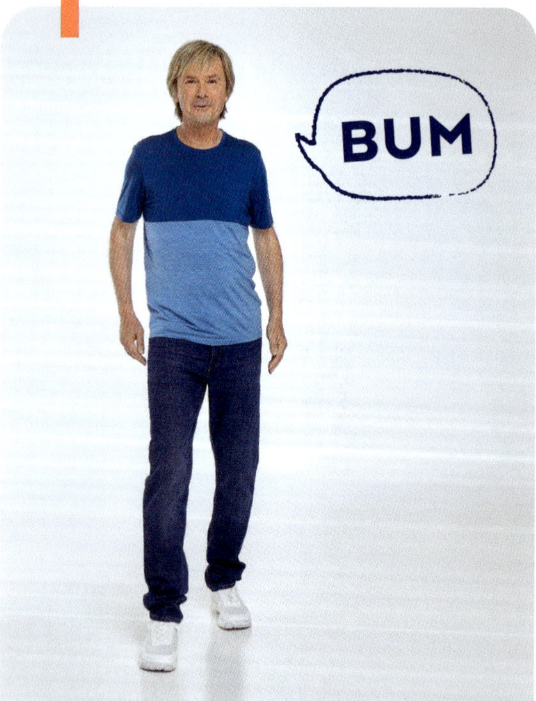

Es geht los in der Reihenfolge 1, 2, 3. Rechter Fuß nach vorn – dabei BUM (1) rufen – und zurück.

2

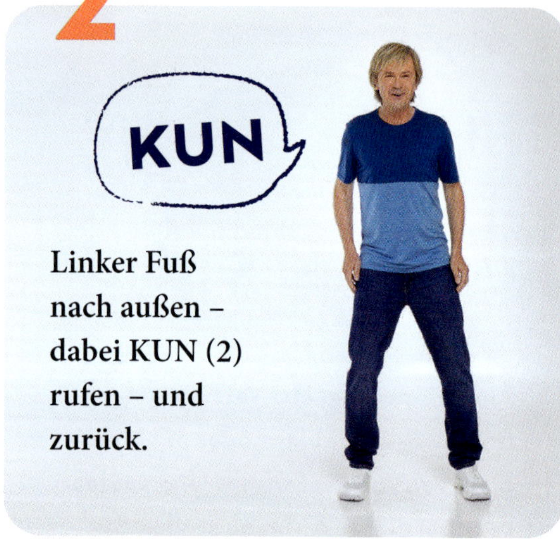

Linker Fuß nach außen – dabei KUN (2) rufen – und zurück.

3

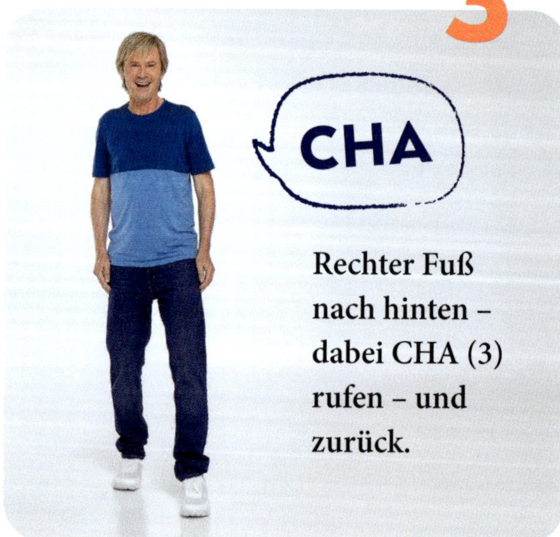

Rechter Fuß nach hinten – dabei CHA (3) rufen – und zurück.

4

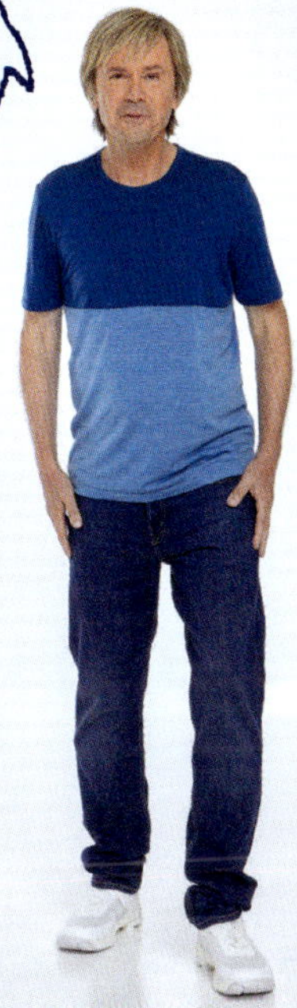

Ohne Unterbrechung weiter in der Reihenfolge: Schrittfolge 1, 2, 3; BUM, KUN, CHA 2, 3, 1. Linker Fuß nach vorn – dabei KUN (2) rufen – und zurück.

5

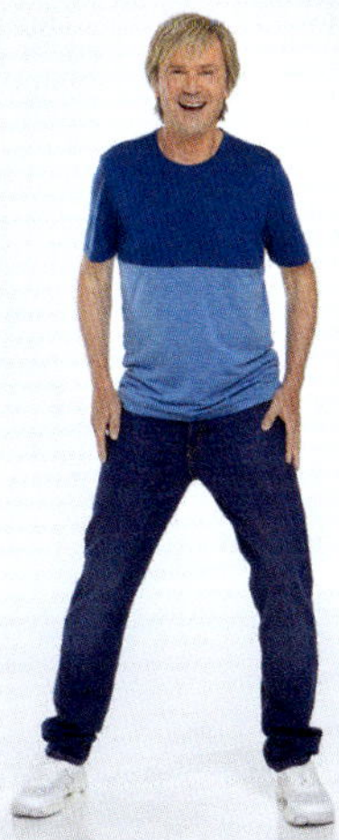

Rechter Fuß nach außen – dabei CHA (3) rufen – und zurück.

6

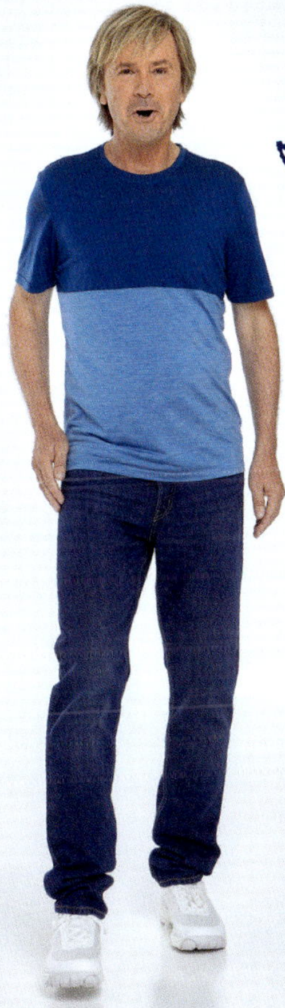

Linker Fuß nach hinten – dabei BUM (1) rufen – und zurück.

VIVA-STEP

VARIANTE 10

7

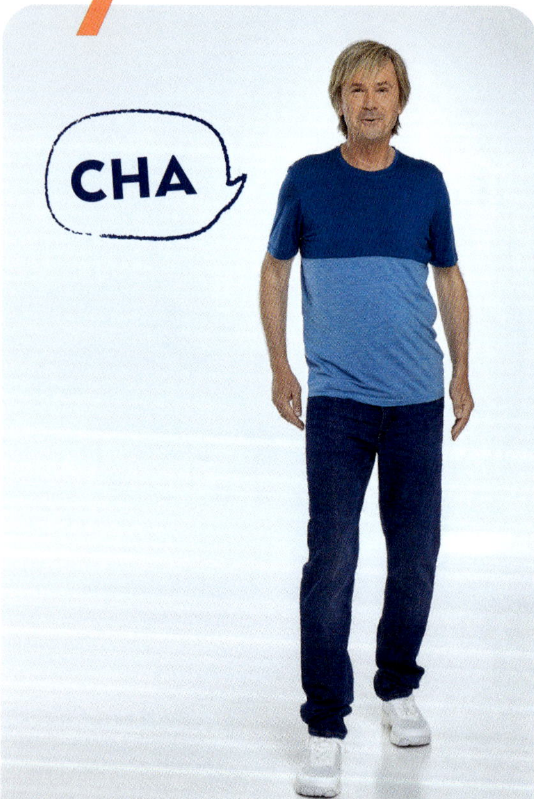

Weiter in der Reihenfolge Schrittfolge 1, 2, 3 und BUM, KUN, CHA 3, 1, 2. Rechter Fuß nach vorn – dabei CHA (3) rufen – und zurück.

8

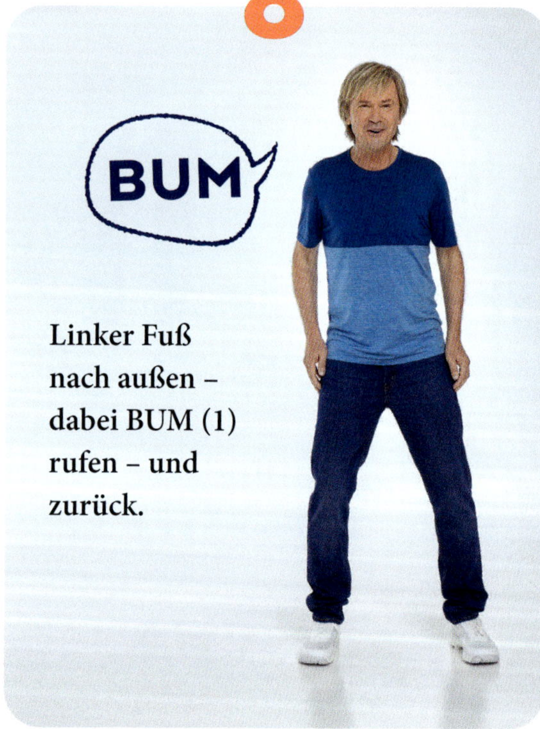

Linker Fuß nach außen – dabei BUM (1) rufen – und zurück.

9

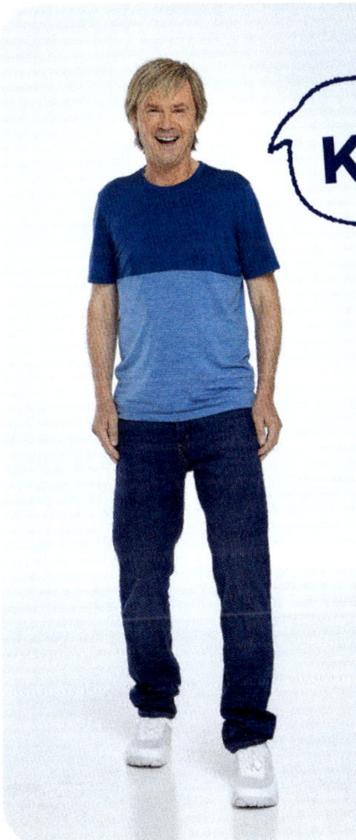

Rechter Fuß nach hinten – dabei KUN (2) rufen – und zurück.

Die gesamte Bewegungsfolge 4-mal wiederholen.

VIVA-STEP

VARIANTE 11

Auch hier legen wir wieder Variante 1 zugrunde, dazu kommt Kasatschok im Modus 2 – 3 – 1 und BUM, KUN, CHA im Modus 1 – 2 – 3.

1

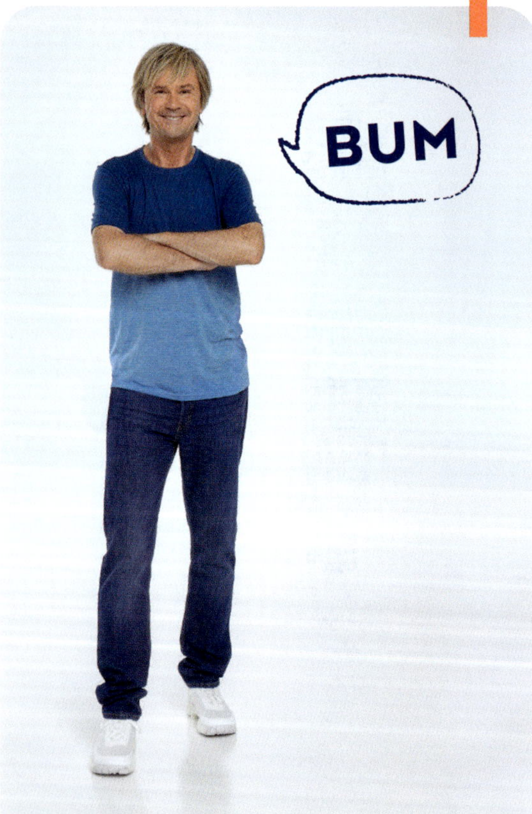

Es geht los in der Reihenfolge 1, 2, 3. Rechter Fuß nach vorn – dabei die Arme vor dem Körper verschränken (Kasatschok 1) und BUM (1) rufen – und zurück.

2

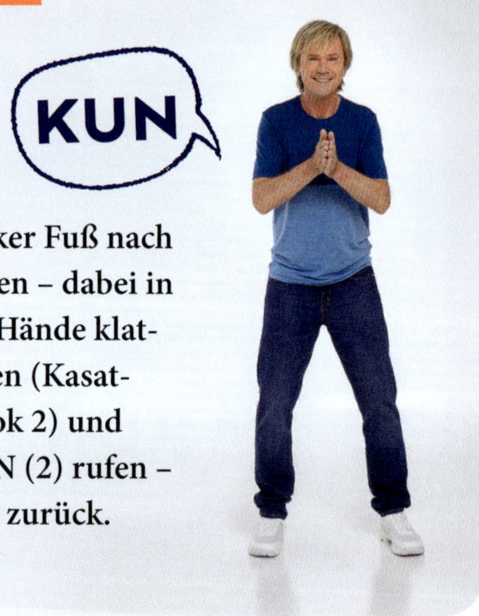

Linker Fuß nach außen – dabei in die Hände klatschen (Kasatschok 2) und KUN (2) rufen – und zurück.

3

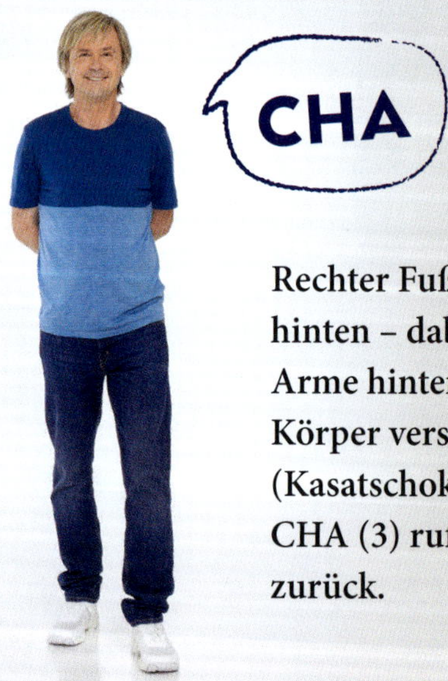

Rechter Fuß nach hinten – dabei die Arme hinter dem Körper verschränken (Kasatschok 3) und CHA (3) rufen – und zurück.

4

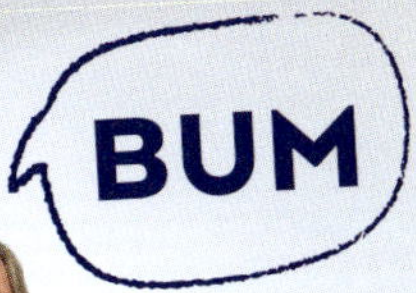

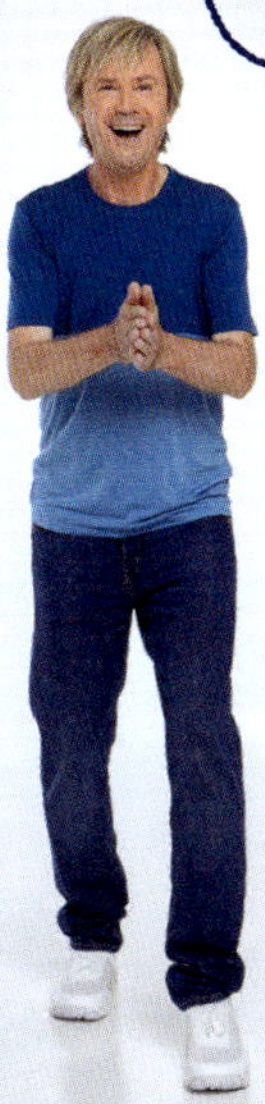

Ohne Unterbrechung weiter in der Reihenfolge: Schrittfolge und BUM, KUN, CHA 1, 2, 3; Kasatschok 2, 3, 1. Linker Fuß nach vorn – dabei in die Hände klatschen (Kasatschok 2) und BUM (1) rufen – und zurück.

5

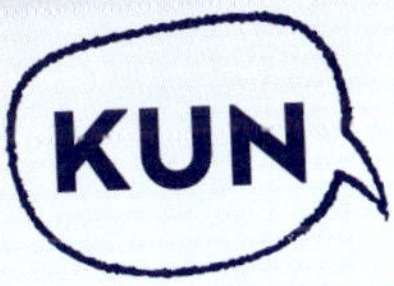

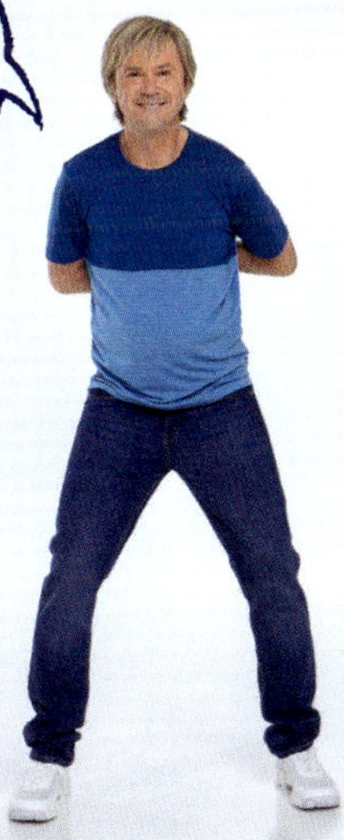

Rechter Fuß nach außen – dabei die Arme hinter dem Körper verschränken (Kasatschok 3) und KUN (2) rufen – und zurück.

6

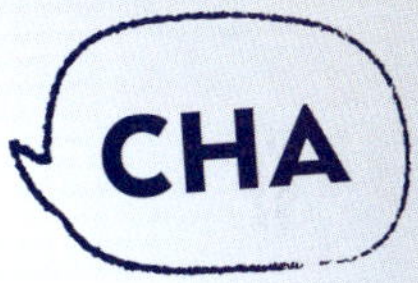

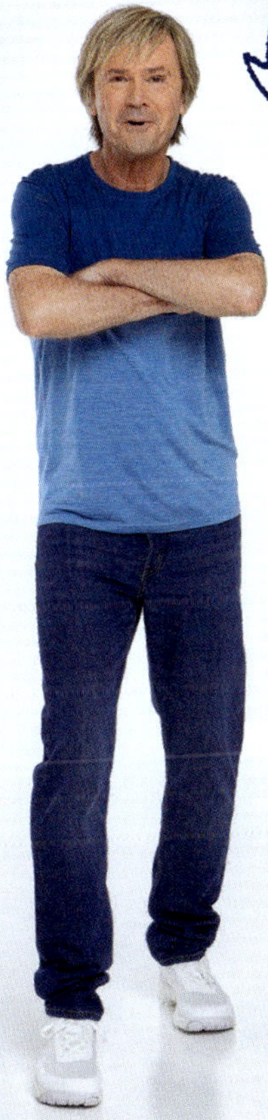

Linker Fuß nach hinten – dabei die Arme vor dem Körper verschränken (Kasatschok 1) und CHA (3) rufen – und zurück.

VIVA-STEP

VARIANTE 11

7

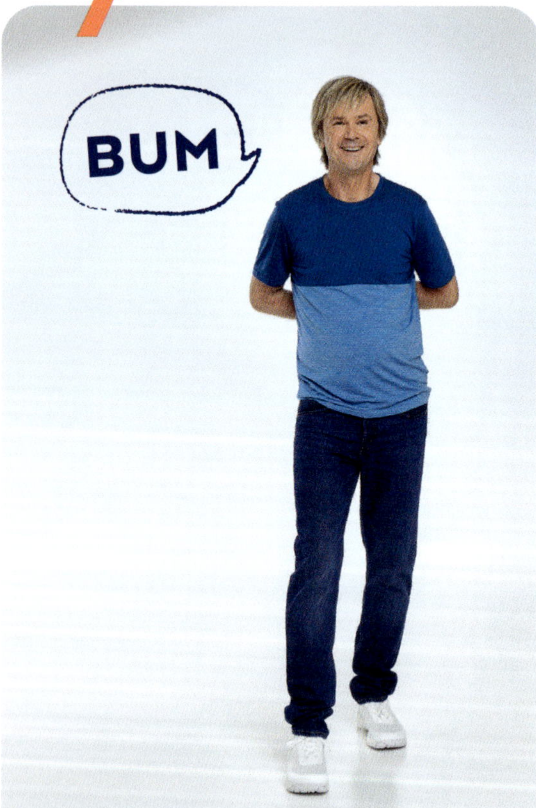

Weiter in der Reihenfolge: Schrittfolge und BUM, KUN, CHA 1, 2, 3; Kasatschok 3, 1, 2. Rechter Fuß nach vorn – dabei die Arme hinter dem Körper verschränken (Kasatschok 3) und BUM (1) rufen – und zurück.

8

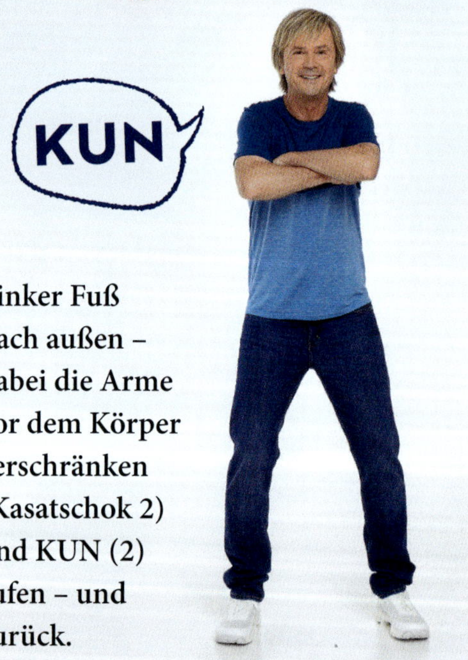

Linker Fuß nach außen – dabei die Arme vor dem Körper verschränken (Kasatschok 2) und KUN (2) rufen – und zurück.

9

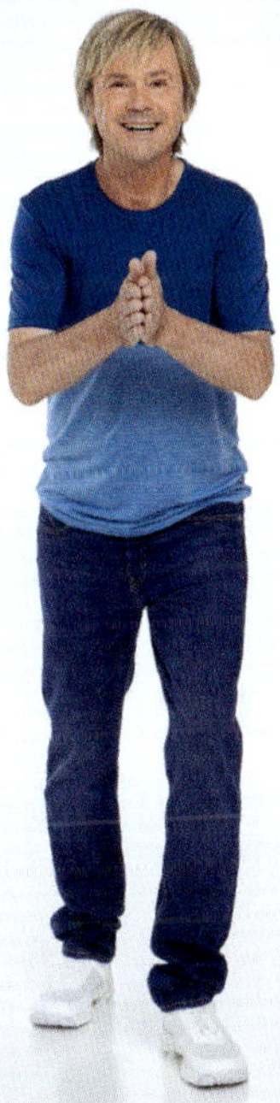

CHA

Rechter Fuß nach hinten – dabei in die Hände klatschen (Kasatschok 2) und CHA (3) rufen – und zurück.

3x **Die gesamte Bewegungsfolge 3-mal wiederholen.**

VIVA-STEP

VARIANTE 12

Hier verändern wir nur die Reihenfolge ein wenig: Variante 1 mit Kasatschok im Modus 2 – 3 – 1 und BUM KUN CHA im Modus 2 – 3 – 1. Kleine Regeländerung – große Wirkung!

2

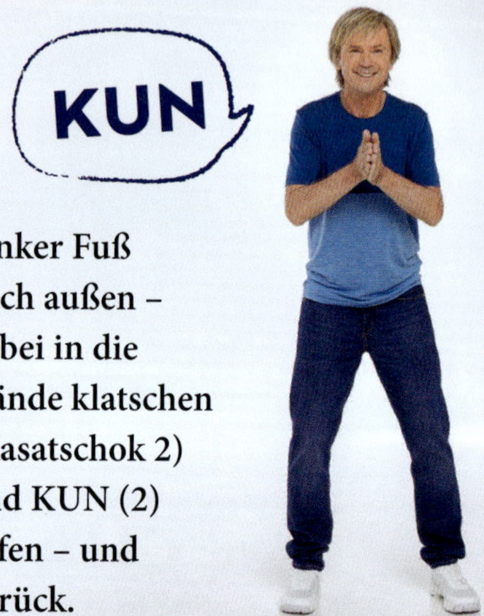

Linker Fuß nach außen – dabei in die Hände klatschen (Kasatschok 2) und KUN (2) rufen – und zurück.

3

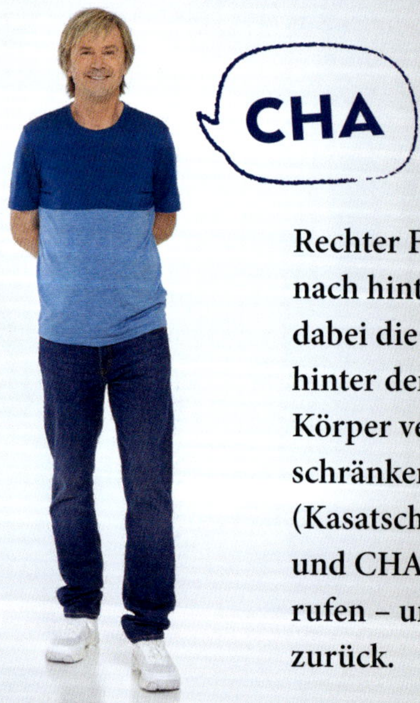

Rechter Fuß nach hinten – dabei die Arme hinter dem Körper verschränken (Kasatschok 3) und CHA (3) rufen – und zurück.

1

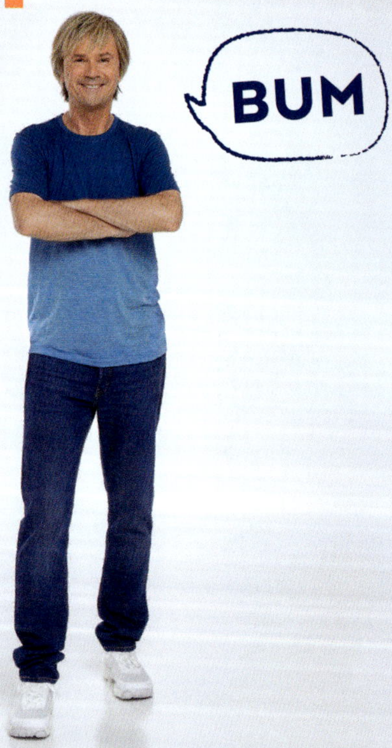

Es geht los in der Reihenfolge 1, 2, 3. Rechter Fuß nach vorn – dabei die Arme vor dem Körper verschränken (Kasatschok 1) und BUM (1) rufen – und zurück.

4

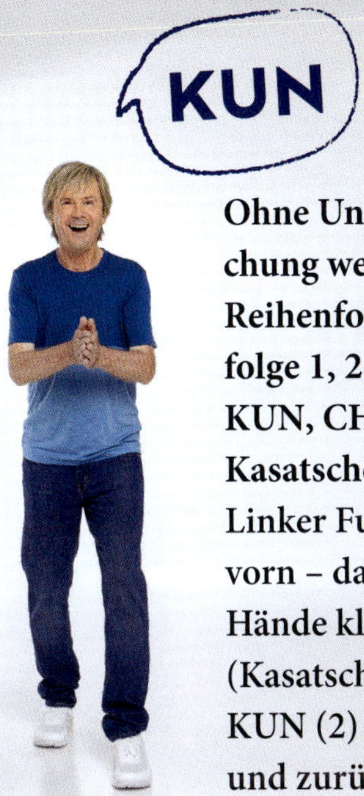

Ohne Unterbrechung weiter in der Reihenfolge: Schrittfolge 1, 2, 3; BUM, KUN, CHA und Kasatschok 2, 3, 1. Linker Fuß nach vorn – dabei in die Hände klatschen (Kasatschok 2) und KUN (2) rufen – und zurück.

5

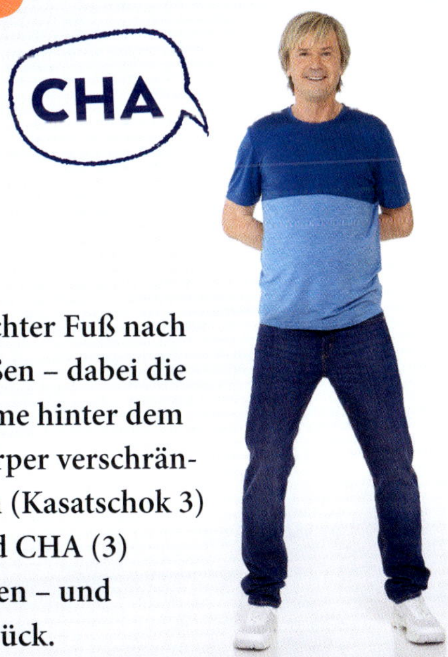

Rechter Fuß nach außen – dabei die Arme hinter dem Körper verschränken (Kasatschok 3) und CHA (3) rufen – und zurück.

6

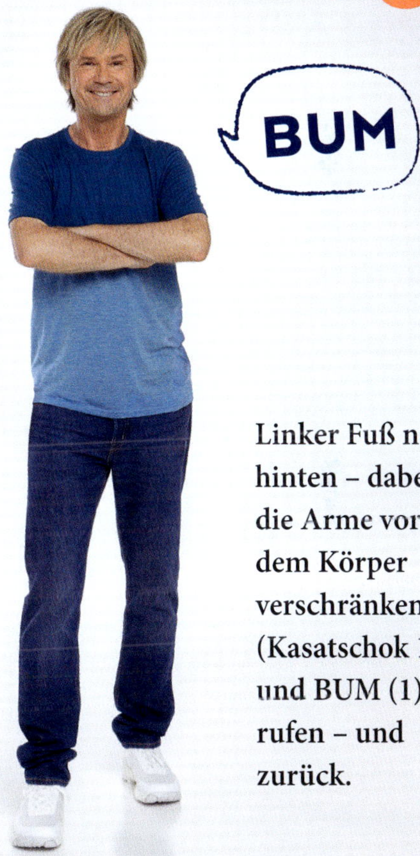

Linker Fuß nach hinten – dabei die Arme vor dem Körper verschränken (Kasatschok 1) und BUM (1) rufen – und zurück.

VIVA-STEP

VARIANTE 12

7

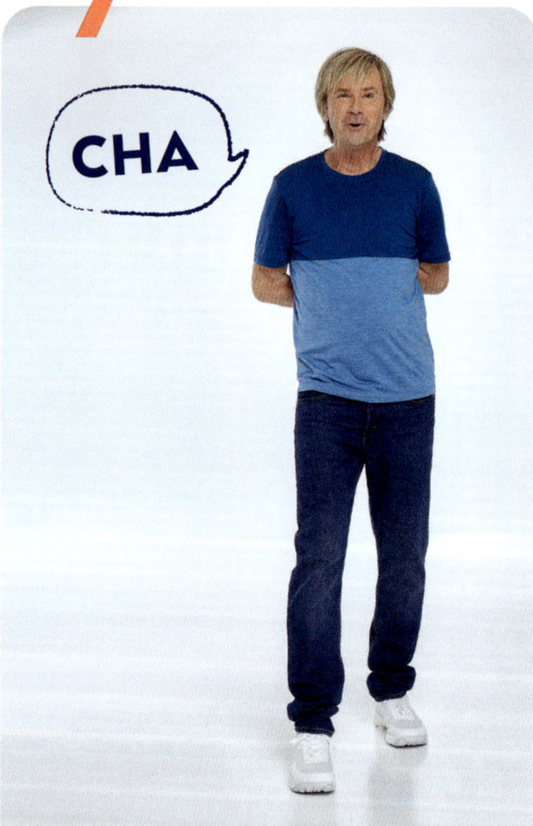

Weiter in der Reihenfolge: Schrittfolge 1, 2, 3; BUM, KUN, CHA und Kasatschok 3, 1, 2. Rechter Fuß nach vorn – dabei die Arme hinter dem Körper verschränken (Kasatschok 3) und CHA (3) rufen – und zurück.

8

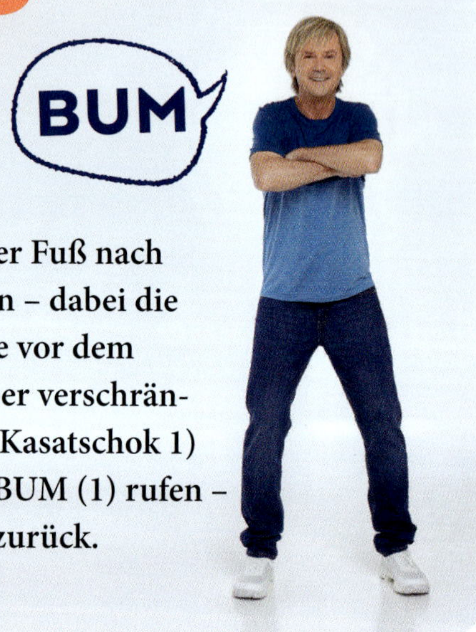

Linker Fuß nach außen – dabei die Arme vor dem Körper verschränken (Kasatschok 1) und BUM (1) rufen – und zurück.

9

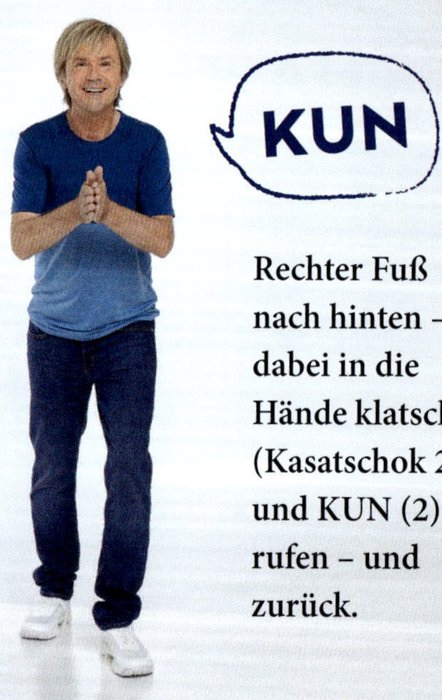

Rechter Fuß nach hinten – dabei in die Hände klatschen (Kasatschok 2) und KUN (2) rufen – und zurück.

3x **Die gesamte Bewegungsfolge 3-mal wiederholen.**

»Wenn Sie diese Übung
geschafft haben,
muss ich Sie loben: Ihr Hirn
ist auf dem besten Weg,
sich ›neu zu organisieren‹.
Und das hat ausschließlich
positive Folgen.
Ich bin mir sicher,
Sie wissen bereits,
wovon ich spreche.«

SWITCH-STEP

VARIANTE 1

Auch beim Switch-Step ist die Variante 1 die Basisübung. Wir beginnen mit der Schrittfolge im Modus 1 – 2 – 3.

1

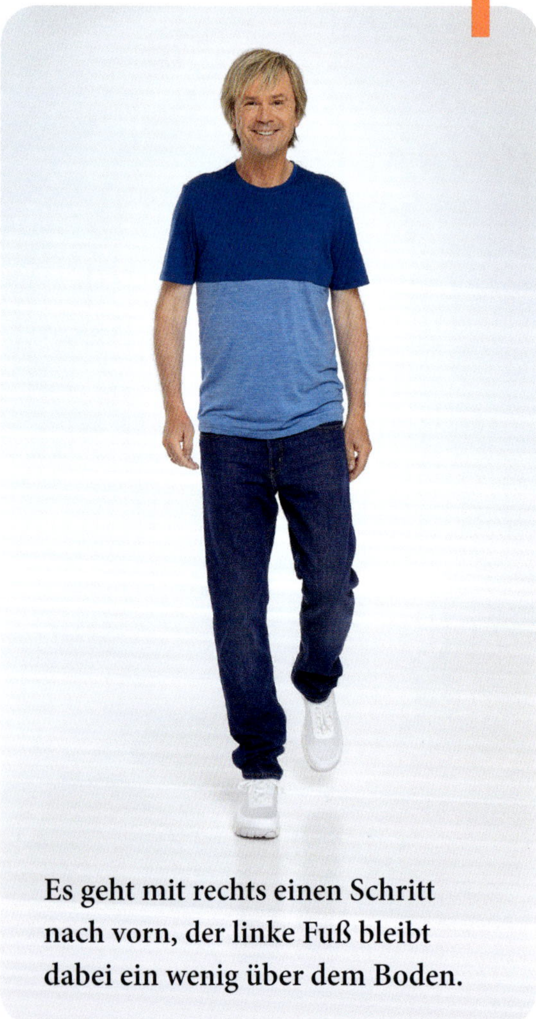

Es geht mit rechts einen Schritt nach vorn, der linke Fuß bleibt dabei ein wenig über dem Boden.

2

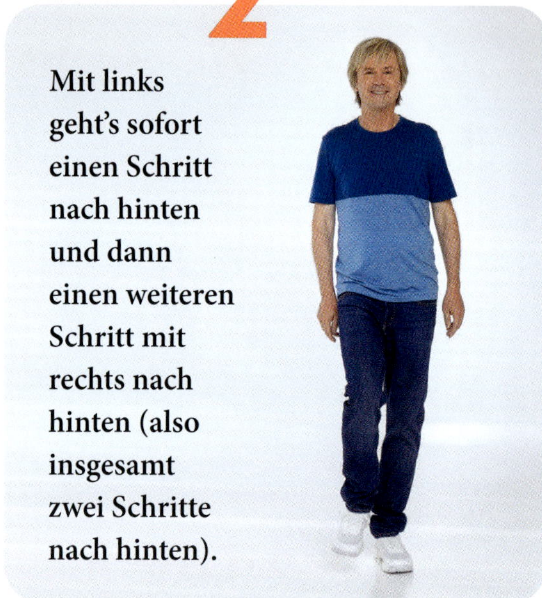

Mit links geht's sofort einen Schritt nach hinten und dann einen weiteren Schritt mit rechts nach hinten (also insgesamt zwei Schritte nach hinten).

3

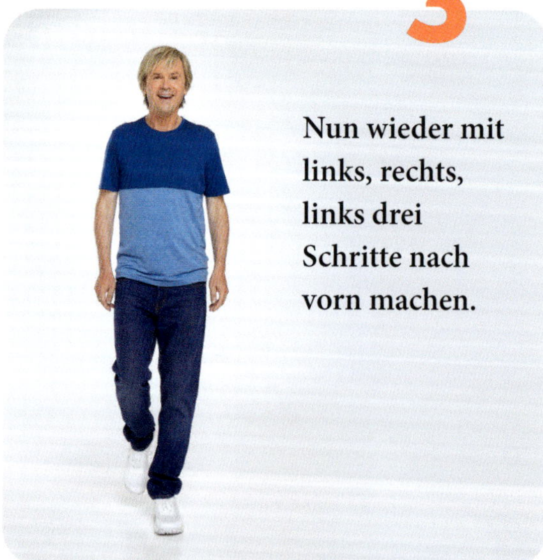

Nun wieder mit links, rechts, links drei Schritte nach vorn machen.

4

Jetzt noch mal mit umgekehrten Vorzeichen. Mit rechts einen Schritt nach hinten machen, der linke Fuß bleibt dabei ein wenig über dem Boden.

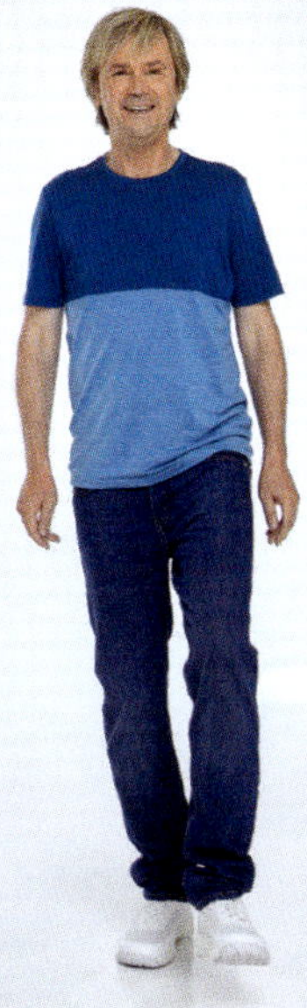

5

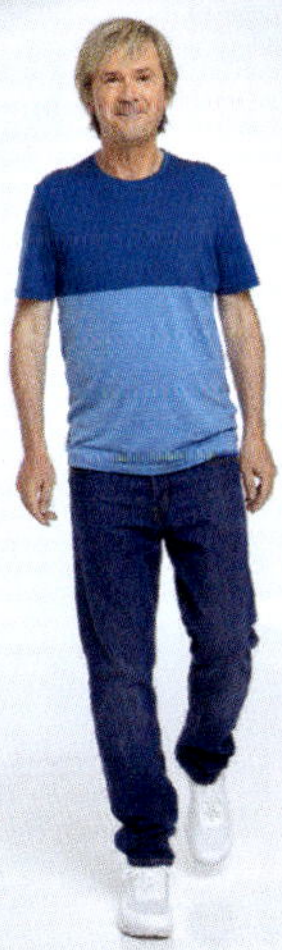

Danach geht's mit links, rechts zwei Schritte nach vorn …

6

… und mit links, rechts, links drei Schritte nach hinten.

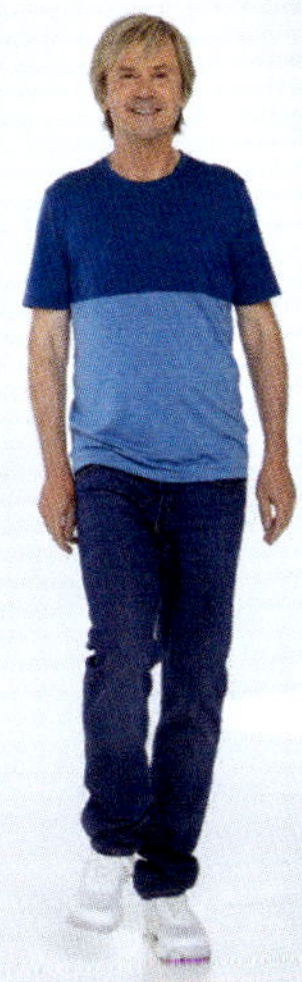

COACHING-TIPPS

- Wie bei allen anderen Übungen schauen Sie nach vorn.
- Auch hier braucht es nur kleine Schritte und vor allem eine fließende Vor-und-zurück-Bewegung.
- Sollten sich Unterbrechungen einschleichen, bitte wieder von vorn beginnen.

Es geht erst mit der Variante 2 weiter, wenn Sie Variante 1 ohne Mühe, sozusagen im Schlaf, beherrschen.

SWITCH-STEP

VARIANTE 2

Wie Variante 1 plus zählen. Wann zählen wir? Immer bei den Zweierschritten, also sowohl bei den zwei Vorwärtsschritten als auch bei den zwei Rückwärtsschritten. Wie wird gezählt? Abwechselnd und aufaddierend 2-mal plus 2 und 2-mal plus 1 – bis Magic 12. Im Klartext: 2, 4 – 5, 6 – 8, 10 – 11, 12. Los geht's!

1

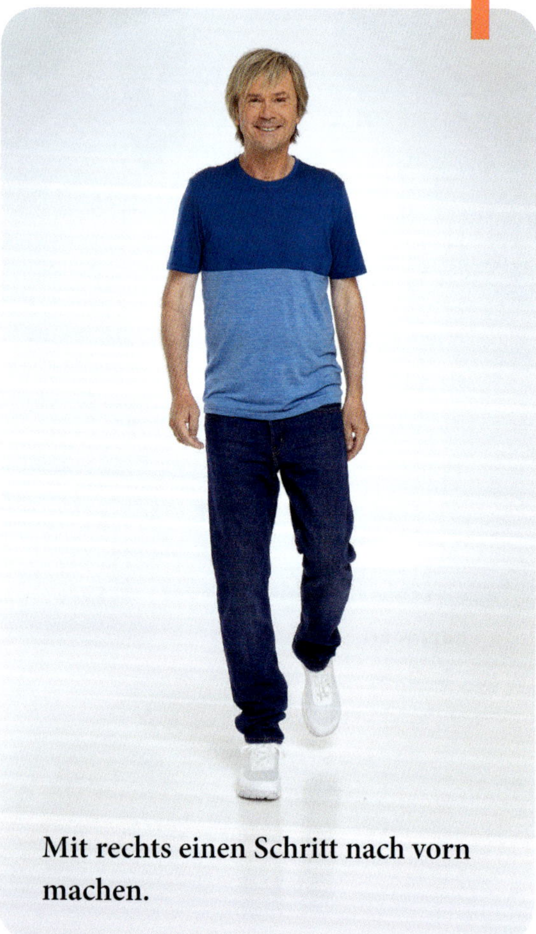

Mit rechts einen Schritt nach vorn machen.

2

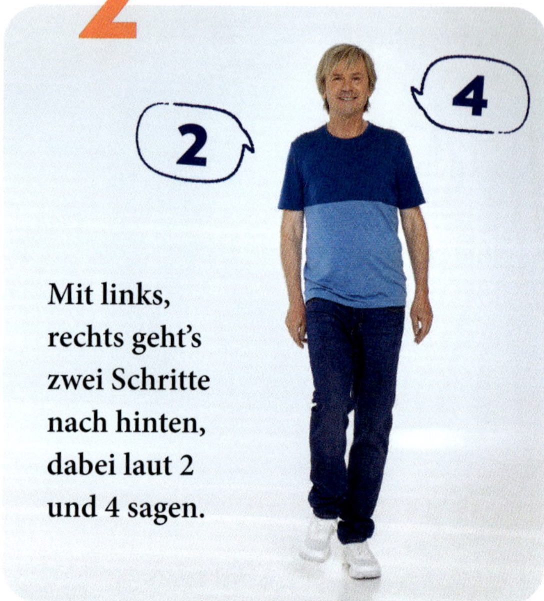

Mit links, rechts geht's zwei Schritte nach hinten, dabei laut 2 und 4 sagen.

3

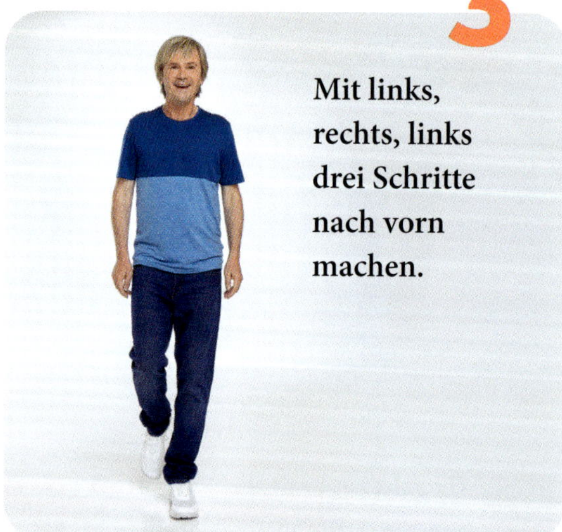

Mit links, rechts, links drei Schritte nach vorn machen.

4

Jetzt das Ganze mit umgekehrten Vorzeichen. Mit rechts geht's einen Schritt nach hinten.

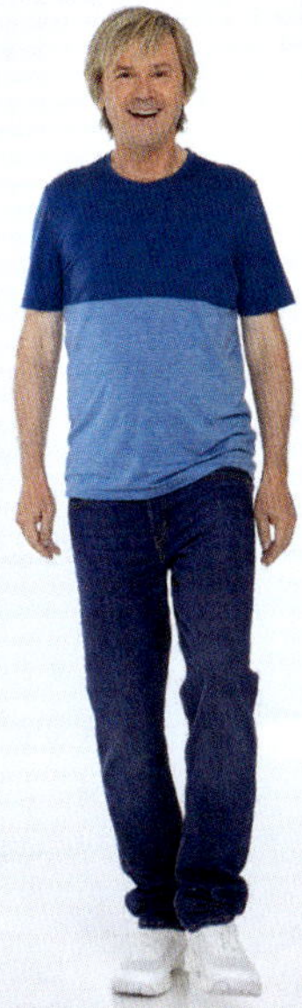

5

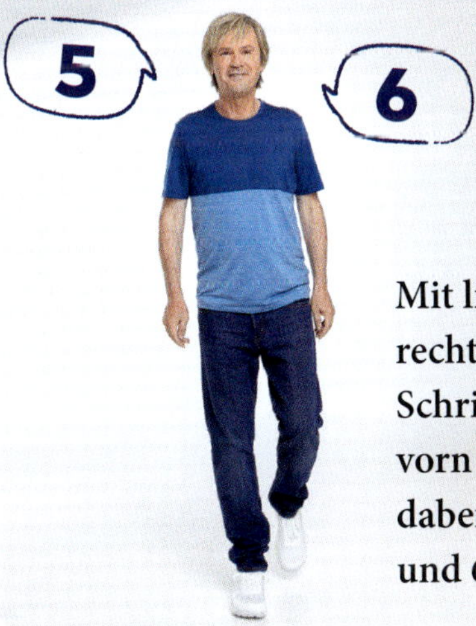

Mit links, rechts zwei Schritte nach vorn machen, dabei laut 5 und 6 sagen.

6

Es folgen mit links, rechts, links drei Schritte nach hinten.

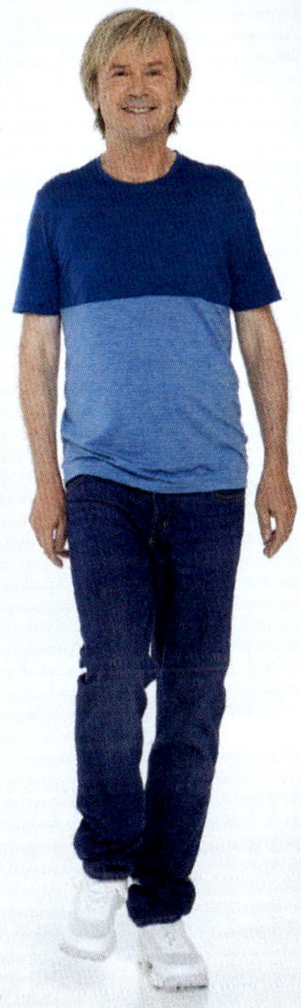

2x

Die gesamte Bewegungsfolge 2-mal wiederholen – bis zur Magic 12. Sie haben es geschafft, wenn Sie in der Lage sind, 3-mal fehlerfrei nacheinander bis 12 zu zählen.

SWITCH-STEP

VARIANTE 3

Jetzt wiederholen wir die Variante 1, aber die Schrittfolge im Modus 2 – 3 – 1. Zur Erinnerung: Die Reihenfolge lautet entsprechend 1, 2, 3, dann 2, 3, 1 und dann 3, 1, 2. Das klingt doch recht einfach, nicht wahr? Aber Vorsicht, täuschen Sie sich nicht. Gerade bei dieser Übung ist für uns alle das innere Stoppschild klar spürbar.

1

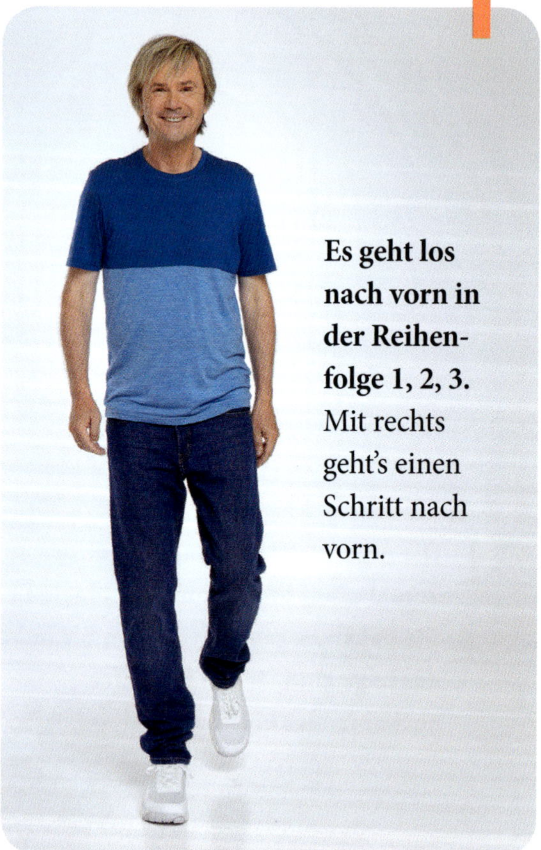

Es geht los nach vorn in der Reihenfolge 1, 2, 3. Mit rechts geht's einen Schritt nach vorn.

2

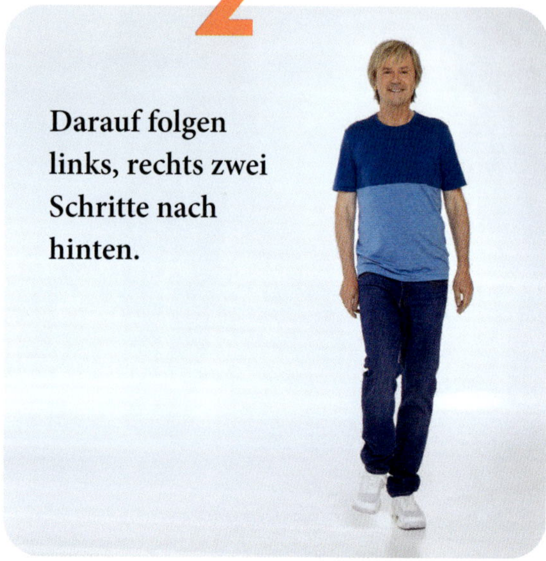

Darauf folgen links, rechts zwei Schritte nach hinten.

3

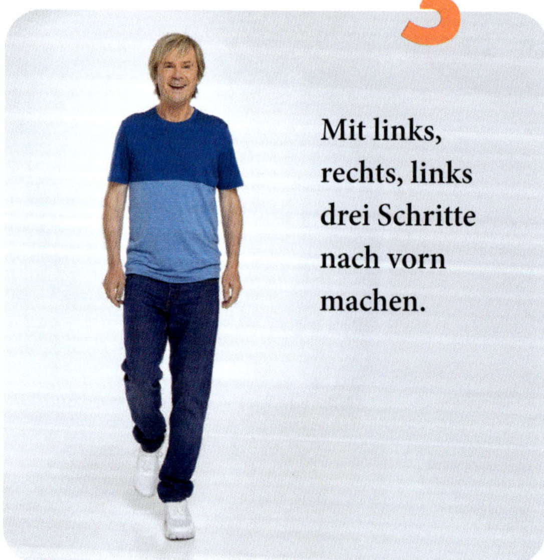

Mit links, rechts, links drei Schritte nach vorn machen.

4

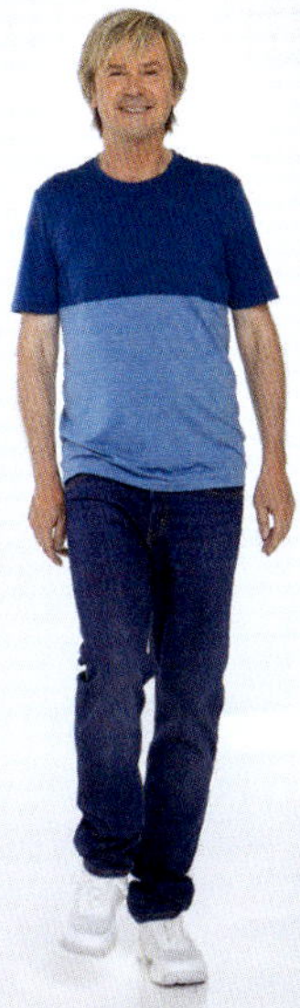

Nun in der Reihenfolge 2, 3, 1. Mit rechts, links geht's zwei Schritte nach hinten.

5

Es folgen mit rechts, links, rechts drei Schritte nach vorn.

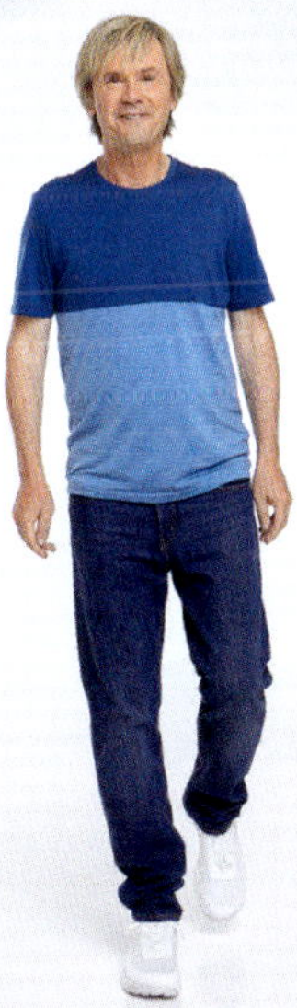

6

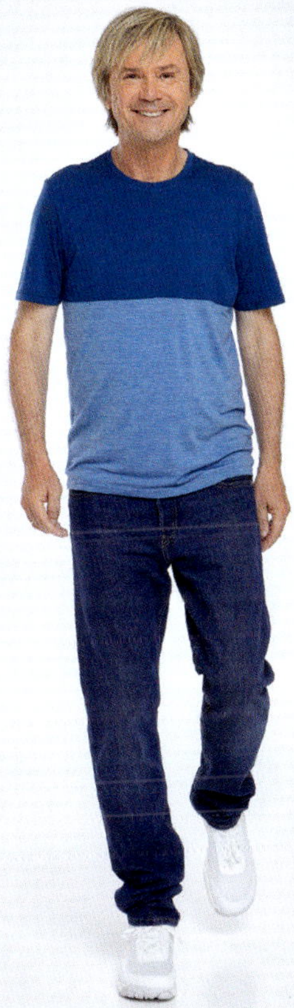

Dann geht's mit links einen Schritt nach hinten.

SWITCH-STEP

VARIANTE 3

7

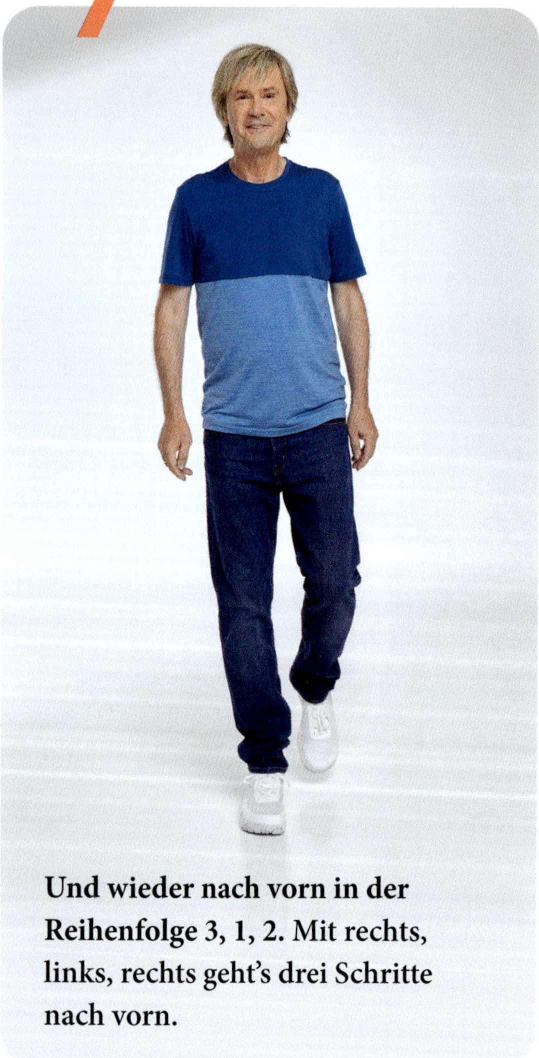

Und wieder nach vorn in der Reihenfolge 3, 1, 2. Mit rechts, links, rechts geht's drei Schritte nach vorn.

8

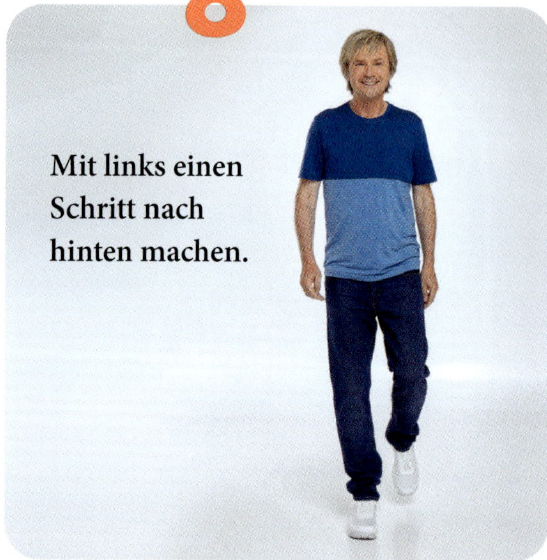

Mit links einen Schritt nach hinten machen.

9

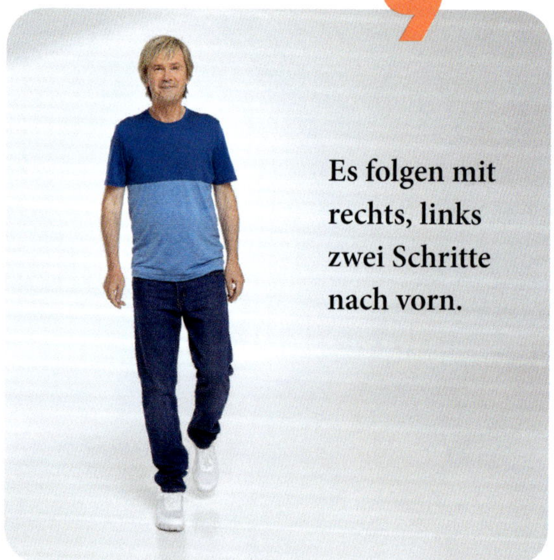

Es folgen mit rechts, links zwei Schritte nach vorn.

5x

Den Modus 2 – 3 – 1 insgesamt 5-mal »unfallfrei« durchführen, dann auf zur nächsten Variante.

COACHING-TIPP

Das innere Stoppschild taucht im Modus 2 – 3 – 1 verstärkt bei der Vor-zurück-Bewegung auf. Es bedeutet, dass wir an dieser Stelle unseren Bewegungsimpuls sofort hemmen und unsere Impulskontrolle aktivieren. Sie werden es spüren und es ist gut so. Ihre inhibitorischen Fähigkeiten werden nun herausgefordert.

SWITCH-STEP

VARIANTE 4

Sie wissen schon, was jetzt kommt. Wir zählen wieder. Denn wir brauchen eine Lernstruktur, damit sich unser Hirn auf einem höheren Niveau etablieren kann. Hugh! Nowak hat gesprochen und los geht's. Jetzt wiederholen wir die Schrittfolgen von Variante 3 (Modus 2 – 3– 1) und zählen wie bei Variante 2 bis Magic 12 (2, 4 – 5, 6 – 8, 10 – 11, 12).

1

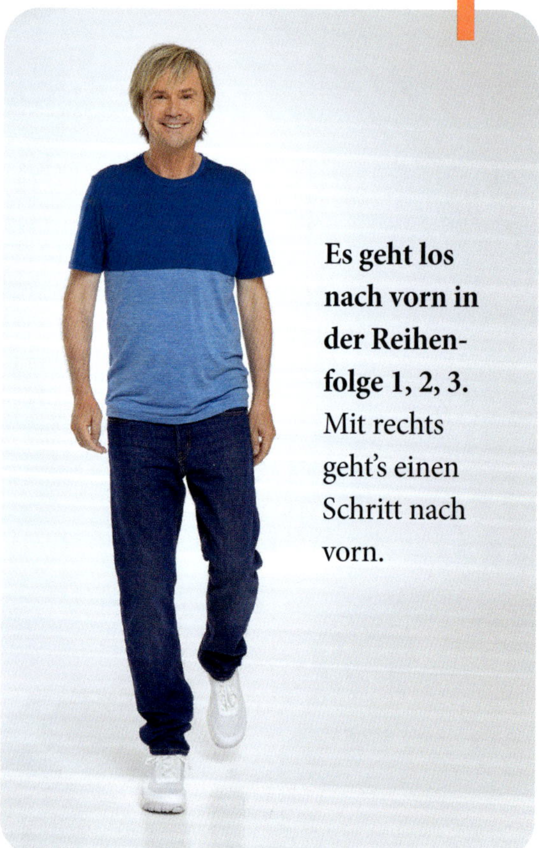

Es geht los nach vorn in der Reihenfolge 1, 2, 3. Mit rechts geht's einen Schritt nach vorn.

2

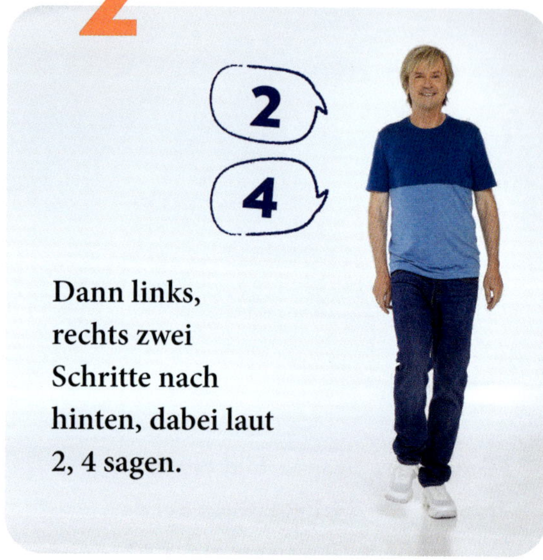

Dann links, rechts zwei Schritte nach hinten, dabei laut 2, 4 sagen.

3

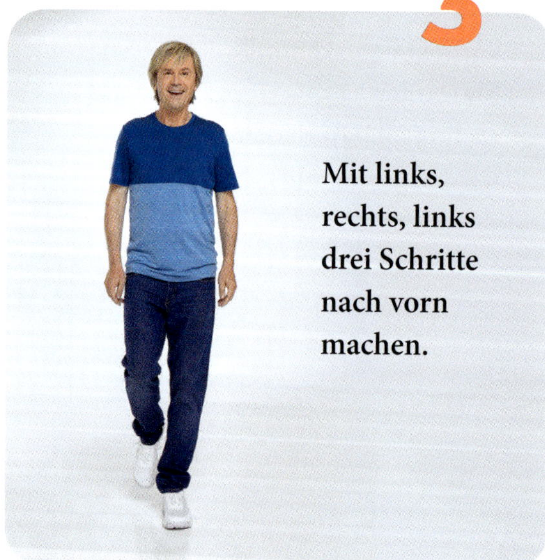

Mit links, rechts, links drei Schritte nach vorn machen.

4

Nun in der Reihenfolge 2, 3, 1. Mit rechts, links geht’s zwei Schritte nach hinten, dabei laut 5, 6 sagen.

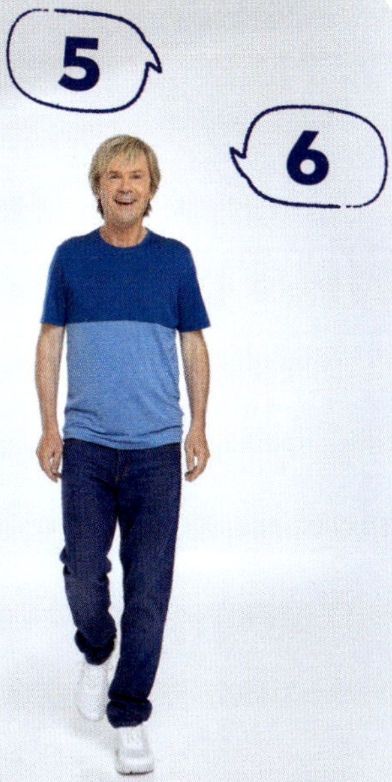

5

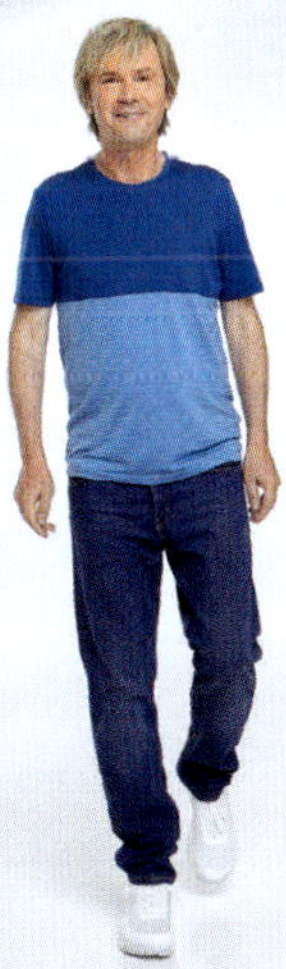

Es folgen mit rechts, links, rechts drei Schritte nach vorn.

6

Mit links einen Schritt nach hinten machen.

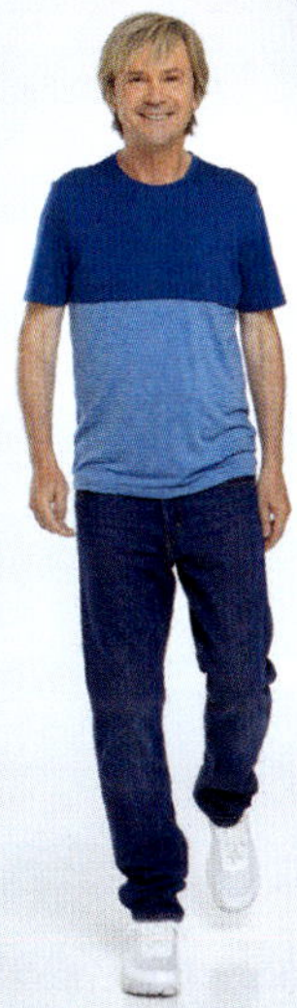

SWITCH-STEP

VARIANTE 4

7

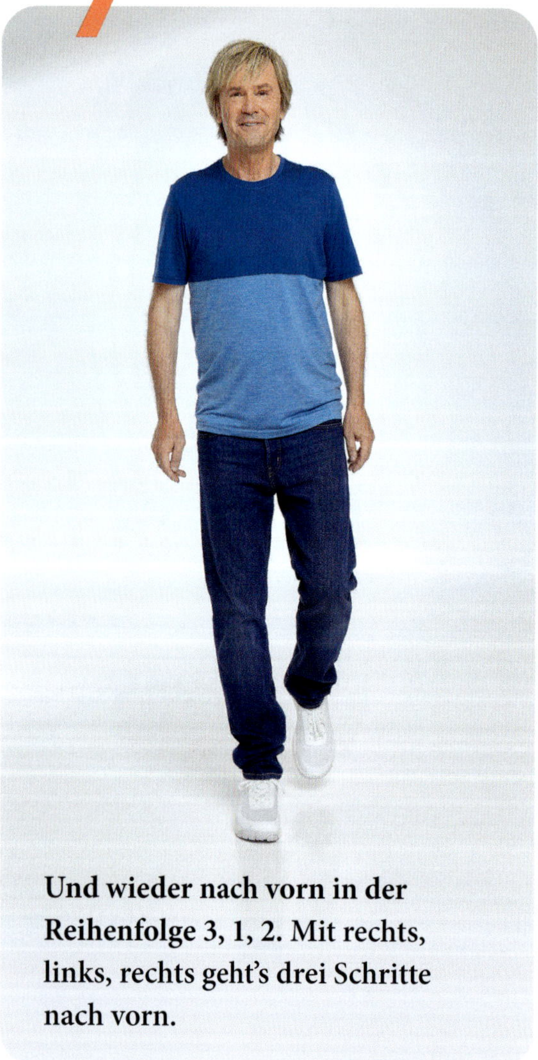

Und wieder nach vorn in der Reihenfolge 3, 1, 2. Mit rechts, links, rechts geht's drei Schritte nach vorn.

8

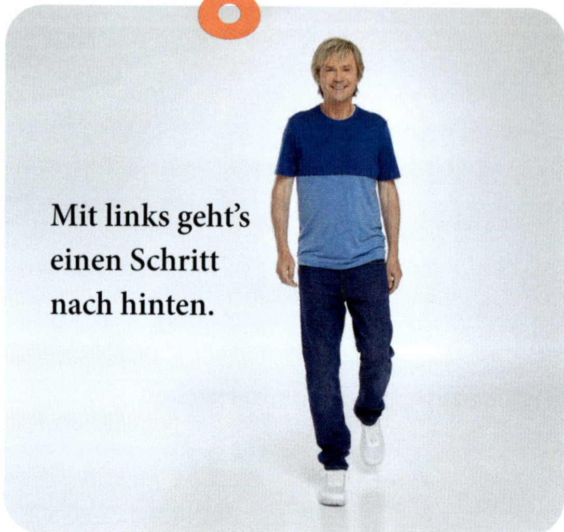

Mit links geht's einen Schritt nach hinten.

9

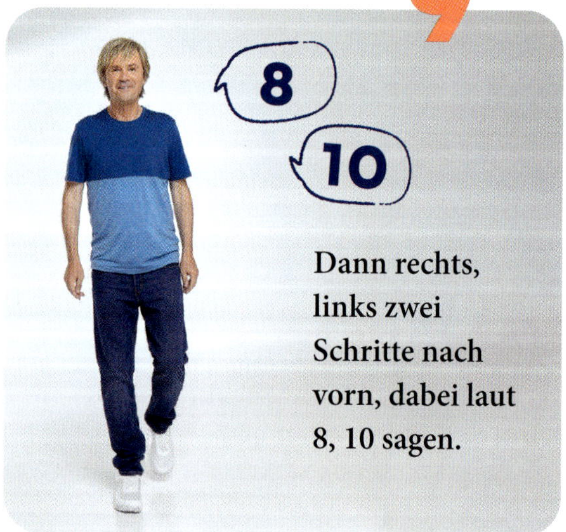

Dann rechts, links zwei Schritte nach vorn, dabei laut 8, 10 sagen.

5x

Die gesamte Bewegungsfolge bis zur Magic 12 unfallfrei durchführen. Erst wenn dies 2-mal hintereinander geschafft wurde, geht es zur nächsten Variante.

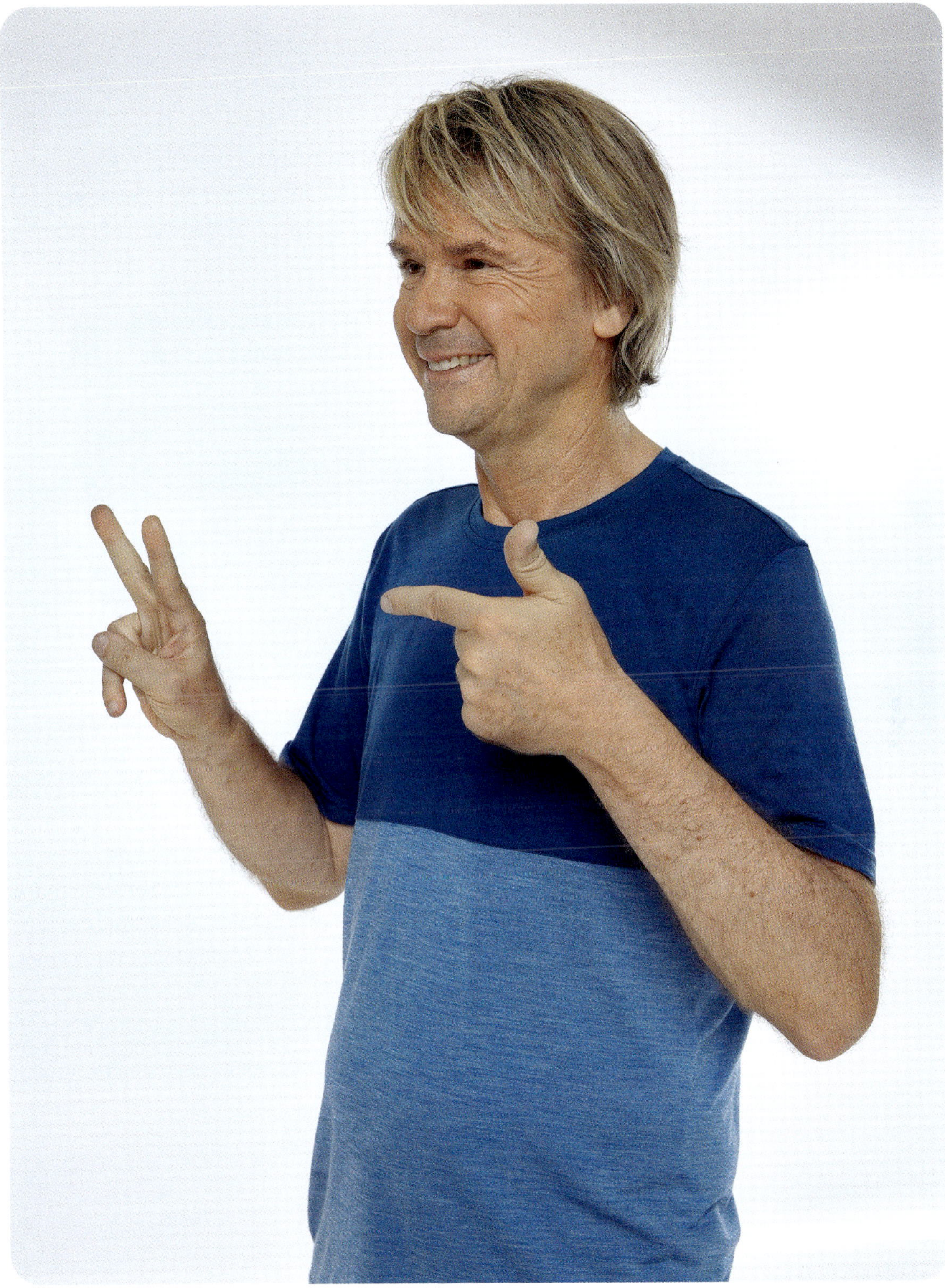

SWITCH-STEP

VARIANTE 5

Herzlich willkommen auf dem Level für Fortgeschrittene. Sie vermissen sicher etwas. Ja, genau! Den Kasatschok. Ihr Wunsch ist mir Befehl. Es geht weiter mit Variante 1 plus Kasatschok im Modus 1 – 2 – 3.

1

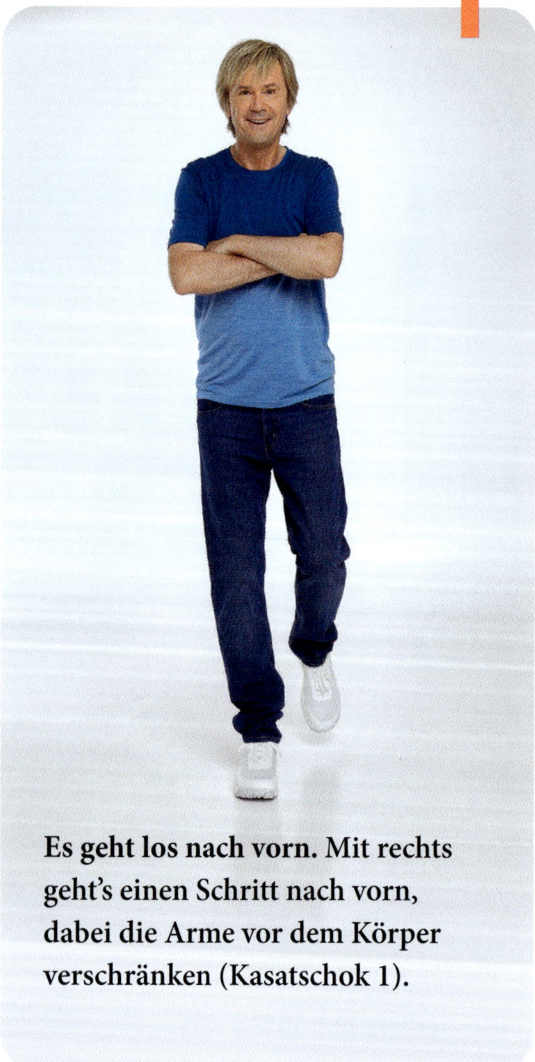

Es geht los nach vorn. Mit rechts geht's einen Schritt nach vorn, dabei die Arme vor dem Körper verschränken (Kasatschok 1).

2

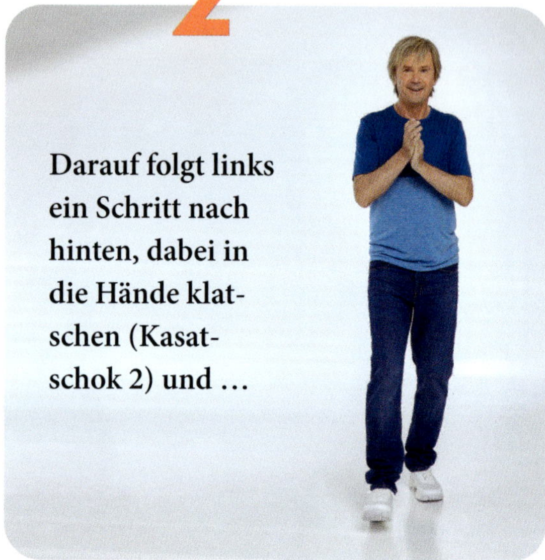

Darauf folgt links ein Schritt nach hinten, dabei in die Hände klatschen (Kasatschok 2) und …

3

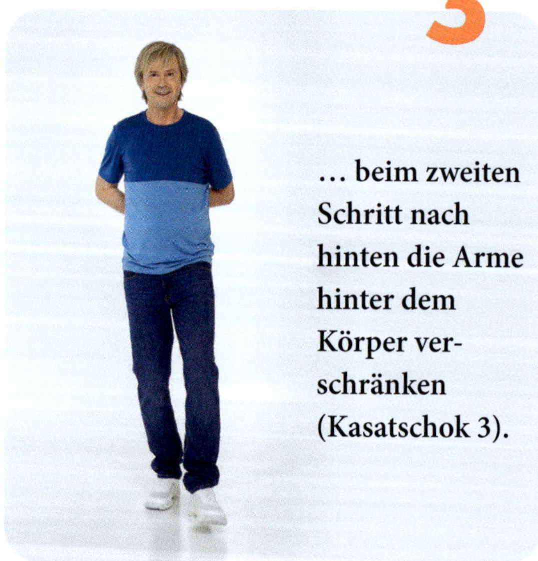

… beim zweiten Schritt nach hinten die Arme hinter dem Körper verschränken (Kasatschok 3).

4

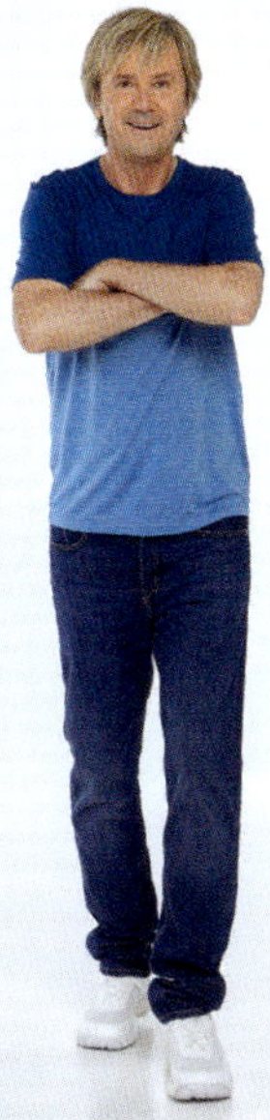

Nun mit links den ersten Schritt nach vorn machen und die Arme vor dem Körper verschränken.

5

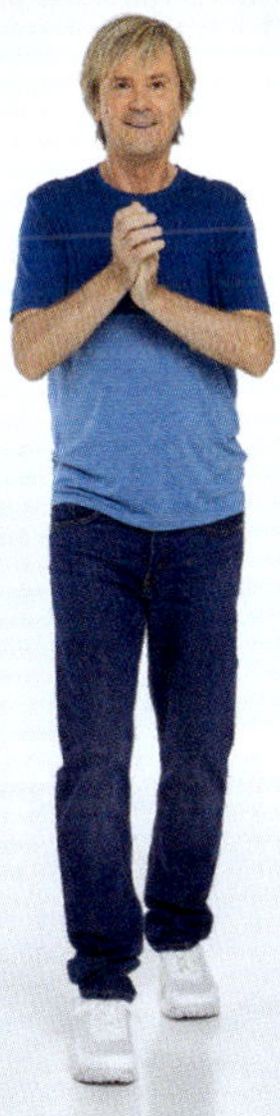

Beim zweiten Schritt nach vorn in die Hände klatschen und …

6

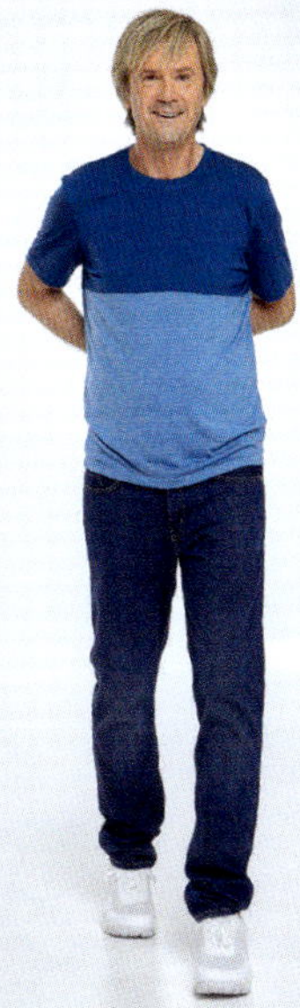

… beim dritten Schritt nach vorn die Arme hinter dem Körper verschränken.

7

Jetzt das Ganze mit umgekehrten Vorzeichen, also der erste Schritt geht mit rechts nach hinten.

2x **Die Bewegung mindestens 2-mal flüssig jeweils in beide Richtungen durchführen, dann auf zur nächsten Variante.**

SWITCH-STEP

VARIANTE 6

Wie Variante 5, nun aber mit Zählen. Es wird immer beim Kasatschok beim »Klatschen« gezählt, und zwar immer plus 2. Wie bisher bis Magic 12. Das heißt, nach genau zwei Durchgängen sind wir bei 12 angelangt.

1

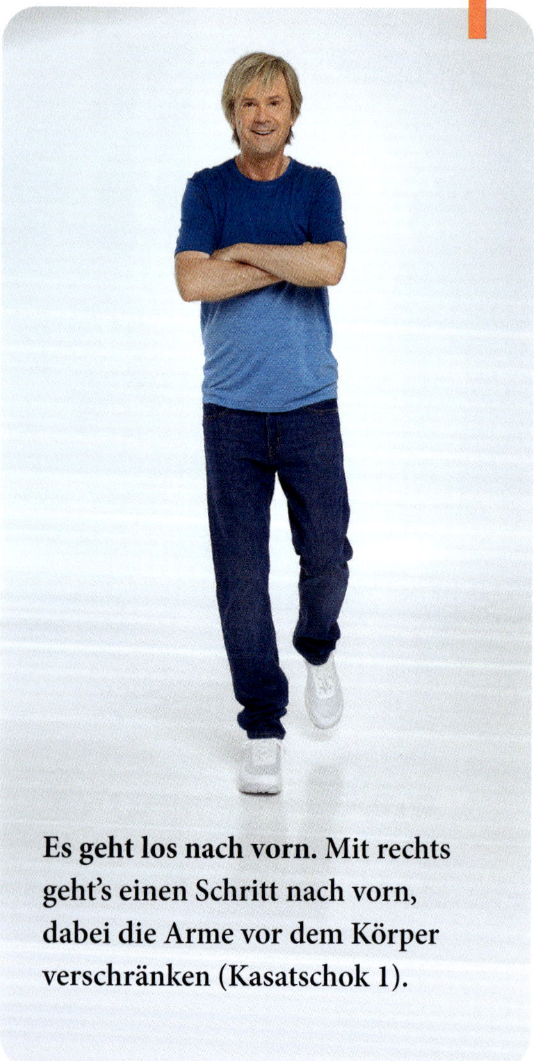

Es geht los nach vorn. Mit rechts geht's einen Schritt nach vorn, dabei die Arme vor dem Körper verschränken (Kasatschok 1).

2

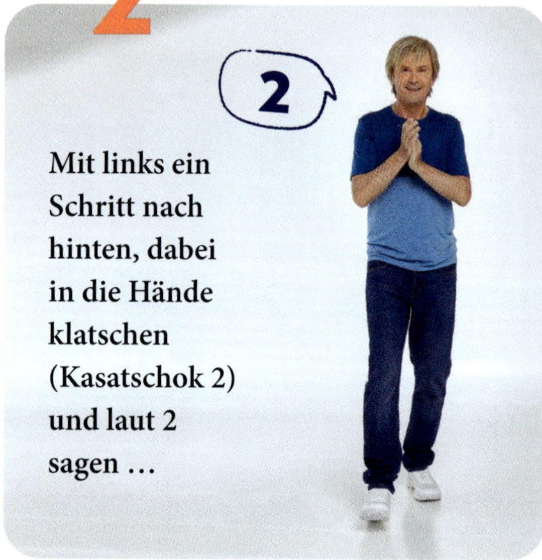

Mit links ein Schritt nach hinten, dabei in die Hände klatschen (Kasatschok 2) und laut 2 sagen …

3

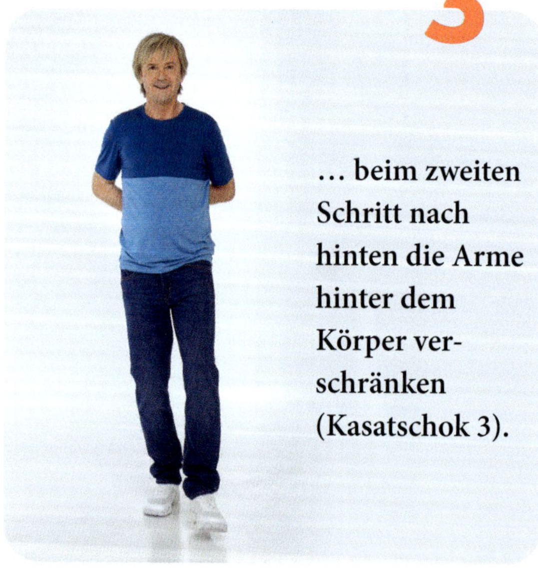

… beim zweiten Schritt nach hinten die Arme hinter dem Körper verschränken (Kasatschok 3).

4

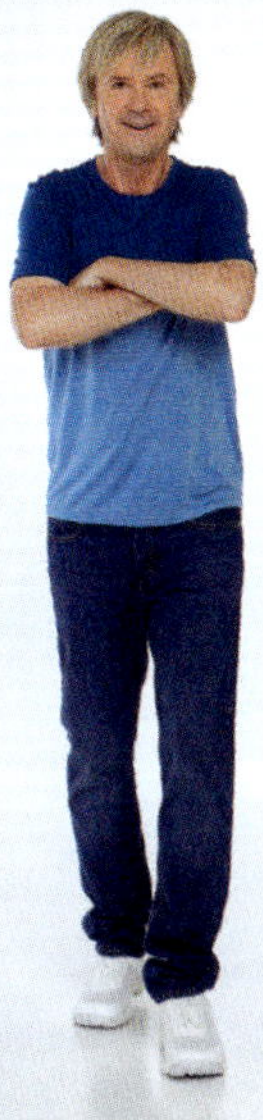

Nun mit links den ersten Schritt nach vorn machen, dabei die Arme vor dem Körper verschränken.

5

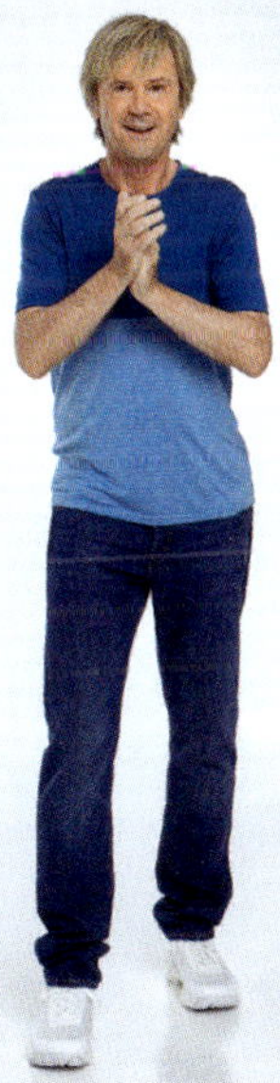

4

Beim zweiten Schritt (rechts) nach vorn in die Hände klatschen, dabei laut 4 sagen und …

6

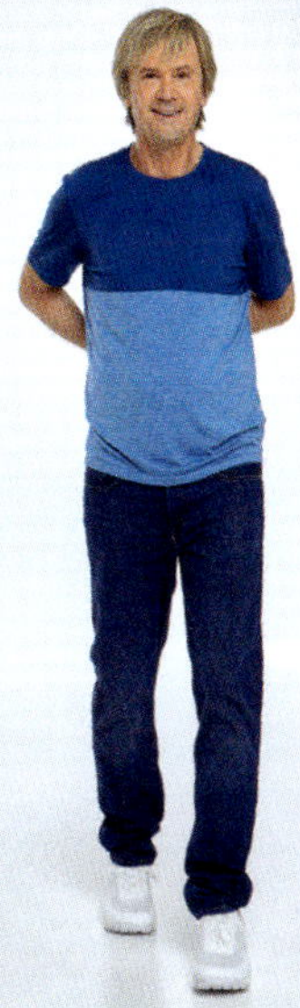

… beim dritten Schritt nach vorn die Arme hinter dem Körper verschränken.

7

Jetzt das Ganze mit umgekehrten Vorzeichen, das heißt, der erste Schritt geht mit rechts nach hinten.

2x **Nach zwei Durchgängen sind Sie bei 12 angelangt. Nach einer kurzen Pause wiederholen Sie das Ganze.**

COACHING-TIPPS

Auch hier gilt: Einmal ist keinmal! Wenn es Ihnen gelingt, geschmeidig 2-mal bis zur Magic 12 zu zählen, gehen Sie zur nächsten Variante.
Sie werden merken: Wenn wir das Stoppschild unter Kontrolle haben, haben wir schon einen großen Schritt nach vorn gemacht.

SWITCH-STEP

VARIANTE 7

Wie Variante 5 und Sie ahnen es schon: Wo der Kasatschok auftaucht, kann auch BUM, KUN, CHA nicht weit sein. Den gehen wir gleich im Modus 2 – 3 – 1 an. Kommen Sie, leicht kann jeder. Sie schaffen das!

1

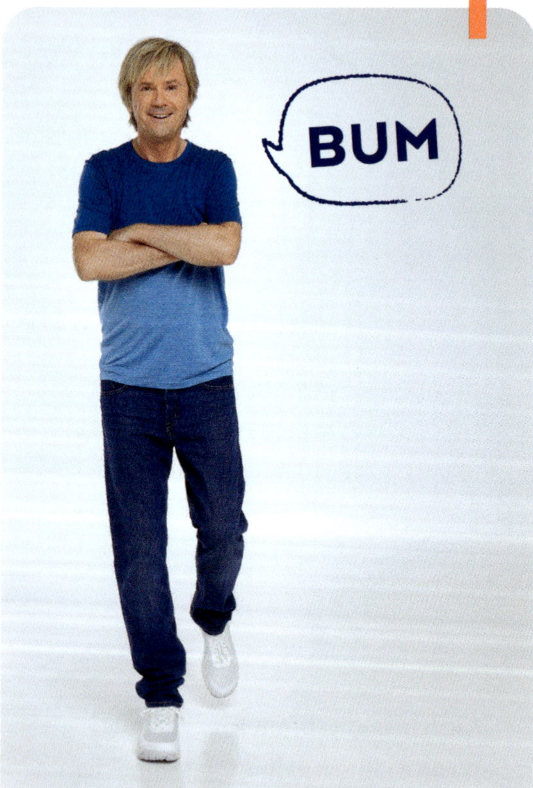

Es geht los nach vorn und in der Reihenfolge 1, 2, 3. Mit rechts geht's einen Schritt nach vorn, dabei die Arme vor dem Körper verschränken (Kasatschok 1) und BUM (1) rufen.

2

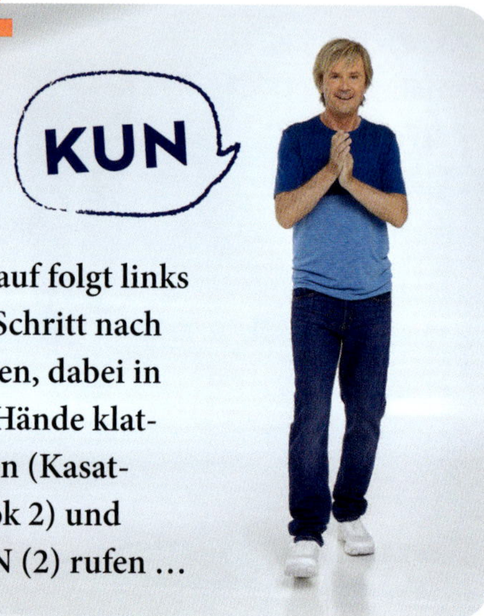

Darauf folgt links ein Schritt nach hinten, dabei in die Hände klatschen (Kasatschok 2) und KUN (2) rufen …

3

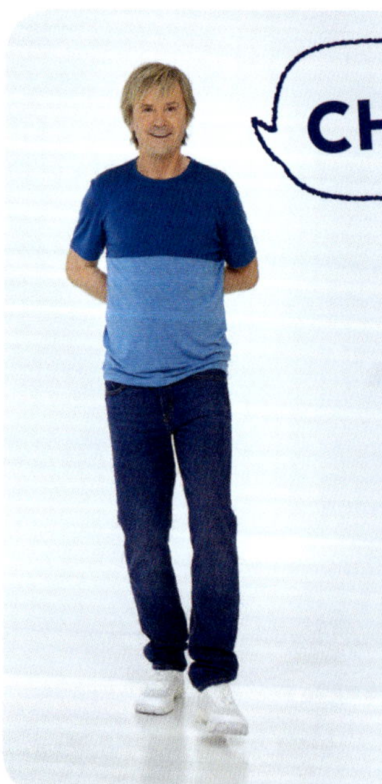

… beim zweiten Schritt nach hinten die Arme hinter dem Körper verschränken (Kasatschok 3) und CHA (3) rufen.

4

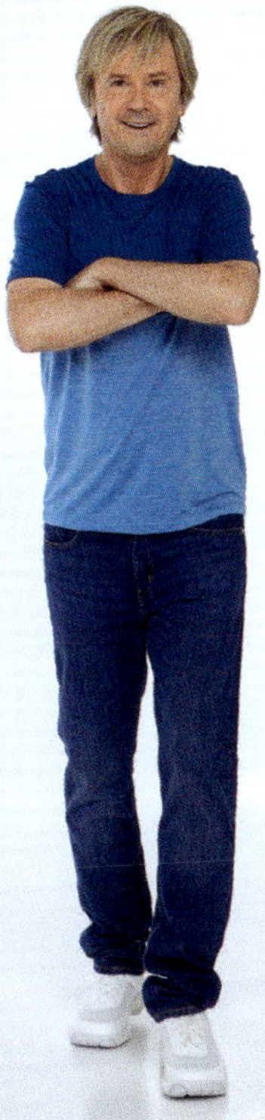

Nun kommt BUM, KUN, CHA in der Reihenfolge 2, 3, 1. Mit links den ersten Schritt nach vorn machen, die Arme vor dem Körper verschränken (Kasatschok 1) und KUN (2) rufen.

5

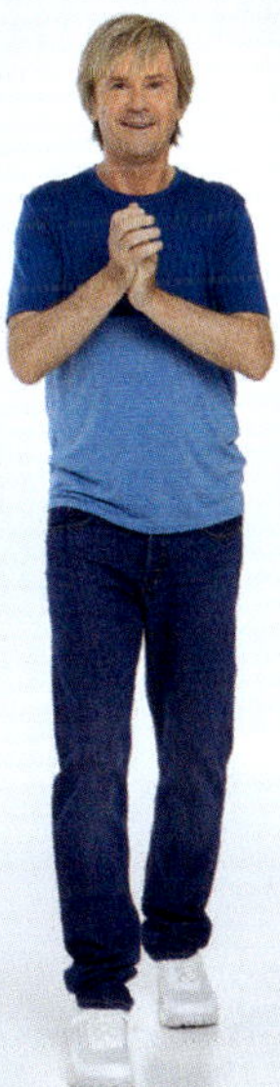

Beim zweiten Schritt (rechts) nach vorn in die Hände klatschen (Kasatschok 2), dabei CHA (3) rufen und …

6

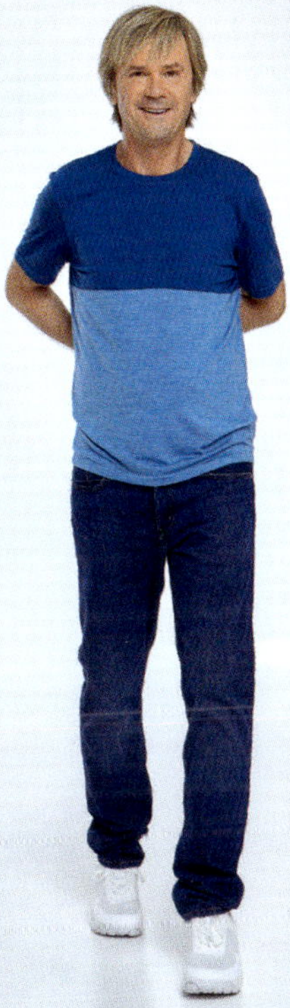

… beim dritten Schritt nach vorn die Arme hinter dem Körper verschränken (Kasatschok 3) und BUM (1) rufen.

SWITCH-STEP

VARIANTE 7

7

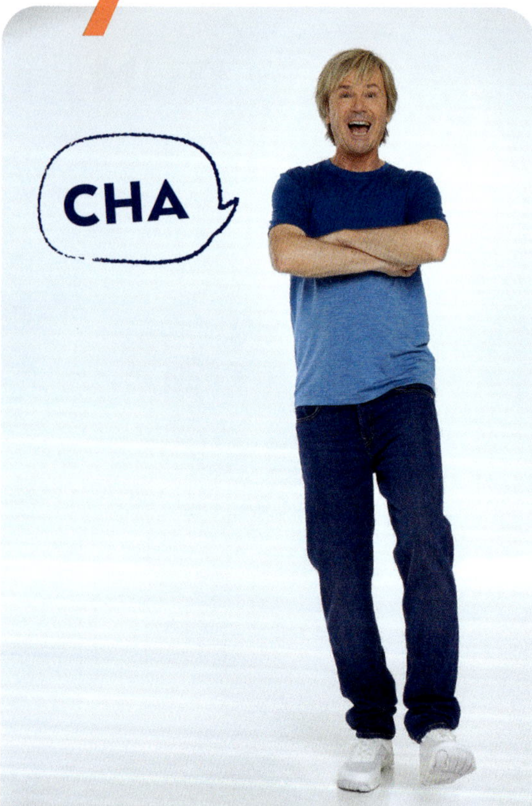

Nun mit umgekehrten Vorzeichen und BUM, KUN, CHA in der Reihenfolge 3, 1, 2. Mit rechts geht's einen Schritt nach hinten, dabei die Arme vor dem Körper verschränken (Kasatschok 1) und CHA (3) rufen.

8

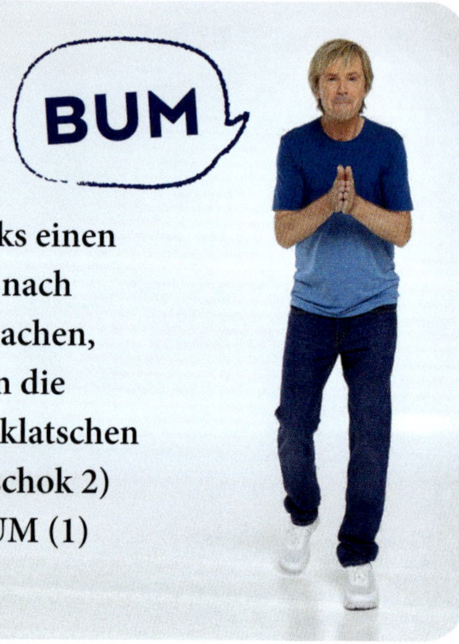

Mit links einen Schritt nach vorn machen, dabei in die Hände klatschen (Kasatschok 2) und BUM (1) rufen.

9

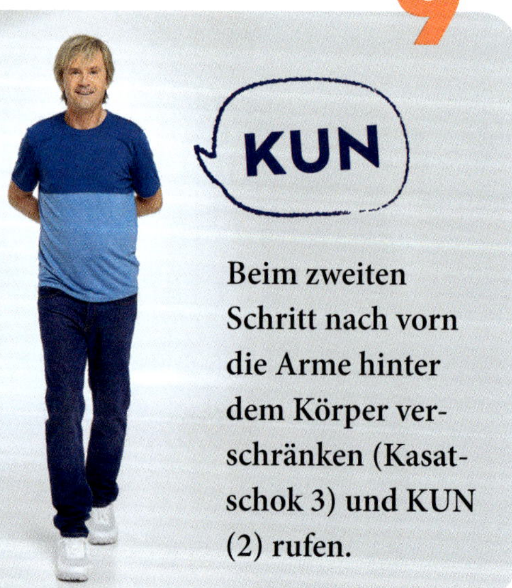

Beim zweiten Schritt nach vorn die Arme hinter dem Körper verschränken (Kasatschok 3) und KUN (2) rufen.

10

Es folgt BUM, KUN, CHA in der Reihenfolge 1, 2, 3: Mit links einen Schritt nach hinten machen, dabei BUM rufen. Beim zweiten Schritt nach hinten KUN rufen. Beim dritten Schritt nach hinten CHA rufen.

2x **Die gesamte Bewegungsfolge 2-mal wiederholen.**

COACHING-TIPP

Offen gesagt, hat mir diese Variante viel Geduld abverlangt, aber schließlich gelang es mir doch. Wir alle haben unsere Varianten, die uns tatsächlich geistig richtig wehtun, obwohl wir das nicht erwartet hätten.

SWITCH-STEP

VARIANTE 8

Wie Variante 6, nur mit dem Unterschied, dass jetzt der Kasatschok im Modus 2 – 3 – 1 ausgeführt wird. Auf geht's. Viel Erfolg dabei!

1

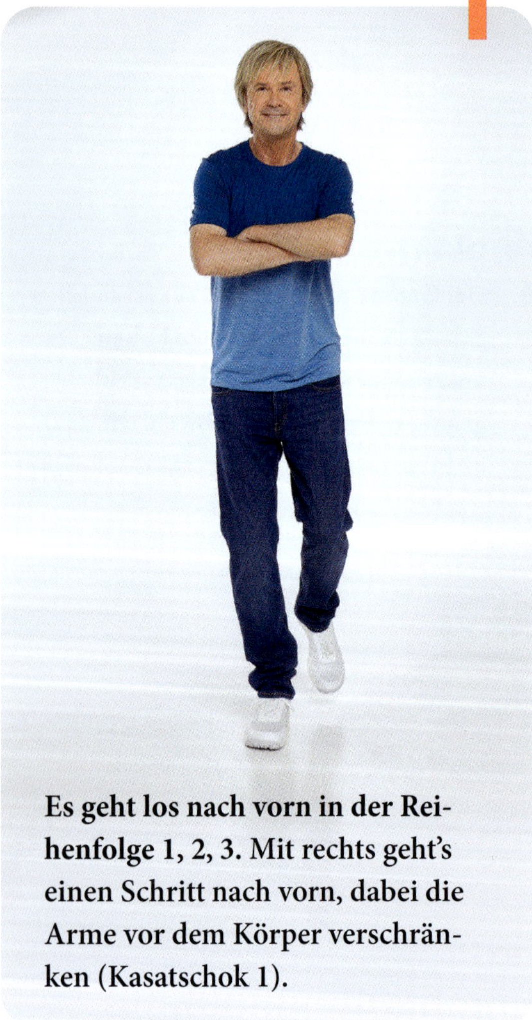

Es geht los nach vorn in der Reihenfolge 1, 2, 3. Mit rechts geht's einen Schritt nach vorn, dabei die Arme vor dem Körper verschränken (Kasatschok 1).

2

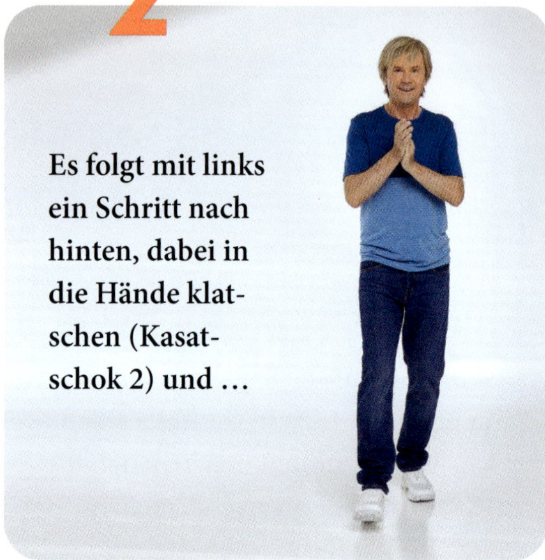

Es folgt mit links ein Schritt nach hinten, dabei in die Hände klatschen (Kasatschok 2) und …

3

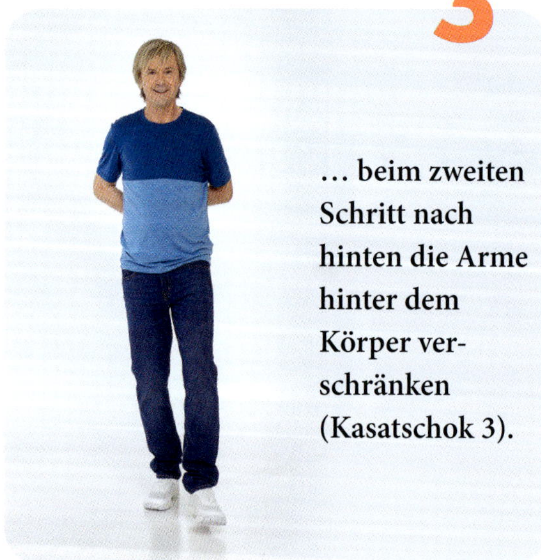

… beim zweiten Schritt nach hinten die Arme hinter dem Körper verschränken (Kasatschok 3).

4

Weiter geht's mit Kasatschok in der Reihenfolge 2, 3, 1. Mit links den ersten Schritt nach vorn machen, dabei in die Hände klatschen (Kasatschok 2).

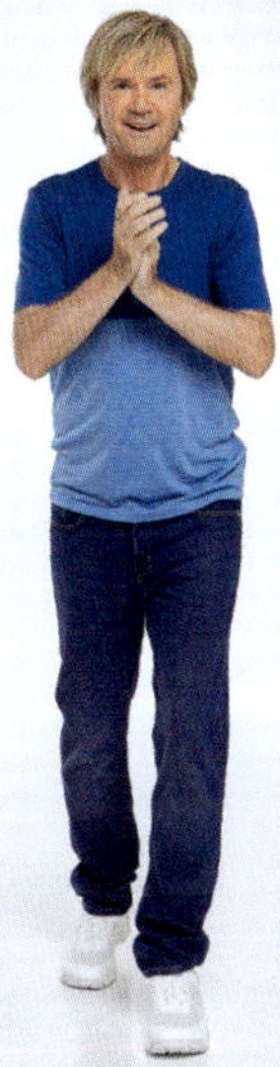

5

Beim zweiten Schritt nach vorn die Arme hinter dem Körper verschränken (Kasatschok 3) und beim dritten Schritt nach vorn die Arme vor dem Körper verschränken (Kasatschok 1).

Die gesamte Bewegungsfolge 2-mal wiederholen.

6

Jetzt das Ganze mit umgekehrten Vorzeichen und Kasatschok in der Reihenfolge 3, 1, 2. Mit rechts geht's einen Schritt nach hinten, dabei die Arme hinter dem Körper verschränken (Kasatschok 3).

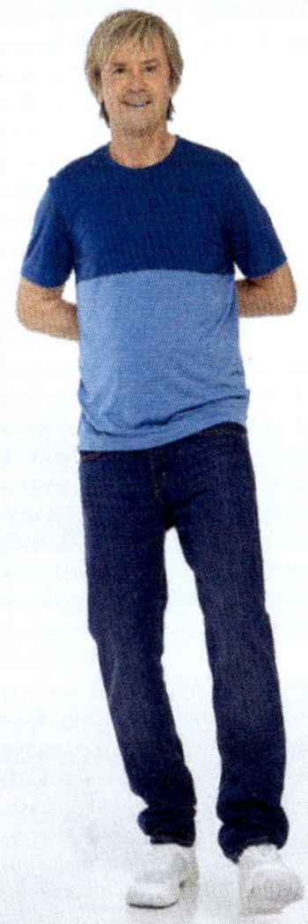

7

Mit links einen Schritt nach vorn machen, dabei die Arme vor dem Körper verschränken (Kasatschok 1). Beim zweiten Schritt nach vorn in die Hände klatschen (Kasatschok 2).

8

Nun Kasatschok in der Reihenfolge 1, 2, 3: Mit links geht's einen ersten Schritt nach hinten, dabei die Arme vor dem Körper verschränken. Mit rechts einen weiteren Schritt nach hinten machen und in die Hände klatschen, beim dritten Schritt nach hinten die Arme hinter dem Körper verschränken.

SWITCH-STEP

VARIANTE 9

Hut ab, Sie haben das Profi-Level erreicht! Jetzt wechseln wir die Schrittfolge und gehen wie bei Variante 3 in den Modus 2 – 3 – 1 über. Simultan arbeiten wir dann den Kasatschok im Modus 1 – 2 – 3 ab. Wenn wir die drei Runden gedreht haben, und das nach einer kurzen Unterbrechung auch ein zweites Mal, sind wir bei dieser Variante schon »gemachte Leute«. Aber Vorsicht: Das Stoppschild taucht jetzt an anderer Stelle auf. Kein Problem, sagen Sie? Prima, dann los!

1

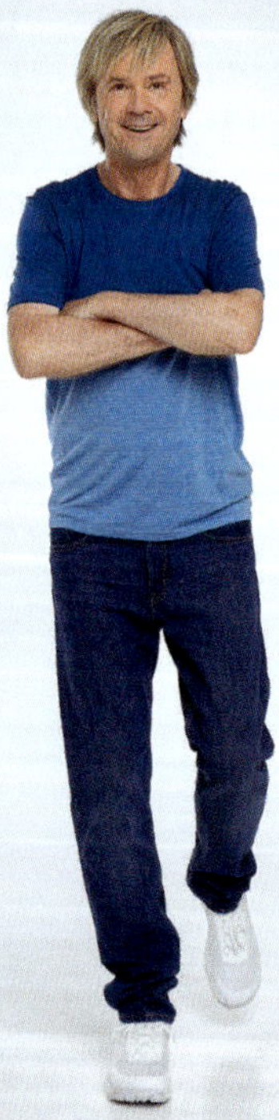

Es geht los nach vorn in der Reihenfolge 1, 2, 3. Mit rechts geht's einen Schritt nach vorn, dabei die Arme vor dem Körper verschränken (Kasatschok 1).

2

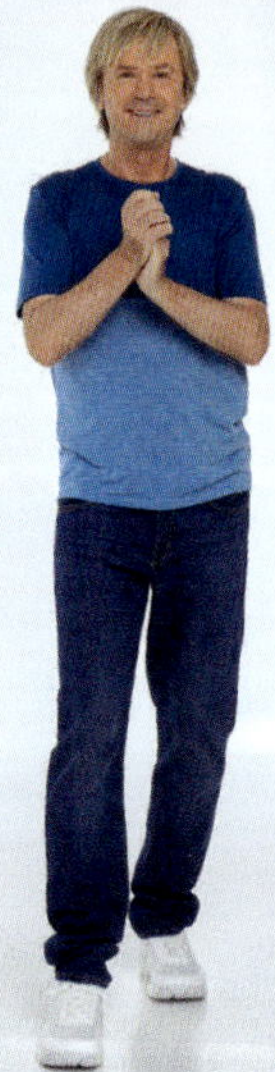

Mit links einen Schritt nach hinten machen, dabei in die Hände klatschen (Kasatschok 2) und beim zweiten Schritt nach hinten die Arme hinter dem Körper verschränken (Kasatschok 3).

3

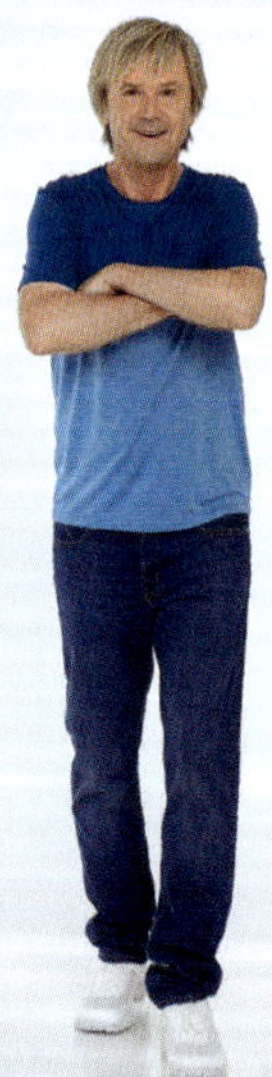

Es folgt mit links ein Schritt nach vorn, dabei die Arme vor dem Körper verschränken (Kasatschok 1).

4

Beim zweiten Schritt (rechts) nach vorn in die Hände klatschen (Kasatschok 2) und beim dritten Schritt nach vorn die Arme hinter dem Körper verschränken (Kasatschok 3).

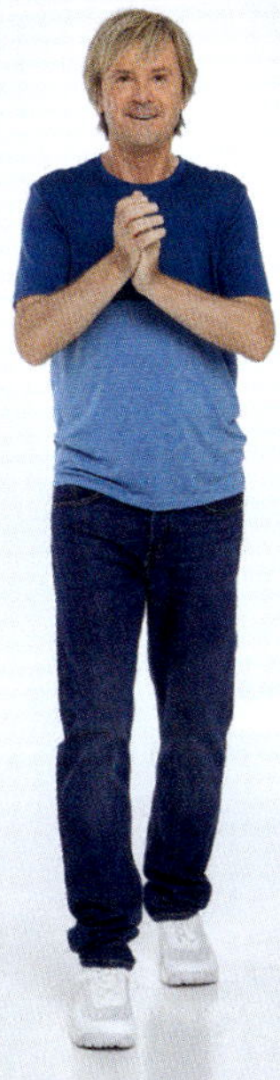

5

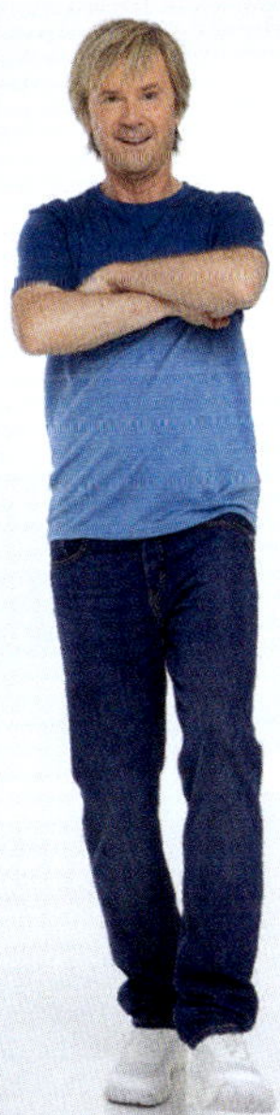

Jetzt geht es mit der Schrittfolge in der Reihenfolge 2, 3, 1 weiter. Mit rechts geht's den ersten Schritt nach hinten, dabei die Arme vor dem Körper verschränken (Kasatschok 1).

6

Mit links den zweiten Schritt nach hinten machen, dabei in die Hände klatschen (Kasatschok 2).

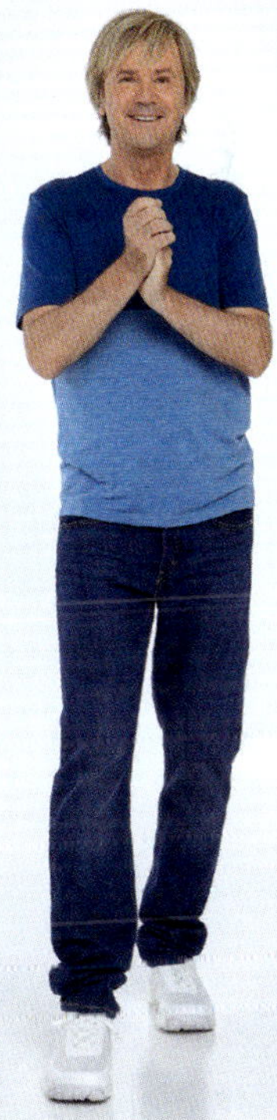

SWITCH-STEP

VARIANTE 9

7

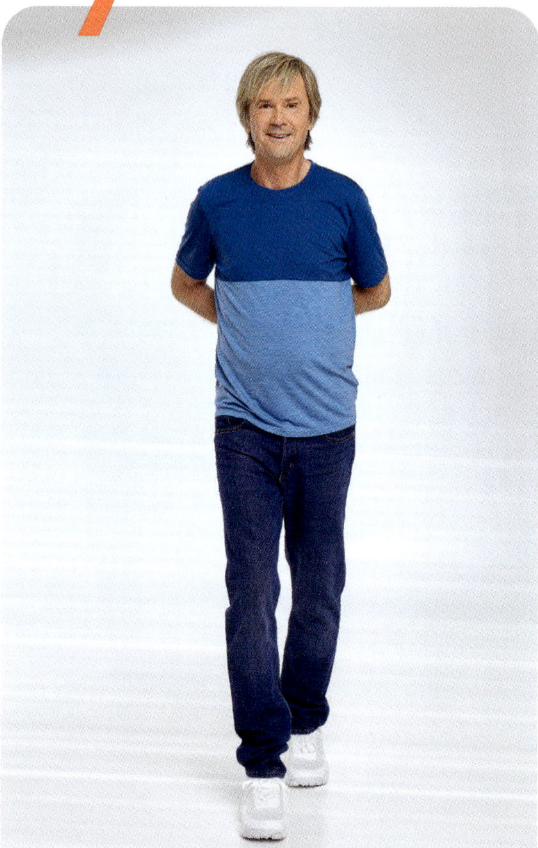

Es folgt mit rechts der erste Schritt nach vorn, dabei die Arme hinter dem Körper verschränken (Kasatschok 3).

8

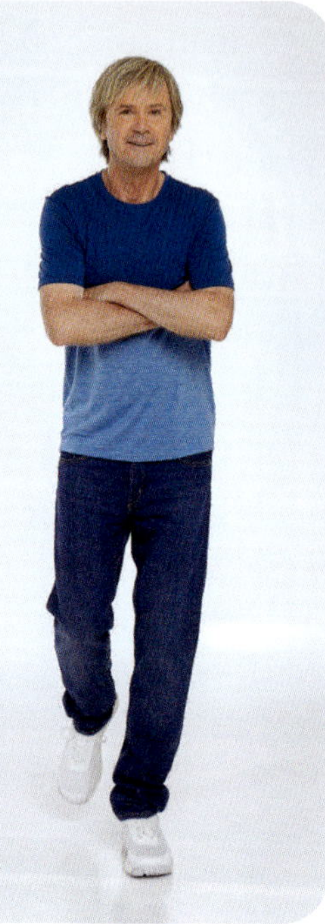

Beim zweiten Schritt (links) nach vorn die Arme vor dem Körper verschränken (Kasatschok 1) und beim dritten Schritt (rechts) nach vorn in die Hände klatschen (Kasatschok 2).

9

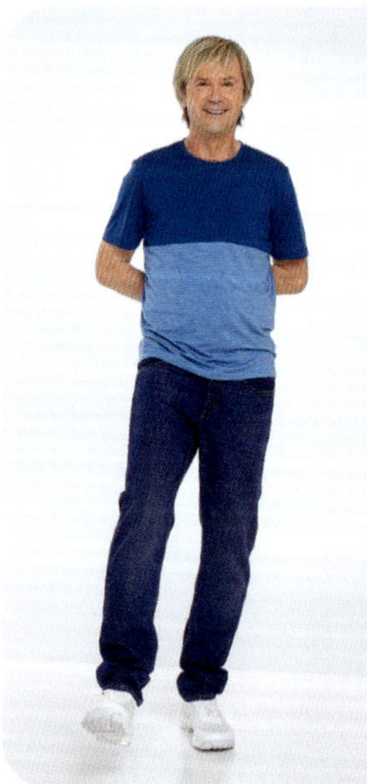

Nun mit links einen Schritt nach hinten machen, dabei die Arme hinter dem Körper verschränken (Kasatschok 3).

10

Und dann wieder nach vorn in der Reihenfolge 3, 1, 2. Mit rechts, links, rechts geht's drei Schritte nach vorn. Mit links einen Schritt nach hinten. Dann rechts, links zwei Schritte nach vorn. Dabei jeweils den Kasatschok ausführen.

3x **Den Modus 2 – 3 – 1 bei der Schrittfolge 3-mal wiederholen.**

SWITCH-STEP

VARIANTE 10

Sie wissen schon, was jetzt kommt: Wir wiederholen Variante 9, aber zählen zusätzlich bis Magic 12. Auch hier gilt: Schaffen Sie es 2-mal nacheinander, dann rufe ich Ihnen gerne und mit Bewunderung zu: Das war spitze!

1

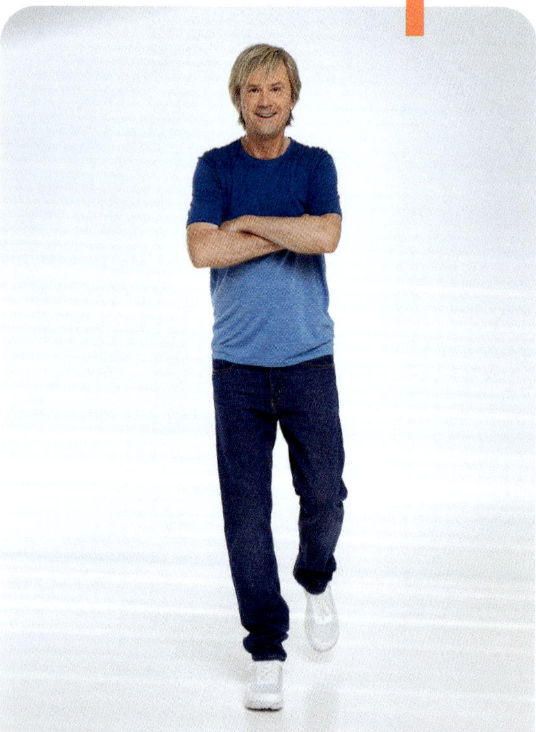

Es geht los nach vorn mit Schrittfolge und Kasatschok in der Reihenfolge 1, 2, 3. Mit rechts geht's einen Schritt nach vorn, dabei die Arme vor dem Körper verschränken (Kasatschok 1).

2

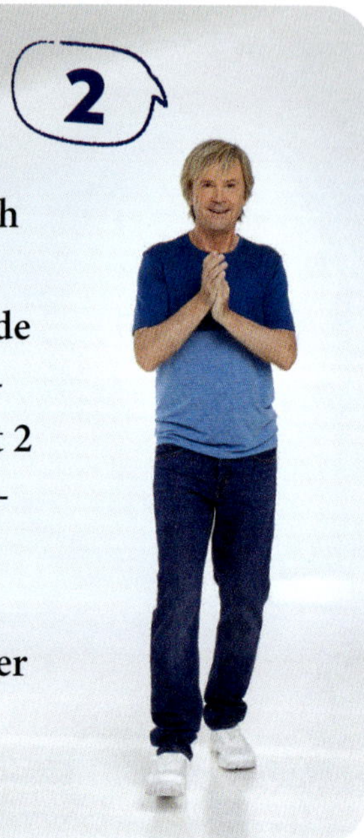

Dann mit links einen Schritt nach hinten machen, dabei in die Hände klatschen (Kasatschok 2) und laut 2 sagen, beim zweiten Schritt nach hinten die Arme hinter dem Körper verschränken (Kasatschok 3).

3

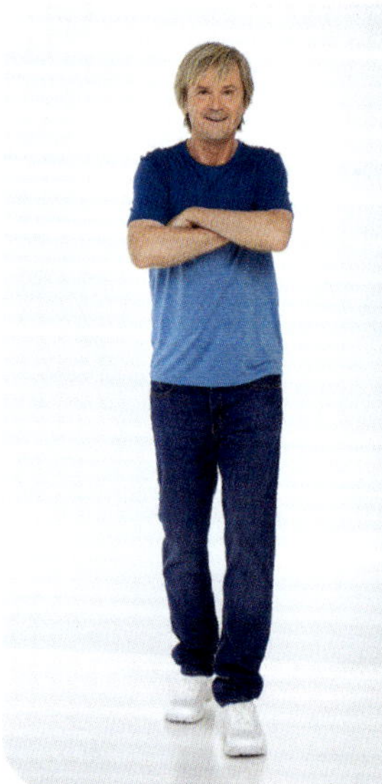

Mit links den ersten Schritt nach vorn machen, dabei die Arme vor dem Körper verschränken (Kasatschok 1).

4

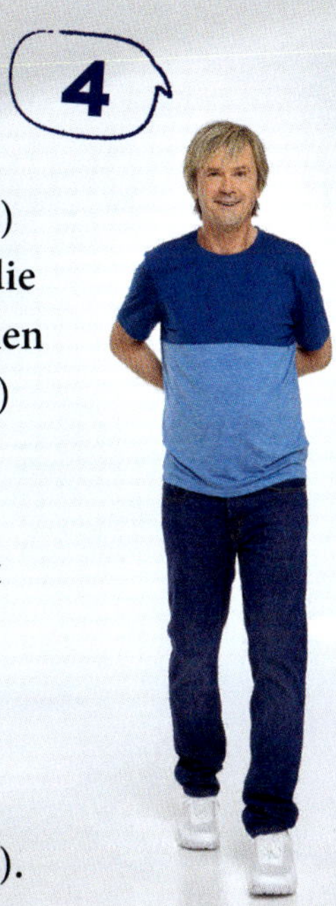

Beim zweiten Schritt (rechts) nach vorn in die Hände klatschen (Kasatschok 2) und laut 4 sagen. Beim dritten Schritt nach vorn die Arme hinter dem Körper verschränken (Kasatschok 3).

5

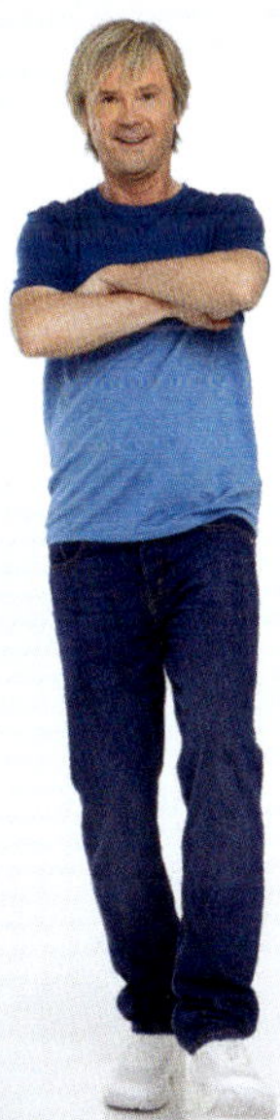

Nun mit umgekehrten Vorzeichen und Schrittfolge in der Reihenfolge 2, 3, 1. Mit rechts geht's den ersten Schritt nach hinten, dabei die Arme vor dem Körper verschränken (Kasatschok 1).

6

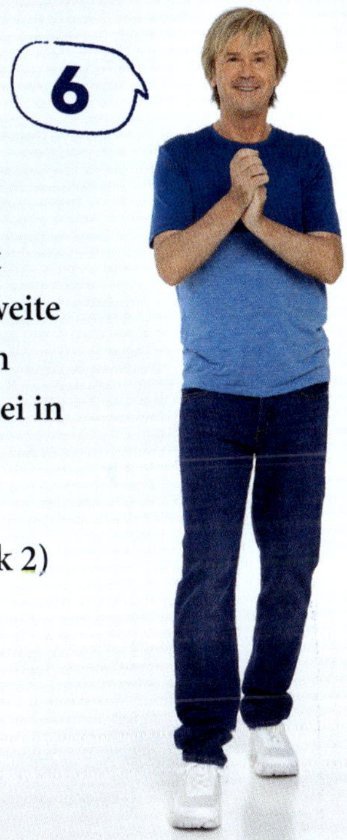

Es folgt mit links der zweite Schritt nach hinten, dabei in die Hände klatschen (Kasatschok 2) und laut 6 sagen.

SWITCH-STEP

VARIANTE 10

7

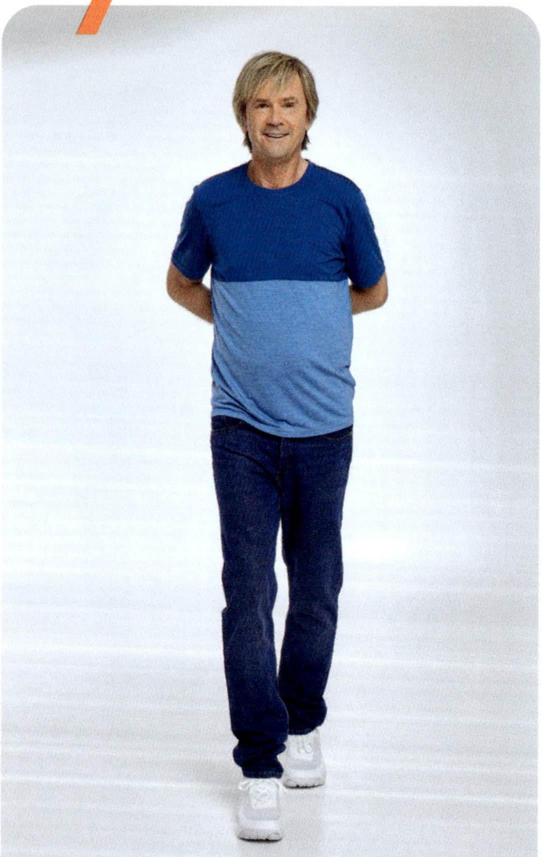

Dann mit rechts den ersten Schritt nach vorn machen, dabei die Arme hinter dem Körper verschränken (Kasatschok 3) …

8

… beim zweiten Schritt (links) nach vorn die Arme vor dem Körper verschränken (Kasatschok 1) und beim dritten Schritt nach vorn in die Hände klatschen (Kasatschok 2) und laut 8 sagen.

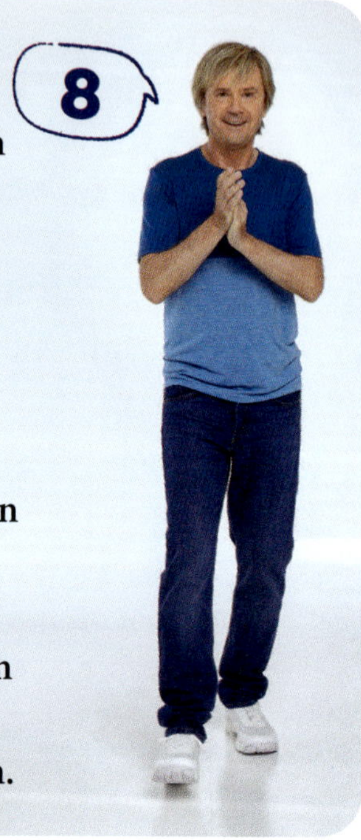

9

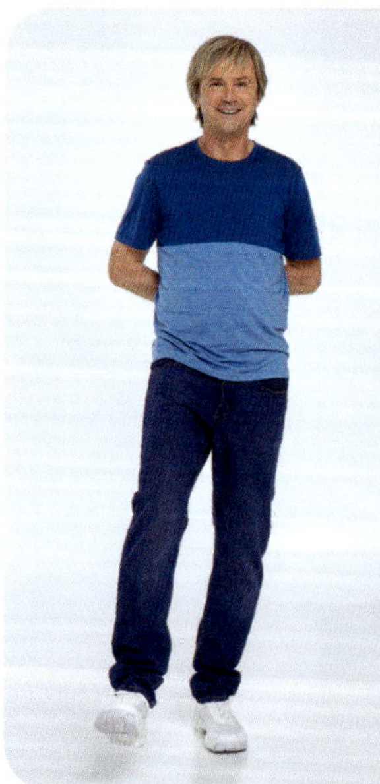

Es folgt mit links ein Schritt nach hinten, dabei die Arme hinter dem Körper verschränken (Kasatschok 3).

10

Und dann wieder nach vorn in der Reihenfolge 3, 1, 2. Mit rechts, links, rechts geht's drei Schritte nach vorn. Mit links geht's einen Schritt nach hinten. Danach rechts, links zwei Schritte nach vorn. Dabei jeweils den Kasatschok ausführen und bei den Zweierschritten zählen.

2x **Die gesamte Bewegungsfolge 2-mal wiederholen – bis Magic 12.**

SWITCH-STEP

VARIANTE 11

Jetzt wieder die Schrittfolge im Modus 2 – 3 – 1 wie bei Variante 3, diesmal mit BUM, KUN, CHA im Modus 1 – 2 – 3. Hier ändert sich erneut das Stoppschild, und zwar beim BUM, KUN, CHA. Was? Sie glauben mir nicht? Dann aber los … Die Aufgabe gilt als gelöst, wenn Sie den Modus 2 – 3 – 1 bei der Schrittfolge 3-mal (!) durchlaufen haben. Ich sage Ihnen schon jetzt: Die Variante kann nerven, aber hilft Ihrem Hirn enorm auf die Sprünge! Versprochen!

1

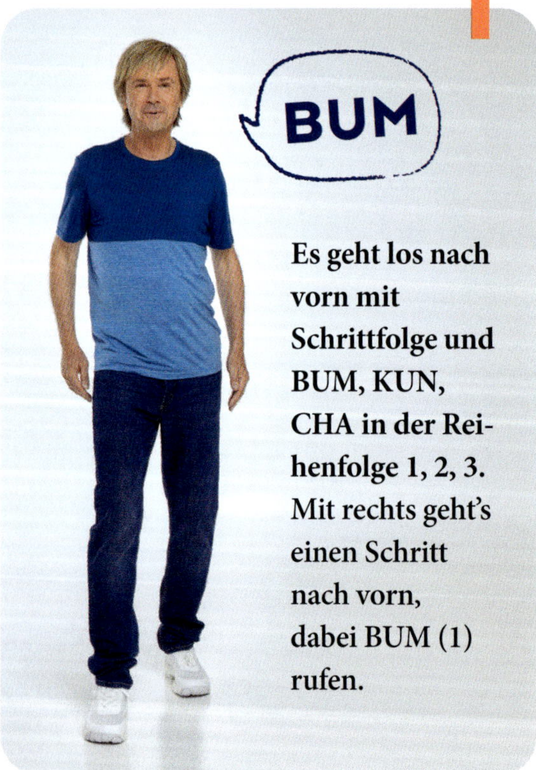

Es geht los nach vorn mit Schrittfolge und BUM, KUN, CHA in der Reihenfolge 1, 2, 3. Mit rechts geht's einen Schritt nach vorn, dabei BUM (1) rufen.

2

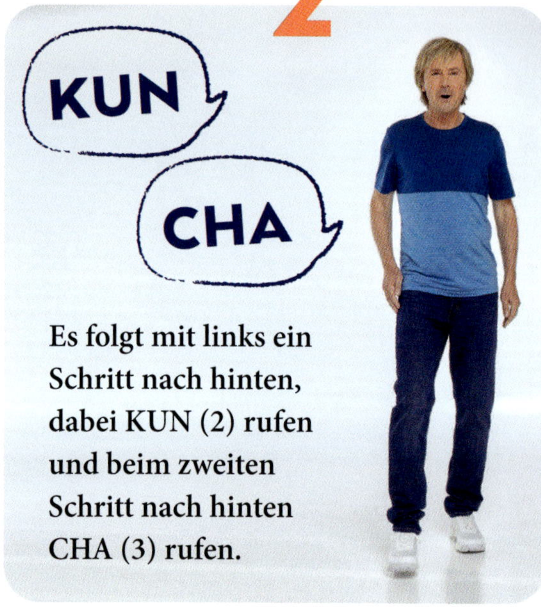

Es folgt mit links ein Schritt nach hinten, dabei KUN (2) rufen und beim zweiten Schritt nach hinten CHA (3) rufen.

3

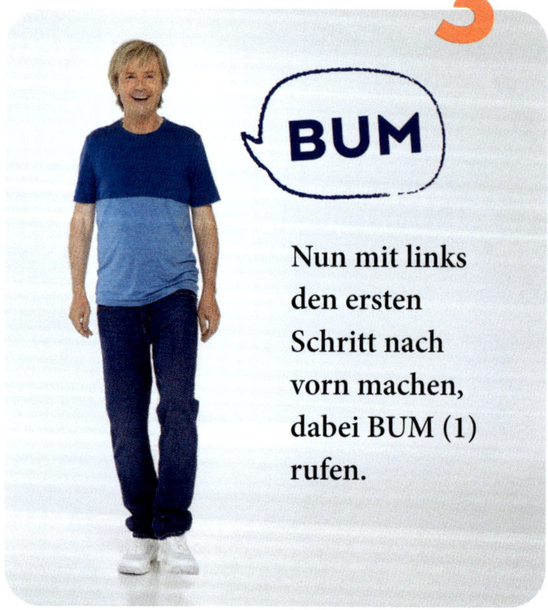

Nun mit links den ersten Schritt nach vorn machen, dabei BUM (1) rufen.

4

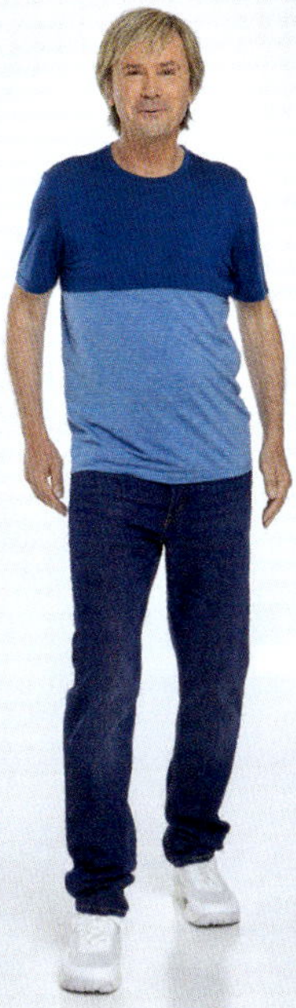

Beim zweiten Schritt mit rechts nach vorn KUN (2) rufen und beim dritten Schritt nach vorn CHA (3) rufen.

5

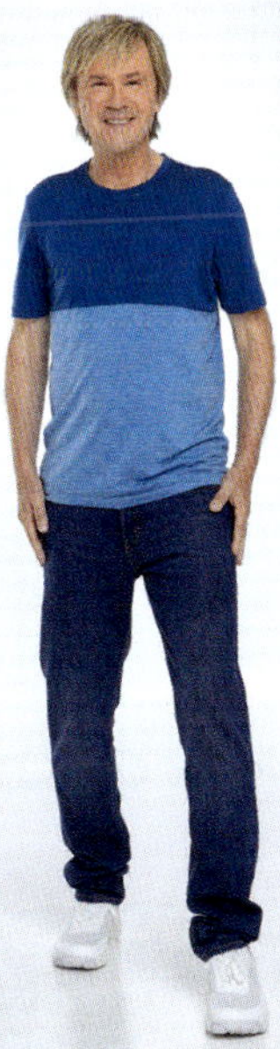

Es geht zügig weiter mit der Schrittfolge in der Reihenfolge 2, 3, 1. Mit rechts geht's den ersten Schritt nach hinten, dabei BUM (1) rufen.

6

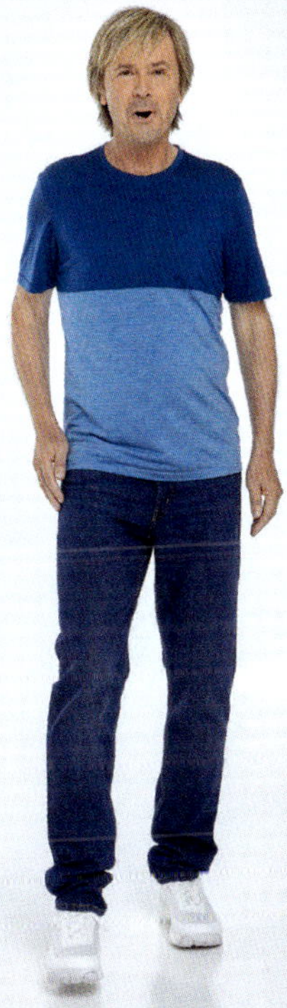

Es folgt mit links der zweite Schritt nach hinten, dabei KUN (2) rufen.

SWITCH-STEP

VARIANTE 11

7

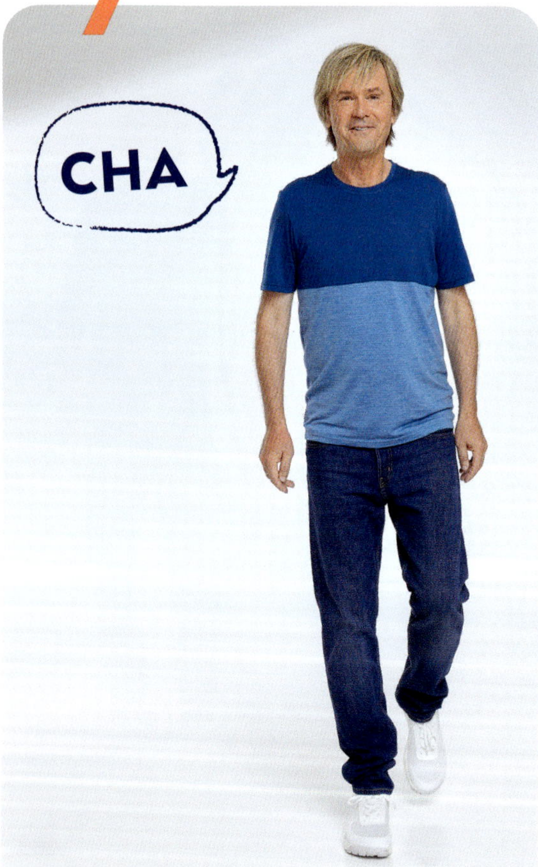

Jetzt geht's mit rechts den ersten Schritt nach vorn, dabei CHA (3) rufen.

8

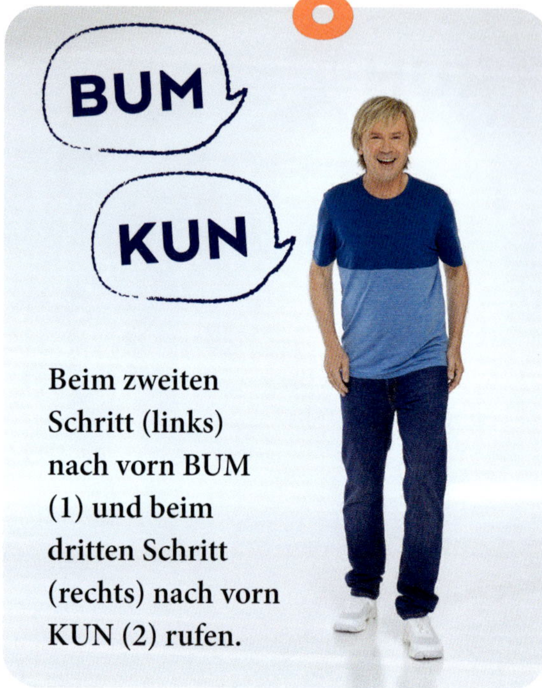

Beim zweiten Schritt (links) nach vorn BUM (1) und beim dritten Schritt (rechts) nach vorn KUN (2) rufen.

9

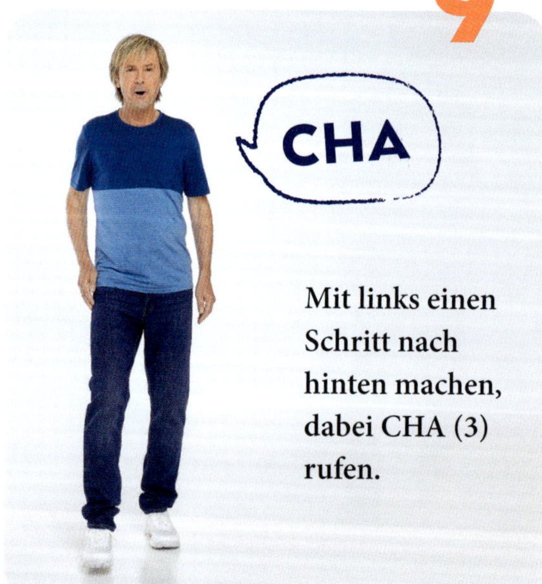

Mit links einen Schritt nach hinten machen, dabei CHA (3) rufen.

10

Und dann wieder nach vorn in der Reihenfolge 3, 1, 2. Mit rechts, links, rechts geht's drei Schritte nach vorn. Mit links geht's einen Schritt nach hinten, danach rechts, links zwei Schritte nach vorn. Dabei jeweils BUM, KUN, CHA rufen.

3x **Den Modus 2 – 3 – 1 bei der Schrittfolge 3-mal wiederholen.**

SWITCH-STEP

VARIANTE 12

Zum Schluss kommt die All-in-Variante, genauer gesagt: die Schrittfolge im Modus 2 – 3 – 1 mit dem Kasatschok im Modus 2 – 3 – 1 plus zählen bis Magic 24.

1

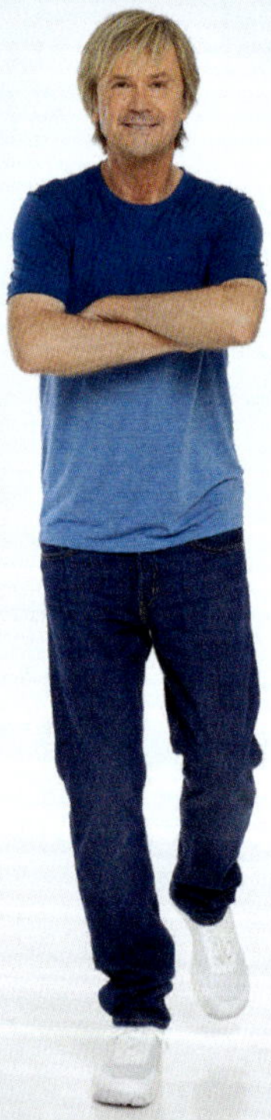

Es geht los nach vorn mit Schrittfolge und Kasatschok in der Reihenfolge 1, 2, 3. Mit rechts geht's einen Schritt nach vorn, dabei die Arme vor dem Körper verschränken (Kasatschok 1).

2

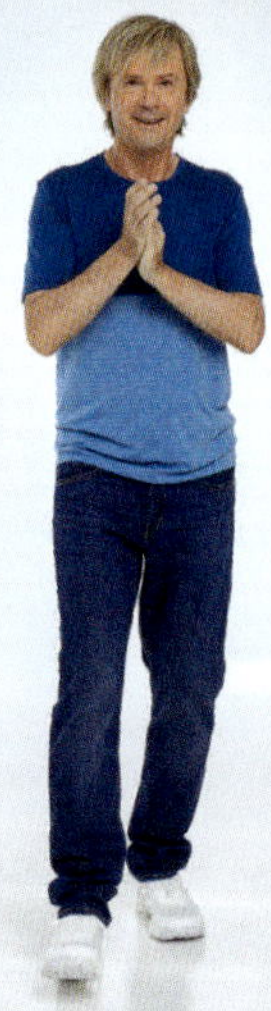

Mit links einen Schritt nach hinten machen, dabei in die Hände klatschen (Kasatschok 2) und laut 2 sagen, beim zweiten Schritt nach hinten die Arme hinter dem Körper verschränken (Kasatschok 3).

3

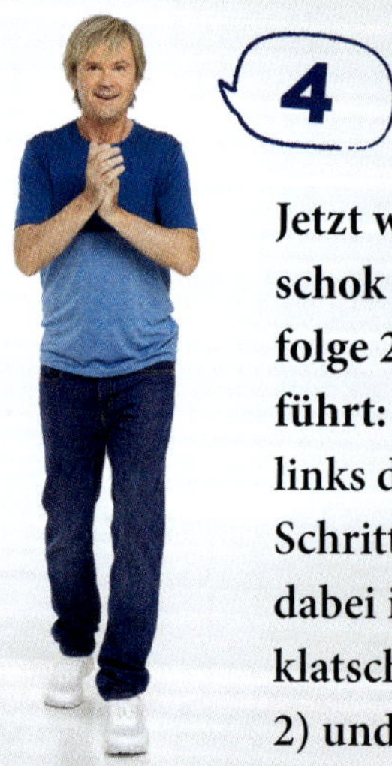

Jetzt wird der Kasatschok in der Reihenfolge 2, 3, 1 ausgeführt: Es geht mit links den ersten Schritt nach vorn, dabei in die Hände klatschen (Kasatschok 2) und laut 4 sagen.

4

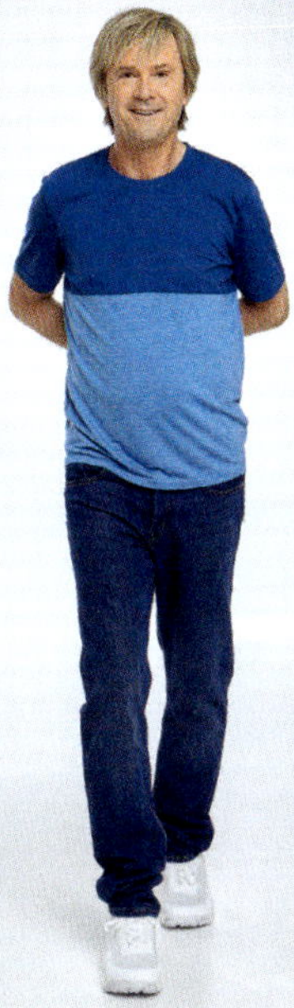

Beim zweiten Schritt mit rechts nach vorn die Arme hinter dem Körper verschrän- ken (Kasatschok 3) und beim dritten Schritt mit links nach vorn die Arme vor dem Körper verschrän- ken (Kasatschok 1).

5

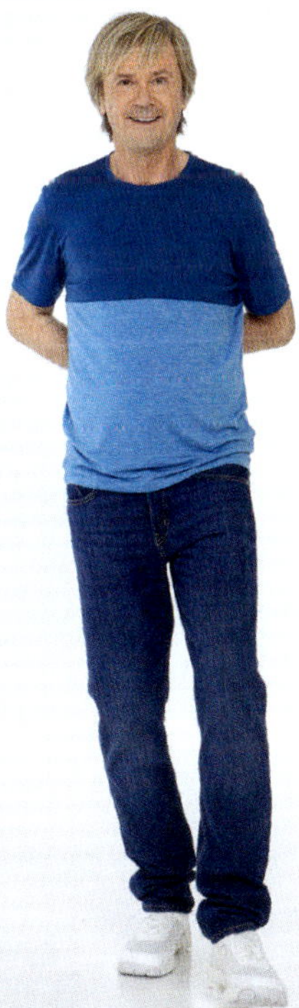

Nun geht es weiter mit der Schrittfolge in der Reihenfolge 2, 3, 1 und Kasatschok in der Reihenfolge 3, 1, 2. Mit rechts geht's den ersten Schritt nach hinten, dabei die Arme hinter dem Körper ver- schränken (Ka- satschok 3).

6

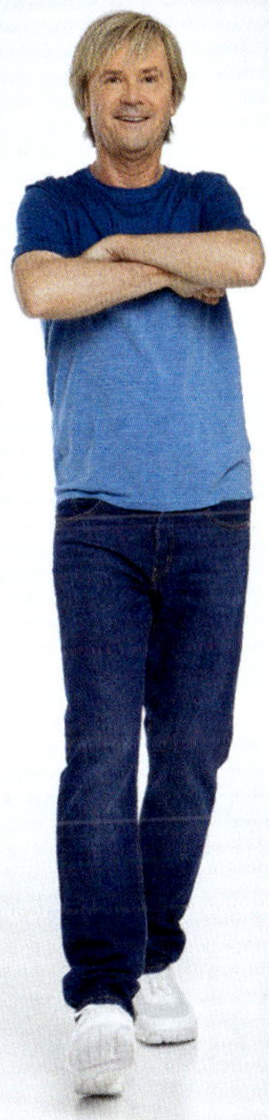

Es folgt mit links der zweite Schritt nach hinten, dabei die Arme vor dem Körper verschränken (Kasatschok 1).

SWITCH-STEP

VARIANTE 12

7

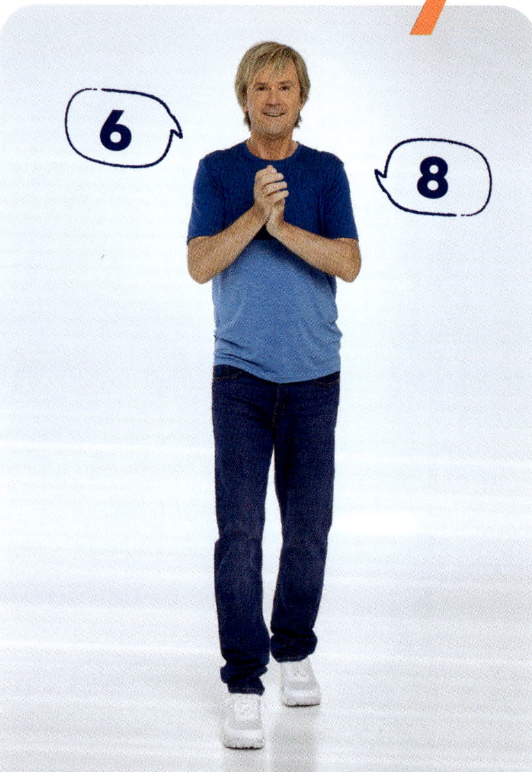

Nun beim ersten Schritt (rechts) nach vorn in die Hände klatschen (Kasatschok 2) und laut 6 sagen. Beim zweiten Schritt mit links nach vorn die Arme vor dem Körper verschränken (Kasatschok 1). Beim dritten Schritt (rechts) nach vorn in die Hände klatschen (Kasatschok 2) und laut 8 sagen.

8

Es folgt ein Schritt mit links nach hinten, dabei die Arme hinter dem Körper verschränken (Kasatschok 3).

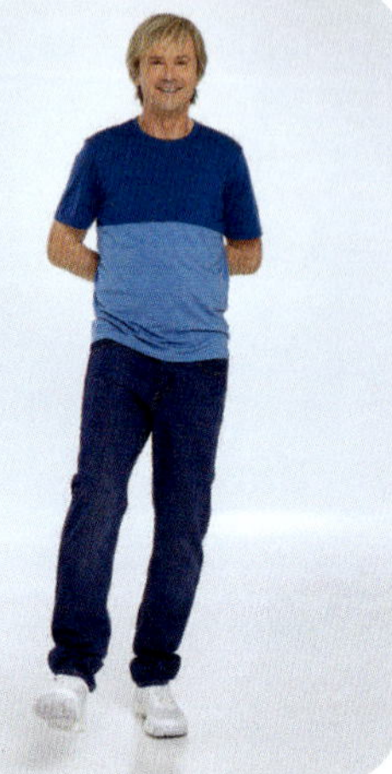

9

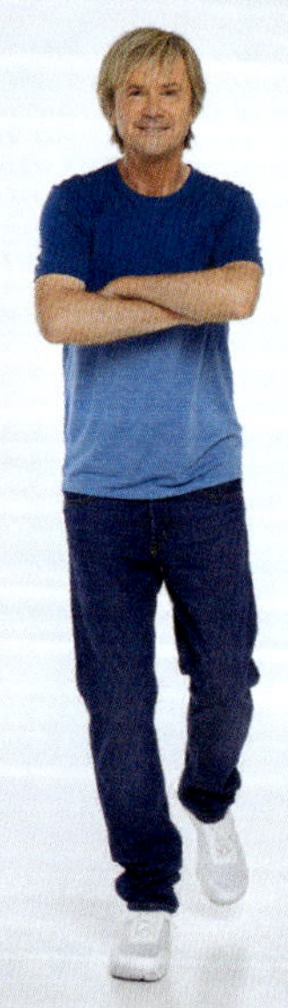

Es geht weiter mit den Schritten in der Reihenfolge 3, 1, 2: Mit rechts, links, rechts geht's drei Schritte nach vorn. Mit links geht's einen Schritt nach hinten. Darauf folgen rechts, links zwei Schritte nach vorn. Dabei jeweils den Kasatschok ausführen und beim Klatschen zählen.

Die gesamte Bewegungsfolge bis zur Magic 24 durchführen.

»Höre ich etwa ein leises Klagelied von Ihnen? Wenn ja, völlig zu Recht, denn der Kasatschok im Modus 2 – 3 – 1 ist hier richtig ekelig.

Umso größer die Freude, wenn Sie es geschafft haben: herzlichen Glückwunsch!«

SAMIR-MOVE

VARIANTE 1

Den Samir-Move bitte richtig gut erfühlen – dieser Move muss Ihnen in Fleisch und Blut übergehen, erst dann kommt die nächste Variante für Sie infrage. Und so geht's:

1

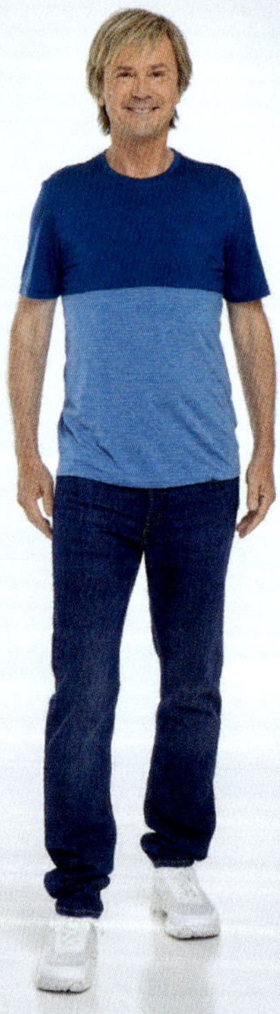

Zuerst mit dem rechten, danach mit dem linken Fuß einen kleinen Schritt nach vorn machen, sodass sich beide Füße möglichst auf gleicher Höhe nebeneinander befinden.

2

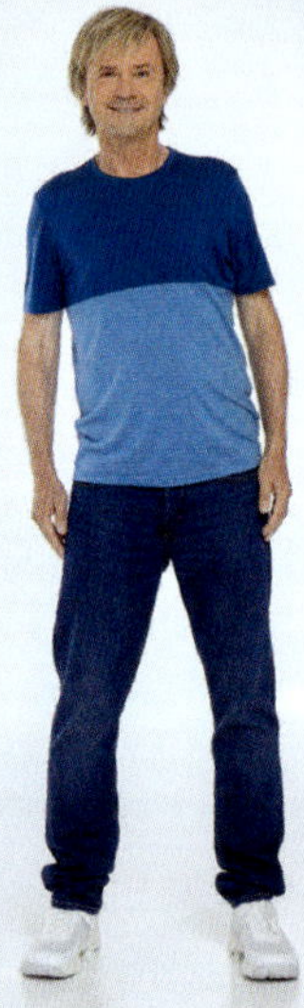

Dann den rechten Fuß auf gleicher Höhe mit einem kleinen Ausfallschritt zur Seite bewegen und mit dem linken Fuß einen kleinen Schritt nach vorn machen.

3

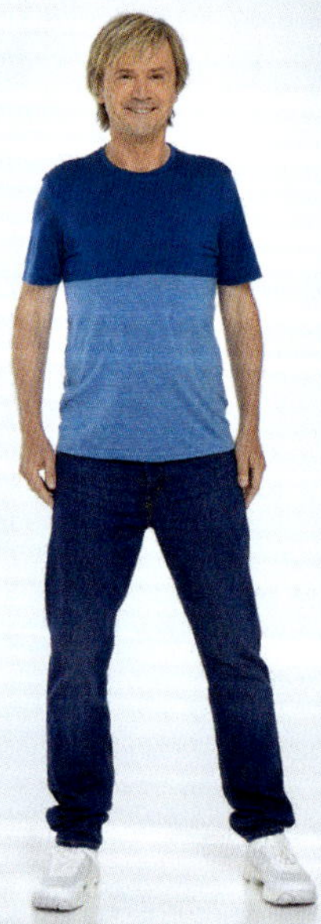

Mit dem rechten Fuß wieder einen kleinen Schritt nach vorn machen, sodass beide Füße wieder nebeneinanderstehen. Dann geht es mit links in einen kleinen Ausfallschritt.

4

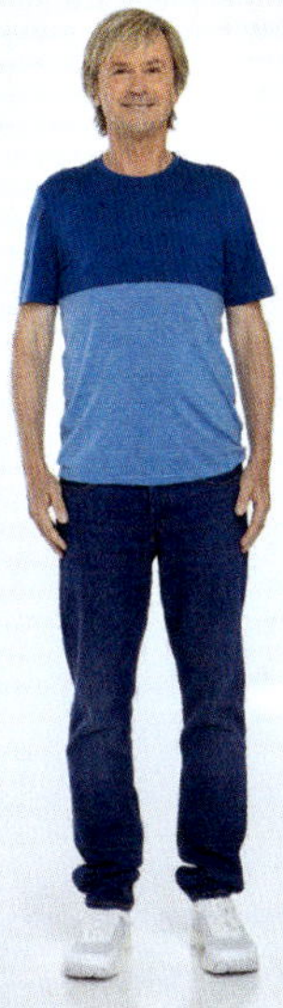

Nun wiederholen Sie das Ganze – gehen dabei aber rückwärts: zuerst mit dem rechten, dann mit dem linken Fuß einen kleinen Schritt nach hinten machen. Beide Füße stehen nebeneinander.

5

Es folgt mit dem rechten Fuß ein kleiner Ausfallschritt zur Seite, dann mit dem linken Fuß ein kleiner Schritt nach hinten.

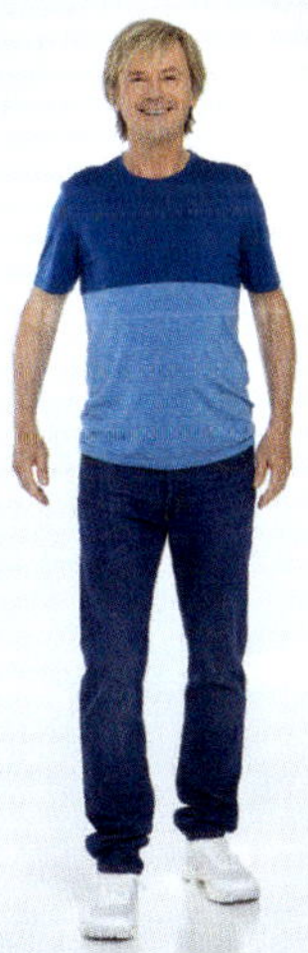

Insgesamt 3-mal vor- und zurückgehen.

6

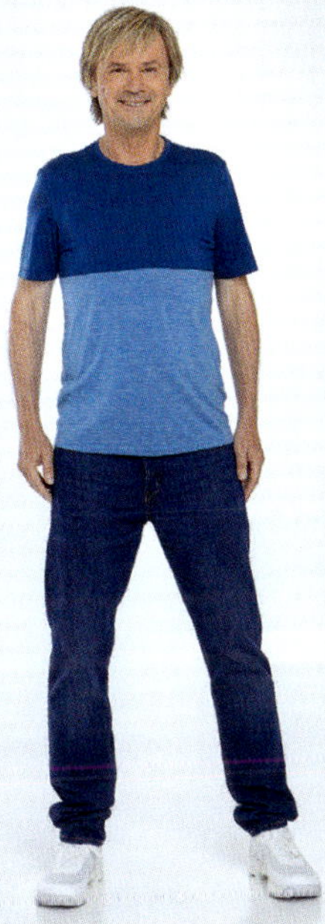

Nun mit dem rechten Fuß nach hinten gehen, sodass sich beide Füße wieder auf gleicher Höhe befinden. Zum Schluss kommt wieder ein kleiner Ausfallschritt nach links.

COACHING-TIPPS

- **Immer schön nach vorn schauen.**
- **Kleine Schritte machen und immer wieder wechseln. Mal beginnen Sie mit rechts, mal mit links.**
- **Wenn Sie irgendwo ins Stocken geraten, dann nicht durchwurschteln, sondern wieder zum Ausgangspunkt zurück. Wer dann mit dem anderen Fuß beginnt, macht alles richtig, denn: So erhöhen wir einfach die Lerntiefe bei gleicher Übungszeit.**

SAMIR-MOVE

VARIANTE 2

Wie Variante 1, aber jetzt mit dem Kasatschok im Modus 1 – 2 – 3. Wenn Sie 3-mal fehlerfrei und ohne Bewegungsunterbrechungen vor- und zurückgegangen sind, geht's zur nächsten Variante.

1

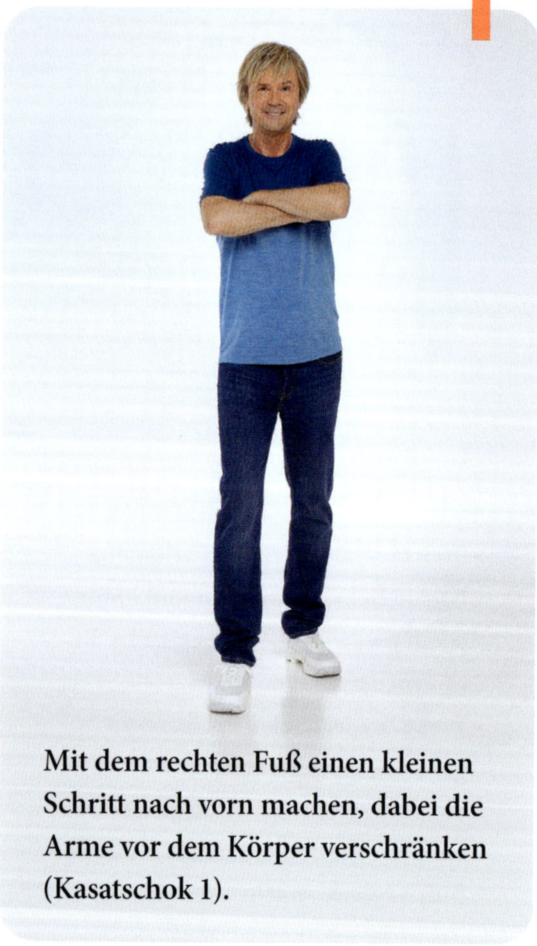

Mit dem rechten Fuß einen kleinen Schritt nach vorn machen, dabei die Arme vor dem Körper verschränken (Kasatschok 1).

2

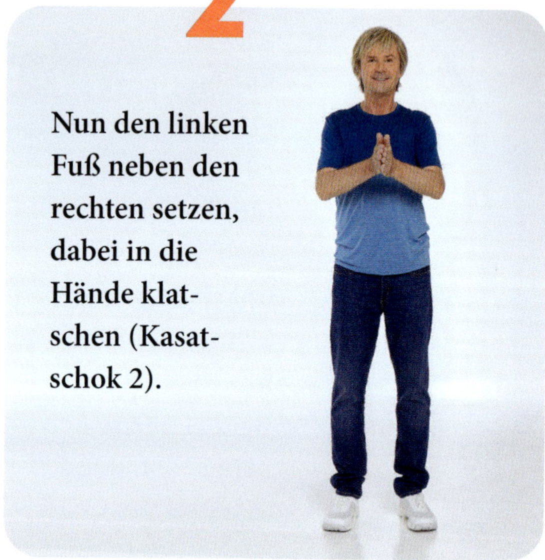

Nun den linken Fuß neben den rechten setzen, dabei in die Hände klatschen (Kasatschok 2).

3

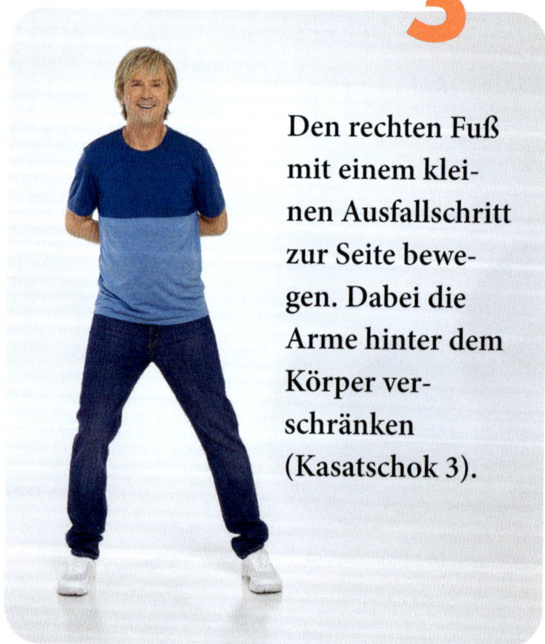

Den rechten Fuß mit einem kleinen Ausfallschritt zur Seite bewegen. Dabei die Arme hinter dem Körper verschränken (Kasatschok 3).

4

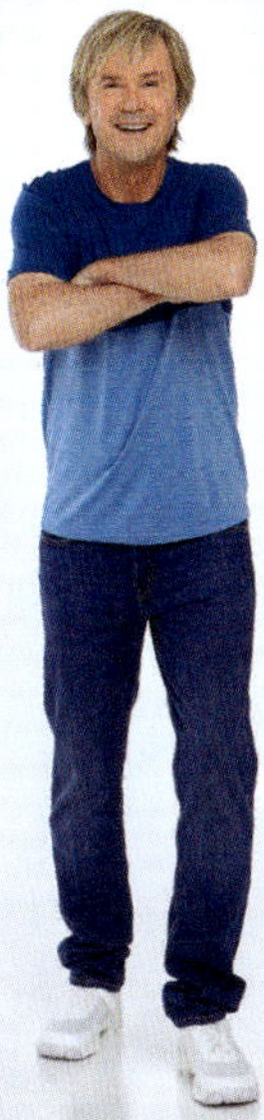

Mit dem linken Fuß einen kleinen Schritt nach vorn machen, dabei die Arme vor dem Körper verschränken (Kasatschok 1).

5

Den rechten Fuß neben den linken setzen, dabei in die Hände klatschen (Kasatschok 2).

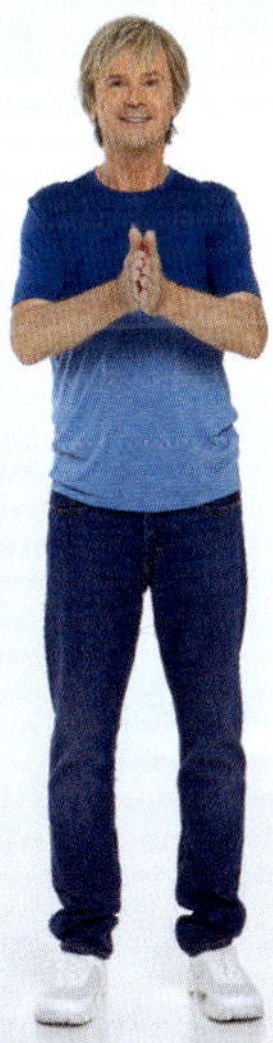

6

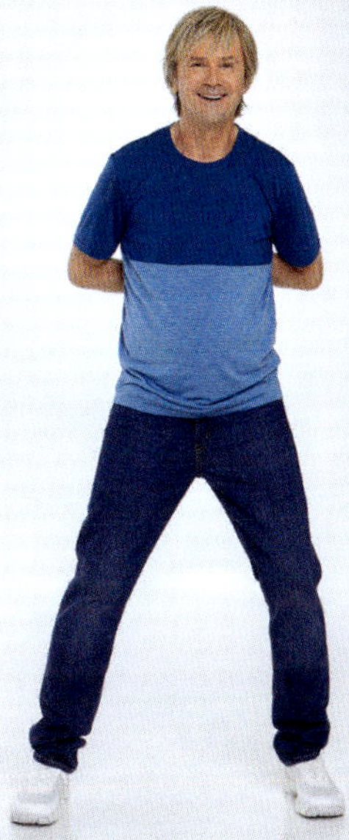

Mit links einen kleinen Ausfallschritt zur Seite machen, dabei die Arme hinter dem Körper verschränken (Kasatschok 3).

7

Nun wiederholen Sie das Ganze – gehen dabei aber rückwärts. Sie beginnen mit dem rechten Fuß.

3x **Insgesamt 3-mal vor- und zurückgehen.**

SAMIR-MOVE

VARIANTE 3

Wie Variante 1 mit BUM, KUN, CHA im Modus 1 – 2 – 3. Hand aufs Herz: Läuft doch, oder?

1

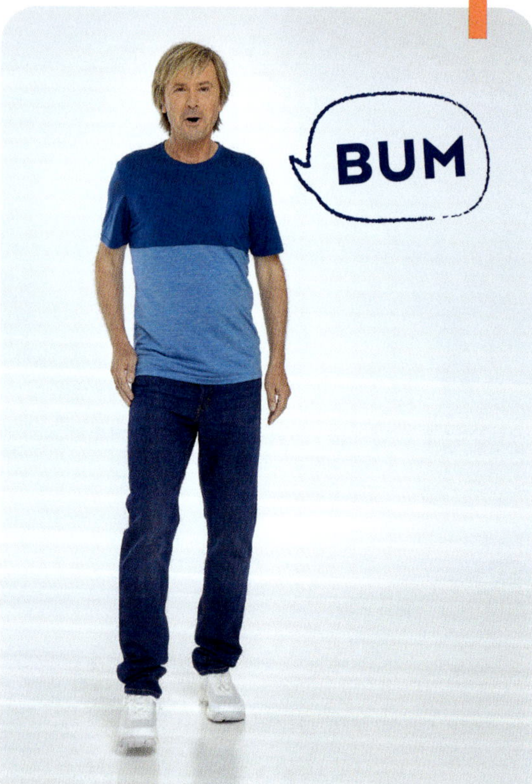

Mit dem rechten Fuß einen kleinen Schritt nach vorn machen, dabei BUM (1) rufen.

2

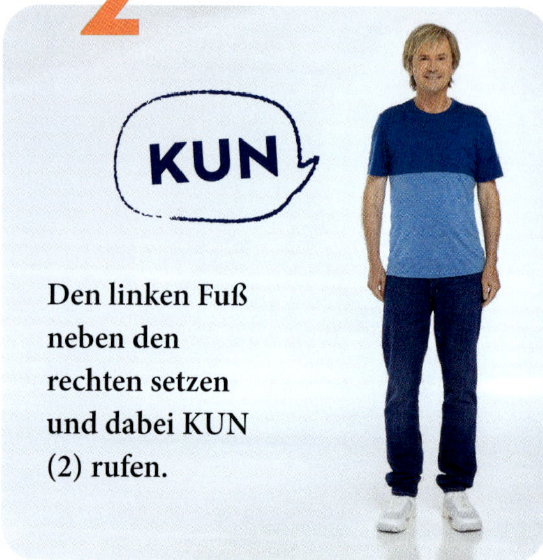

Den linken Fuß neben den rechten setzen und dabei KUN (2) rufen.

3

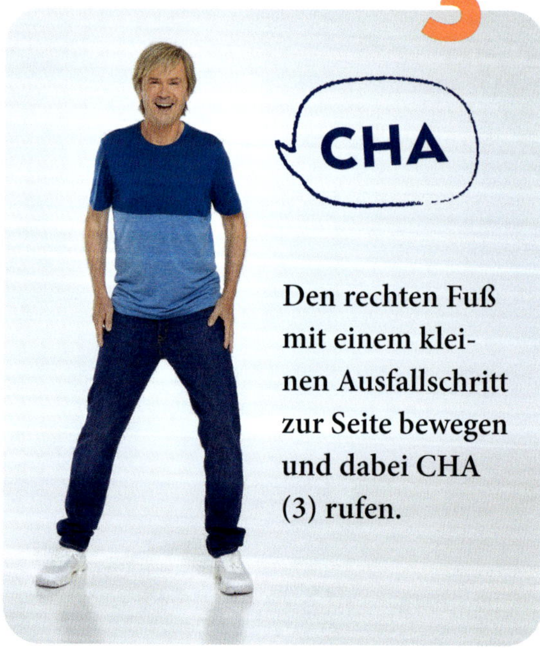

Den rechten Fuß mit einem kleinen Ausfallschritt zur Seite bewegen und dabei CHA (3) rufen.

4

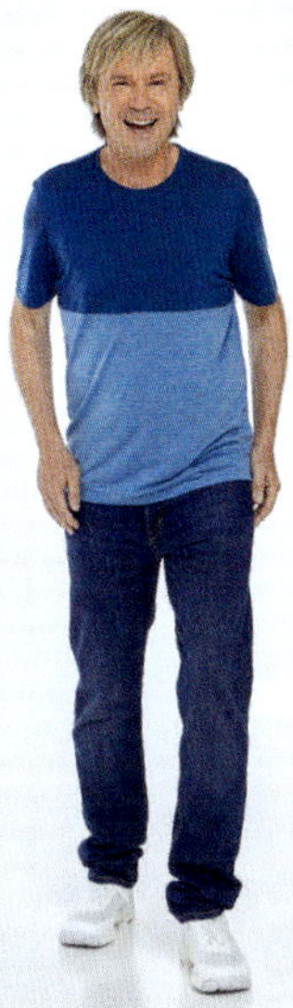

Mit dem linken Fuß einen kleinen Schritt nach vorn machen, dabei BUM (1) rufen.

5

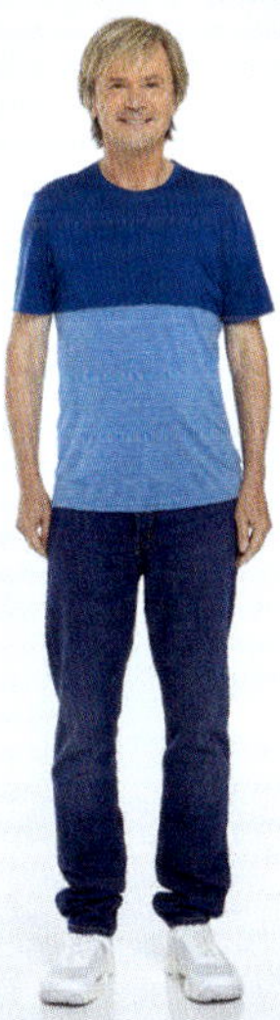

Den rechten Fuß neben den linken setzen, dabei KUN (2) rufen.

6

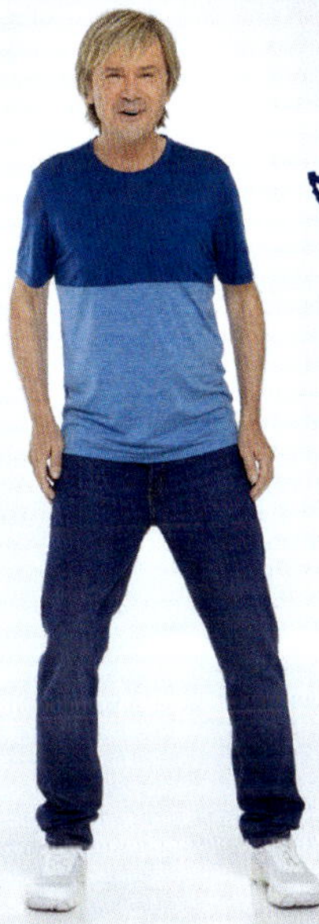

Dann geht es mit links in einen kleinen Ausfallschritt. Dabei CHA (3) rufen.

7

Nun wiederholen Sie das Ganze – gehen dabei aber rückwärts. Sie beginnen mit dem rechten Fuß.

3x **Insgesamt 3-mal vor- und zurückgehen.**

SAMIR-MOVE

VARIANTE 4

Ich liebe Überraschungen – Sie auch? Daher kommt hier eine neue Bewegung der Arme ins Spiel – der Nowak (siehe Seite 57). Wir üben wie in Variante 1, dazu kommt der Nowak im Modus 1 – 2 – 3. Da tut sich was im Oberstübchen und die motorische Ausführung ist keine Selbstverständlichkeit. Doch erst mal möchte ich Ihnen gratulieren: Wir kommen gut voran und Ihr Hirn bewegt sich, langsam, aber sicher, immer leichter aus der Komfortzone heraus. Prima! Das ist unser, Ihr Ziel!

1

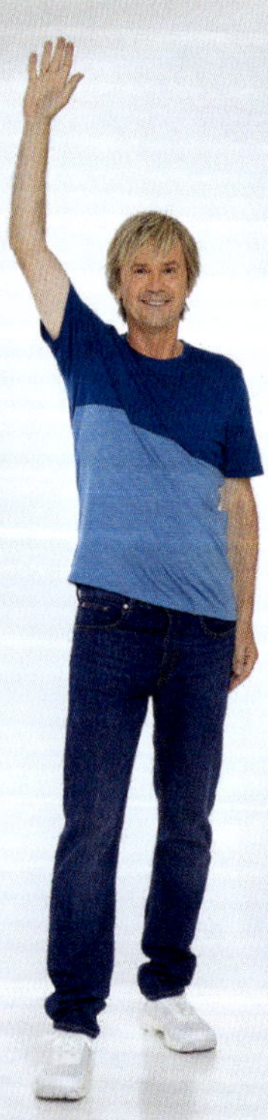

Mit dem rechten Fuß einen kleinen Schritt nach vorn machen, dabei den rechten Arm ganz nach oben ausstrecken (Nowak 1).

2

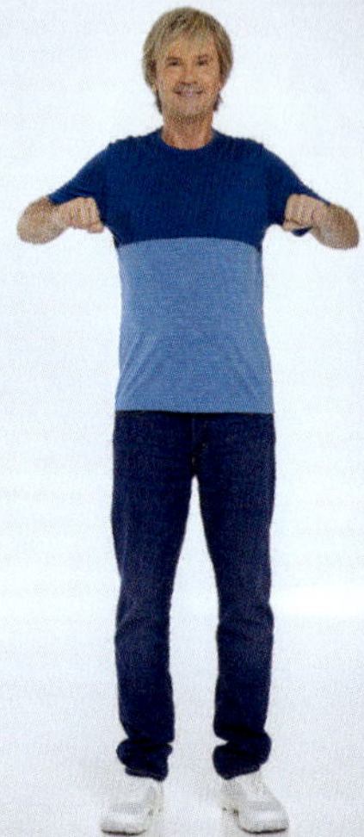

Den linken Fuß neben den rechten setzen, dabei beide Schulterblätter nach hinten drücken (Nowak 2).

3

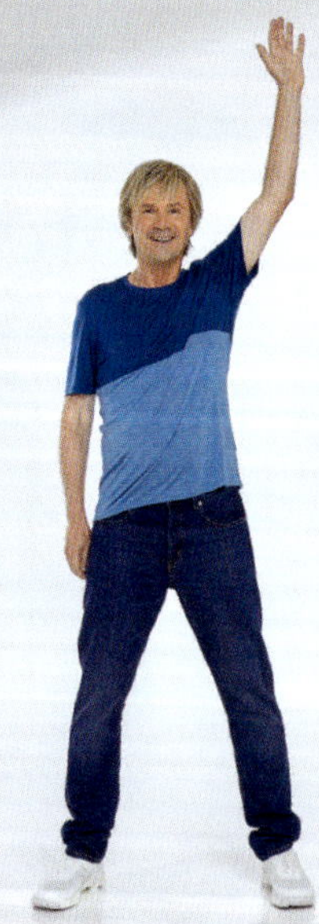

Den rechten Fuß mit einem kleinen Ausfallschritt zur Seite bewegen. Dabei den linken Arm ganz nach oben ausstrecken (Nowak 3).

4

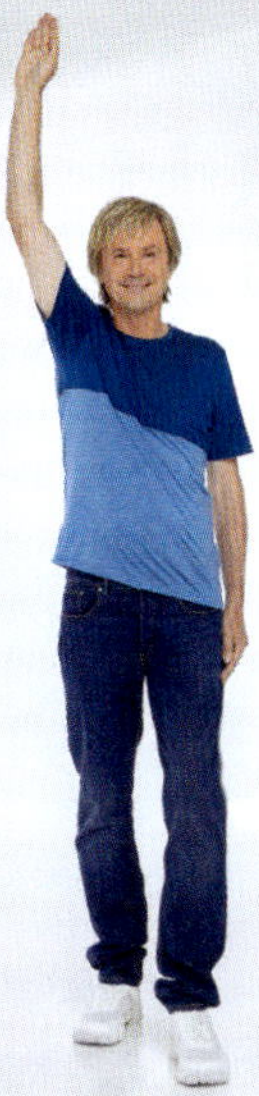

Mit dem linken Fuß einen kleinen Schritt nach vorn machen, dabei den rechten Arm ganz nach oben ausstrecken (Nowak 1).

5

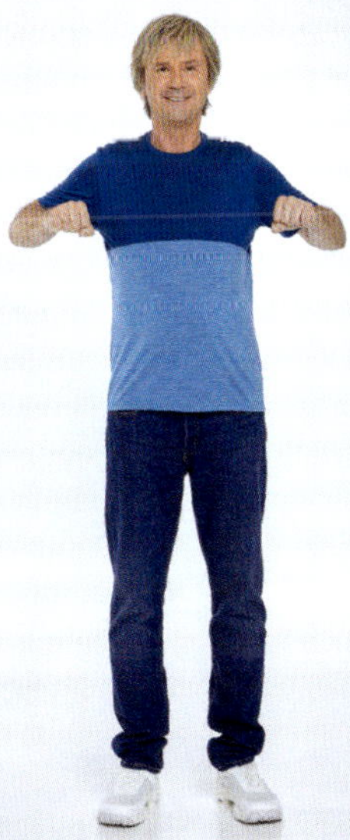

Den rechten Fuß neben den linken setzen, dabei beide Schulterblätter nach hinten drücken (Nowak 2).

6

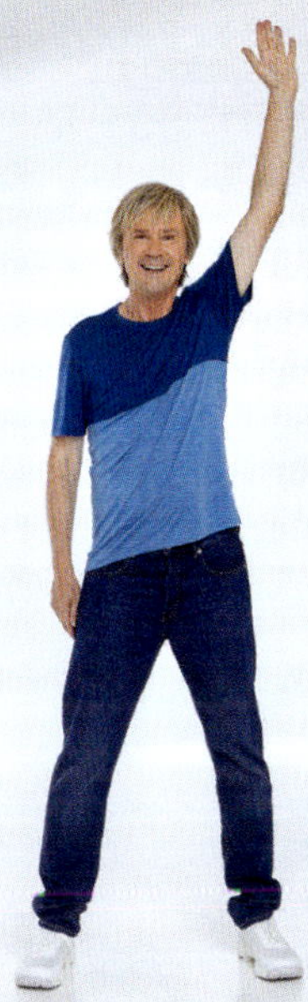

Dann geht's mit links in einen kleinen Ausfallschritt zur Seite, dabei den linken Arm ganz nach oben ausstrecken (Nowak 3).

7

Nun wiederholen Sie das Ganze – gehen dabei aber rückwärts. Sie beginnen mit dem rechten Fuß.

3x **Insgesamt 3-mal vor- und zurückgehen.**
Erst wenn Sie sich mit der Aufgabe pudelwohl fühlen, geht es weiter.

SAMIR-MOVE

VARIANTE 5

Willkommen auf dem Level für Fortgeschrittene! Und ohne großes Vorgeplänkel geht es in die nächsten Runden. Wir beginnen mit der Variante 1, ergänzt durch Kasatschok im Modus 2 – 3 – 1.

1

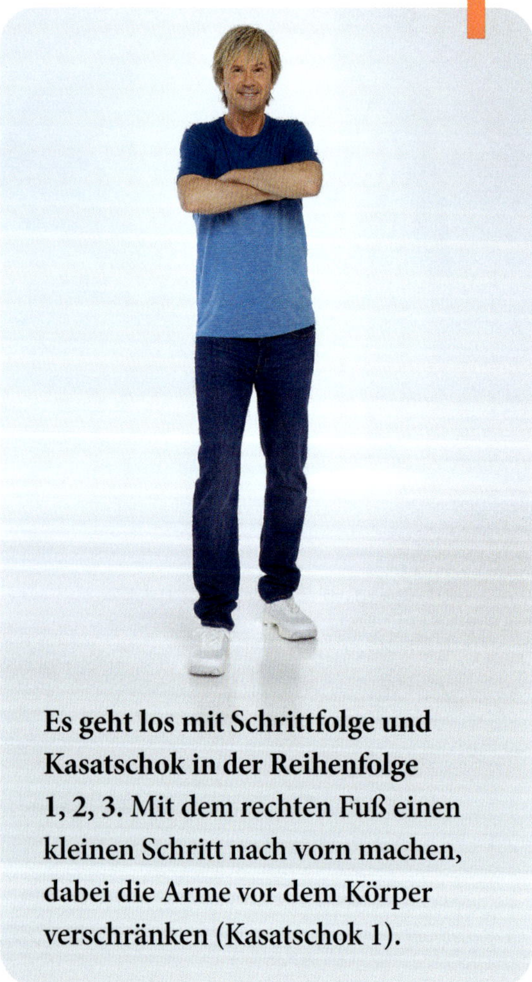

Es geht los mit Schrittfolge und Kasatschok in der Reihenfolge 1, 2, 3. Mit dem rechten Fuß einen kleinen Schritt nach vorn machen, dabei die Arme vor dem Körper verschränken (Kasatschok 1).

2

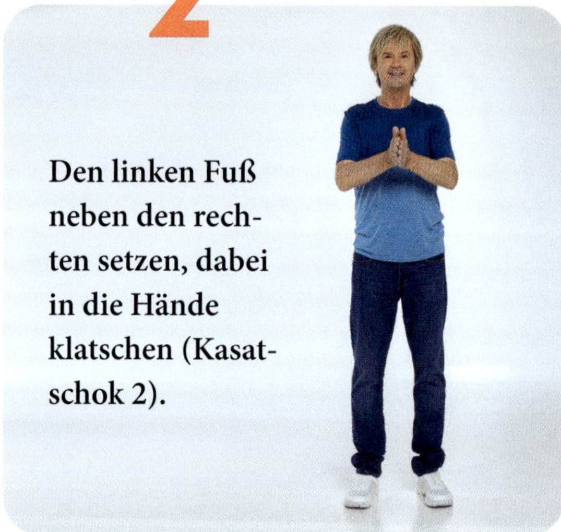

Den linken Fuß neben den rechten setzen, dabei in die Hände klatschen (Kasatschok 2).

3

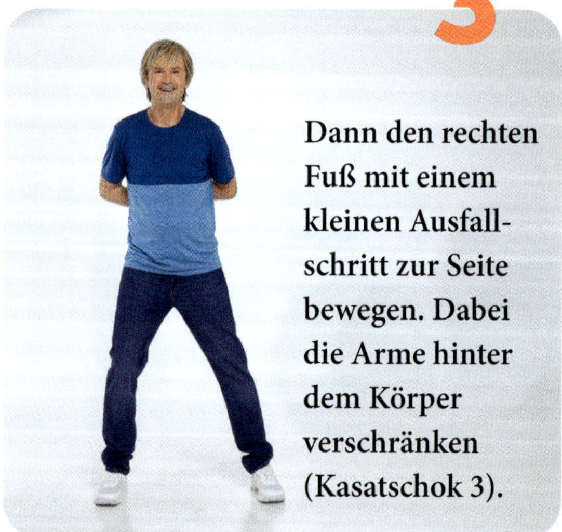

Dann den rechten Fuß mit einem kleinen Ausfallschritt zur Seite bewegen. Dabei die Arme hinter dem Körper verschränken (Kasatschok 3).

4

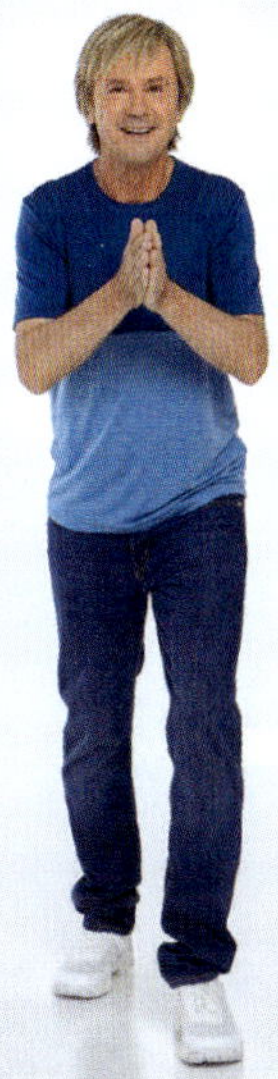

Weiter geht's mit Kasatschok in der Reihenfolge 2, 3, 1. Mit dem linken Fuß einen kleinen Schritt nach vorn machen, dabei in die Hände klatschen (Kasatschok 2).

5

Den rechten Fuß neben den linken setzen, dabei die Arme hinter dem Körper verschränken (Kasatschok 3).

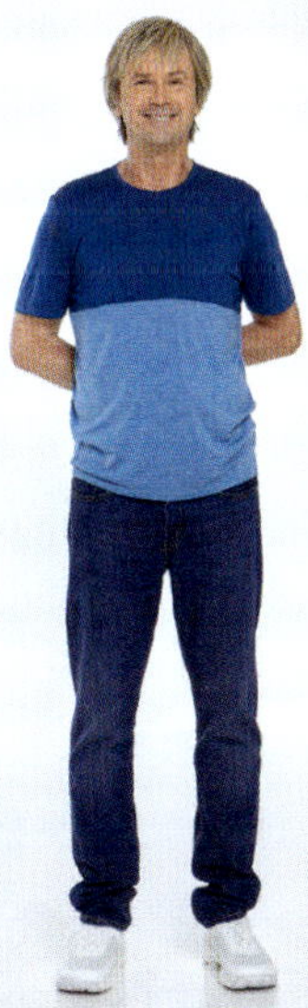

6

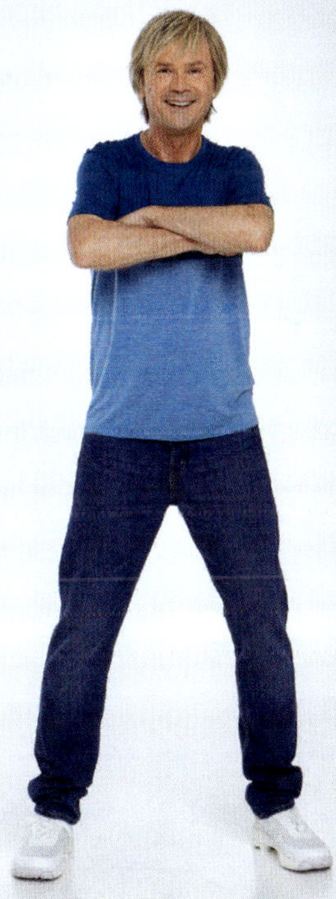

Dann geht's mit links in einen kleinen Ausfallschritt zur Seite, dabei die Arme vor dem Körper verschränken (Kasatschok 1).

SAMIR-MOVE

VARIANTE 5

7

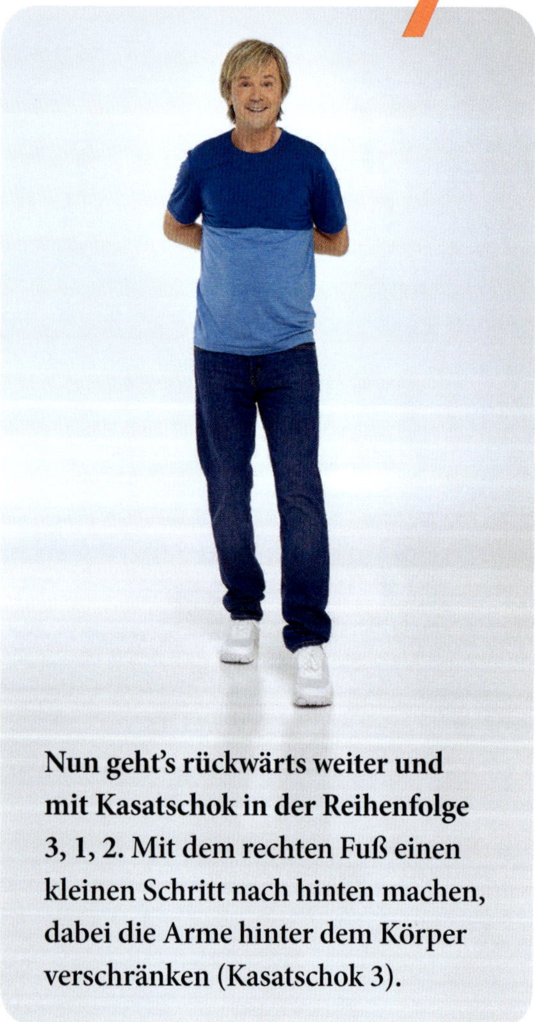

Nun geht's rückwärts weiter und mit Kasatschok in der Reihenfolge 3, 1, 2. Mit dem rechten Fuß einen kleinen Schritt nach hinten machen, dabei die Arme hinter dem Körper verschränken (Kasatschok 3).

8

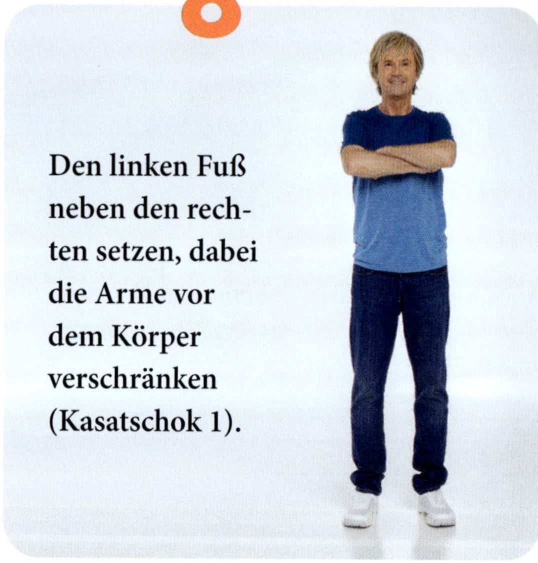

Den linken Fuß neben den rechten setzen, dabei die Arme vor dem Körper verschränken (Kasatschok 1).

9

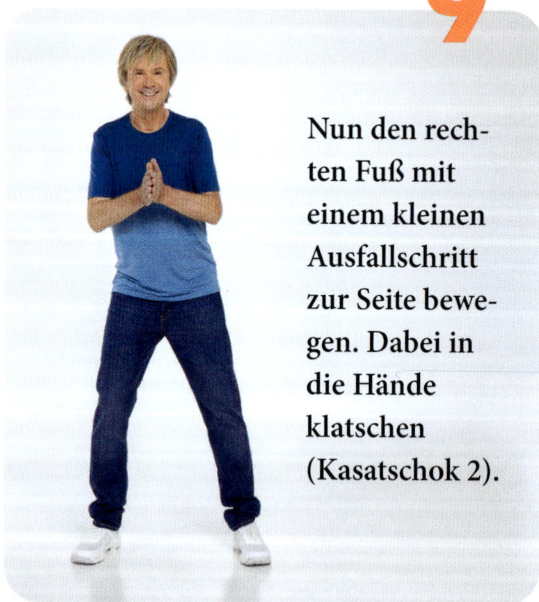

Nun den rechten Fuß mit einem kleinen Ausfallschritt zur Seite bewegen. Dabei in die Hände klatschen (Kasatschok 2).

10

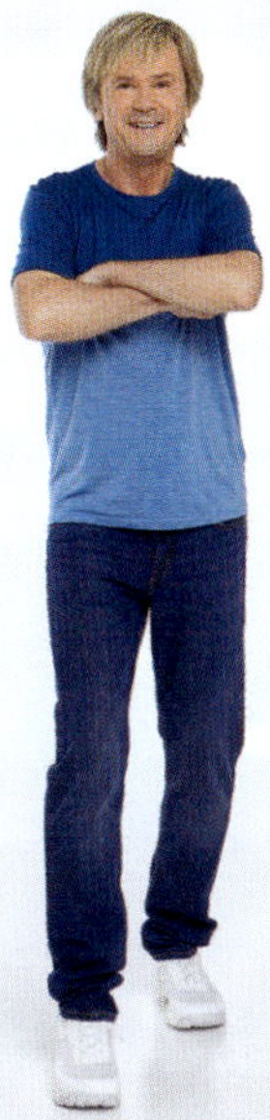

Und weiter geht's rückwärts – nun wieder mit Kasatschok in der Reihenfolge 1, 2, 3. Mit dem linken Fuß einen kleinen Schritt nach hinten machen, dabei die Arme vor dem Körper verschränken (Kasatschok 1).

11

Nun geht's mit dem rechten Fuß einen Schritt nach hinten, dabei in die Hände klatschen (Kasatschok 2).

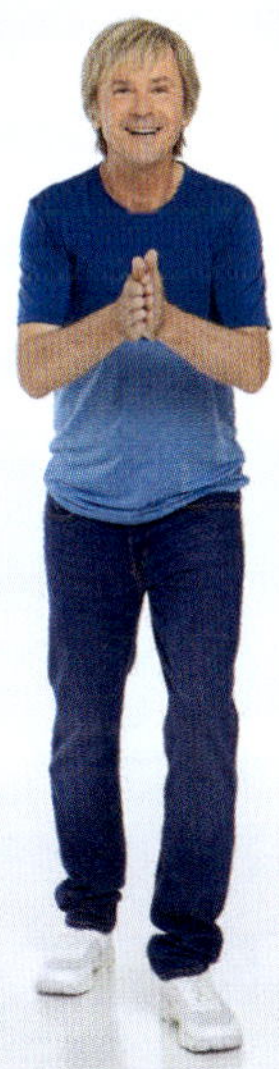

12

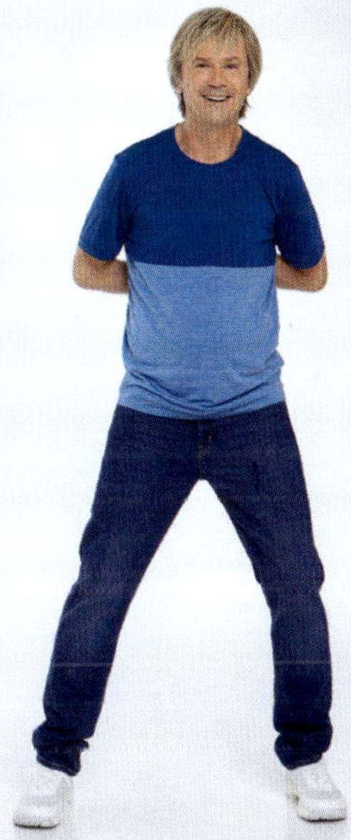

Es folgt ein kleiner Ausfallschritt nach links, dabei die Arme hinter dem Körper verschränken (Kasatschok 3).

Insgesamt 3-mal vor- und zurückgehen.

SAMIR-MOVE

VARIANTE 6

Weiter geht's! Wie in Variante 1, aber jetzt mit BUM, KUN, CHA im Modus 2 – 3 – 1.

1

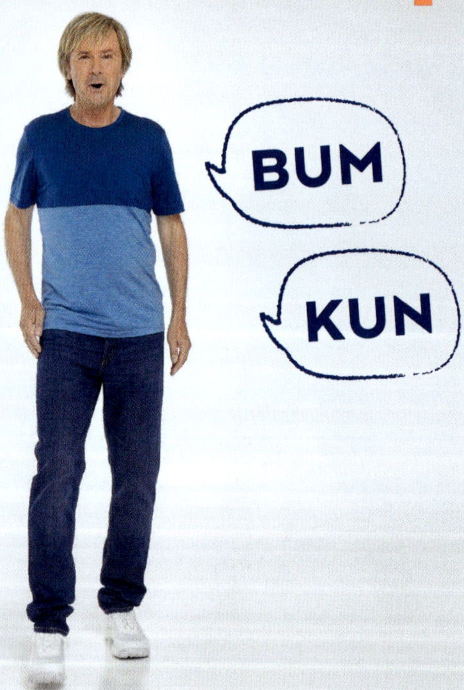

Es geht los mit Schrittfolge und BUM, KUN, CHA in der Reihenfolge 1, 2, 3. Mit dem rechten Fuß einen kleinen Schritt nach vorn machen, dabei BUM (1) rufen. Danach den linken Fuß neben den rechten setzen, dabei KUN (2) rufen.

2

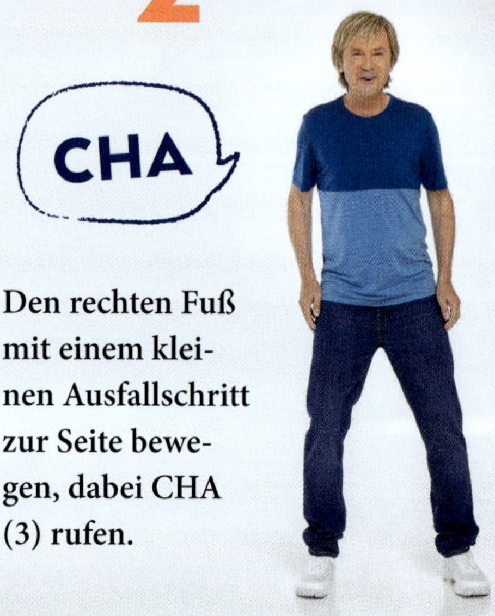

Den rechten Fuß mit einem kleinen Ausfallschritt zur Seite bewegen, dabei CHA (3) rufen.

3

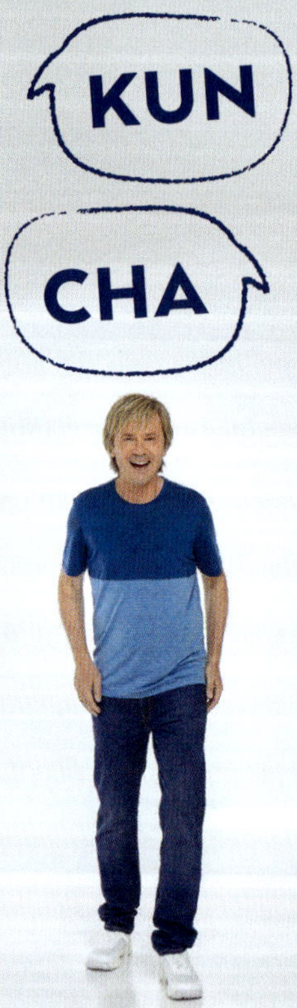

Weiter geht's mit BUM, KUN, CHA in der Reihenfolge 2, 3, 1. Mit dem linken Fuß einen kleinen Schritt nach vorn machen, dabei KUN (2) rufen. Dann den rechten Fuß neben den linken setzen, dabei CHA (3) rufen.

4

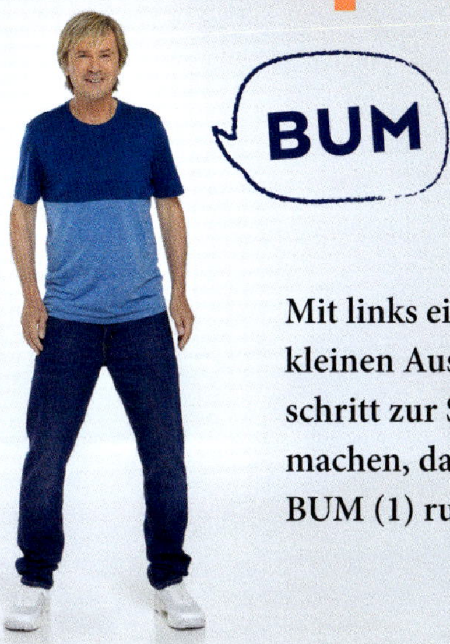

Mit links einen kleinen Ausfallschritt zur Seite machen, dabei BUM (1) rufen.

5

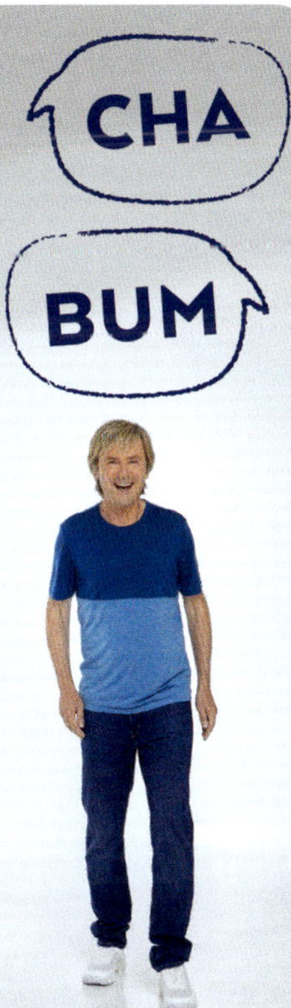

Nun geht's rückwärts weiter und mit BUM, KUN, CHA in der Reihenfolge 3, 1, 2. Mit dem rechten Fuß einen kleinen Schritt nach hinten machen, dabei CHA (3) rufen. Dann den linken Fuß neben den rechten setzen, dabei BUM (1) rufen.

6

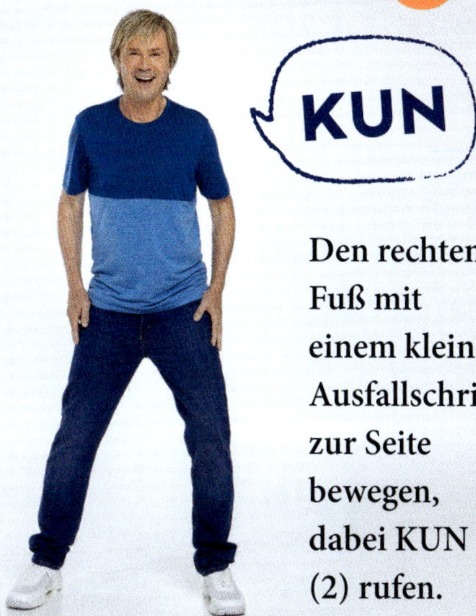

Den rechten Fuß mit einem kleinen Ausfallschritt zur Seite bewegen, dabei KUN (2) rufen.

7

Und weiter geht's rückwärts – nun wieder mit BUM, KUN, CHA in der Reihenfolge 1, 2, 3. Mit dem linken Fuß einen kleinen Schritt nach hinten gehen, dabei BUM (1) rufen. Mit dem rechten Fuß nach hinten gehen, sodass sich beide Füße wieder auf gleicher Höhe befinden, dabei KUN (2) rufen. Zum Schluss kommt ein kleiner Ausfallschritt nach links, dabei CHA (3) rufen.
Damit ist Runde 1 abgeschlossen. Runde 2 geht wieder nach vorn.

3x **Insgesamt 3-mal vor- und zurückgehen.**

SAMIR-MOVE

VARIANTE 7

Diese Variante hat es in sich. Dranbleiben lohnt sich! Vertrauen Sie mir! Sie geht wie Variante 1 mit Nowak im Modus 2 – 3 – 1.

1

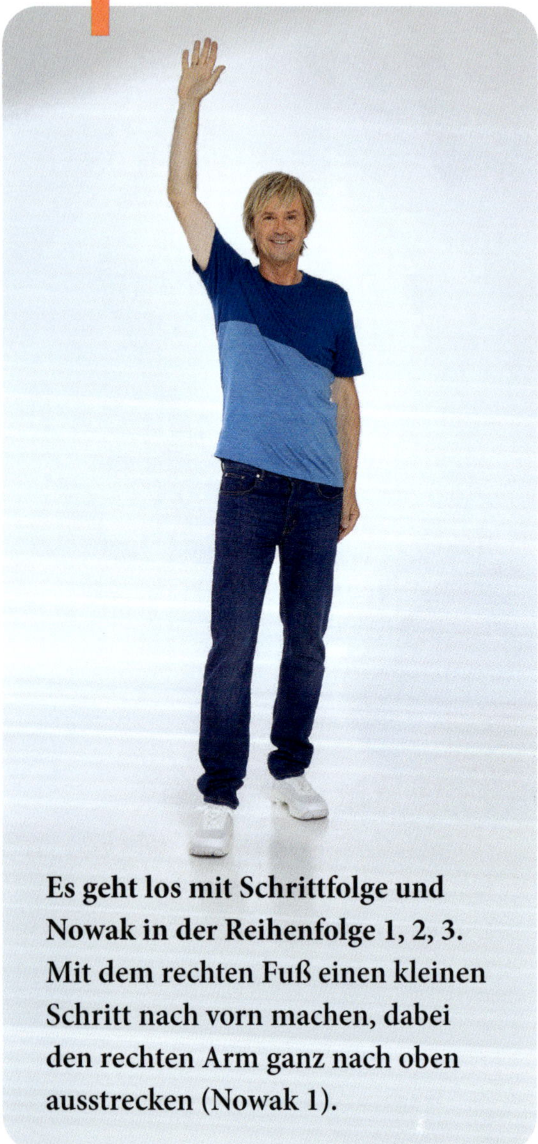

Es geht los mit Schrittfolge und Nowak in der Reihenfolge 1, 2, 3. Mit dem rechten Fuß einen kleinen Schritt nach vorn machen, dabei den rechten Arm ganz nach oben ausstrecken (Nowak 1).

2

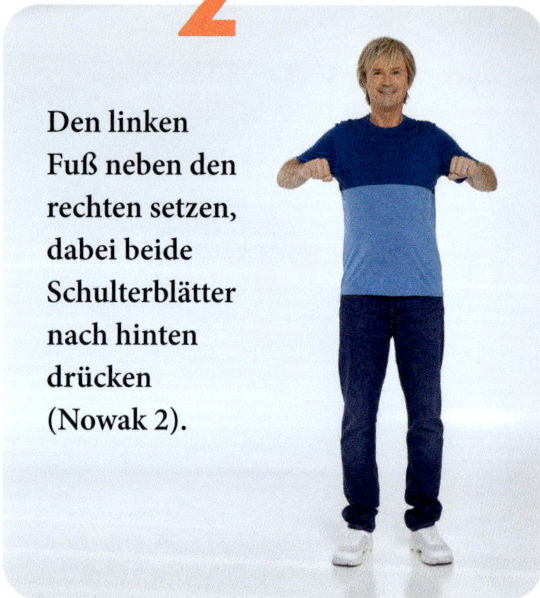

Den linken Fuß neben den rechten setzen, dabei beide Schulterblätter nach hinten drücken (Nowak 2).

3

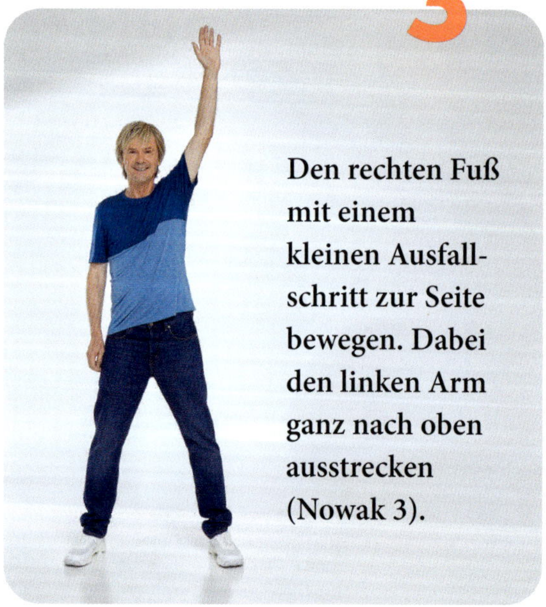

Den rechten Fuß mit einem kleinen Ausfallschritt zur Seite bewegen. Dabei den linken Arm ganz nach oben ausstrecken (Nowak 3).

4

Weiter geht's mit Nowak in der Reihenfolge 2, 3, 1. Mit dem linken Fuß einen kleinen Schritt nach vorn machen, beide Schulterblätter nach hinten drücken (Nowak 2).

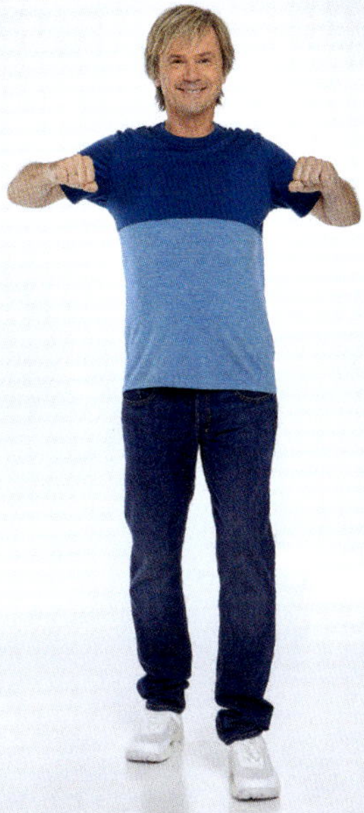

5

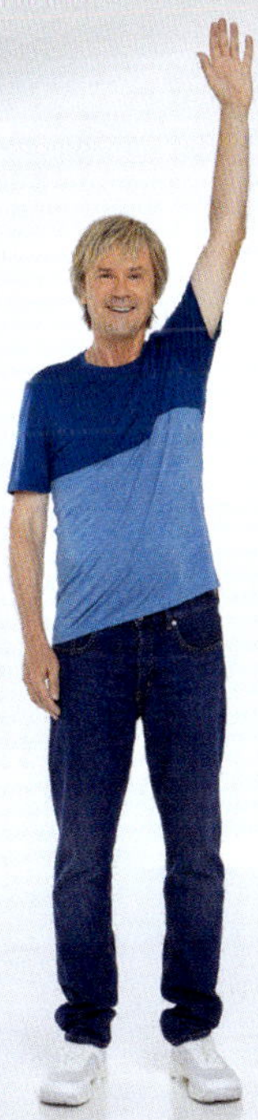

Den rechten Fuß neben den linken setzen, dabei den linken Arm ganz nach oben ausstrecken (Nowak 3).

6

Dann mit links einen kleinen Ausfallschritt zur Seite machen, dabei den rechten Arm ganz nach oben ausstrecken (Nowak 1).

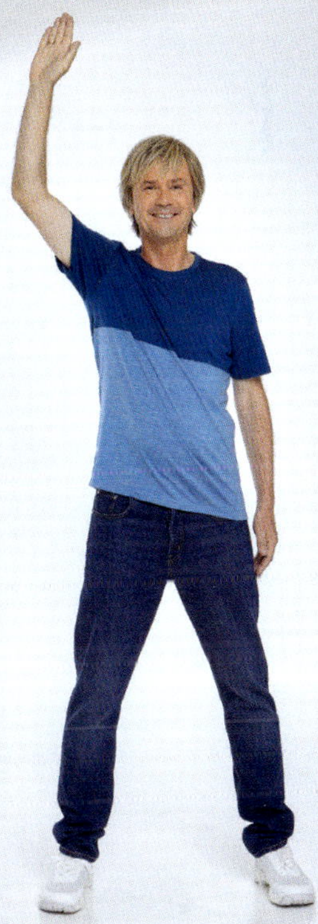

SAMIR-MOVE

VARIANTE 7

7

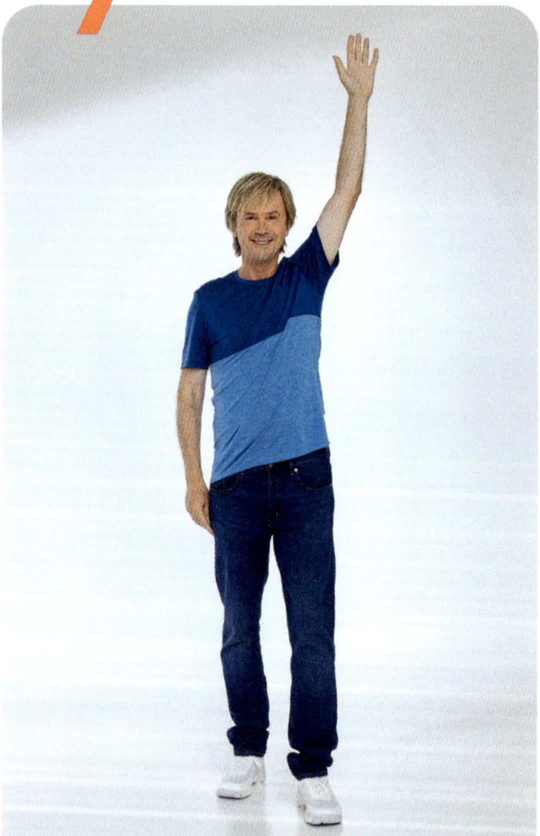

Nun geht's rückwärts weiter und mit Nowak in der Reihenfolge 3, 1, 2. Mit dem rechten Fuß einen kleinen Schritt nach hinten machen, dabei den linken Arm ganz nach oben ausstrecken (Nowak 3).

8

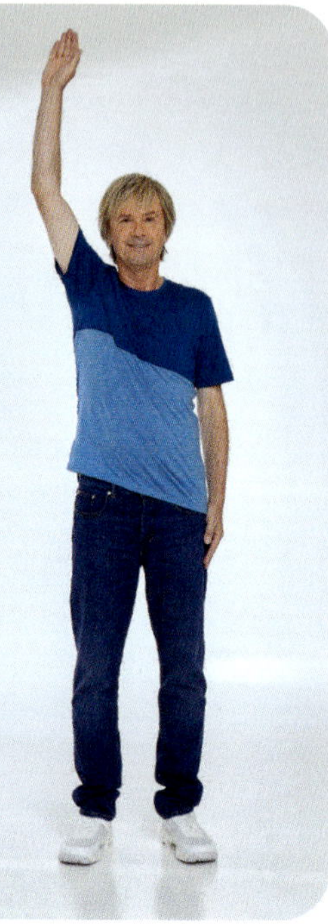

Den linken Fuß neben den rechten setzen, dabei den rechten Arm ganz nach oben ausstrecken (Nowak 1).

9

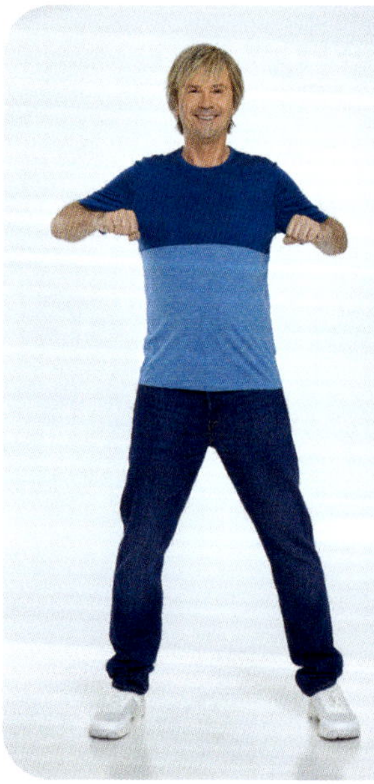

Den rechten Fuß mit einem kleinen Ausfallschritt zur Seite bewegen. Dabei beide Schulterblätter nach hinten drücken (Nowak 2).

10

Und weiter geht's rückwärts – nun wieder mit Nowak in der Reihenfolge 1, 2, 3. Mit dem linken Fuß einen kleinen Schritt nach hinten machen, dabei den rechten Arm ganz nach oben ausstrecken (Nowak 1). Danach mit dem rechten Fuß nach hinten gehen, sodass sich beide Füße wieder auf gleicher Höhe befinden, und beide Schulterblätter nach hinten drücken (Nowak 2). Zum Schluss kommt ein kleiner Ausfallschritt nach links, dabei den linken Arm ganz nach oben ausstrecken (Nowak 3). Damit ist Runde 1 abgeschlossen. Runde 2 geht wieder nach vorn.

3x **Insgesamt 3-mal vor- und zurückgehen.**

COACHING-TIPP

Hier dürfen Sie – ausnahmsweise – immer mit demselben Fuß anfangen, wenn Sie in der Aufgabe »hängen bleiben«, aber bitte nur so lange, bis Sie den ersten Durchgang geschafft haben. Dann wieder abwechselnd mit rechts und links beginnen.

SAMIR-MOVE

VARIANTE 8

Hier wird die Variante 1 nacheinander verbunden mit Kasatschok, mit BUM, KUN, CHA und mit Nowak jeweils im Modus 1 – 2 – 3. Das heißt konkret: Sie gehen nach vorn mit dem Kasatschok und danach BUM, KUN, CHA. Bei der Rückwärtsbewegung geht es weiter mit Nowak und danach wieder Kasatschok. Das ist Runde 1. Dann beginnt Runde 2 nach vorn mit BUM, KUN, CHA usw.

1

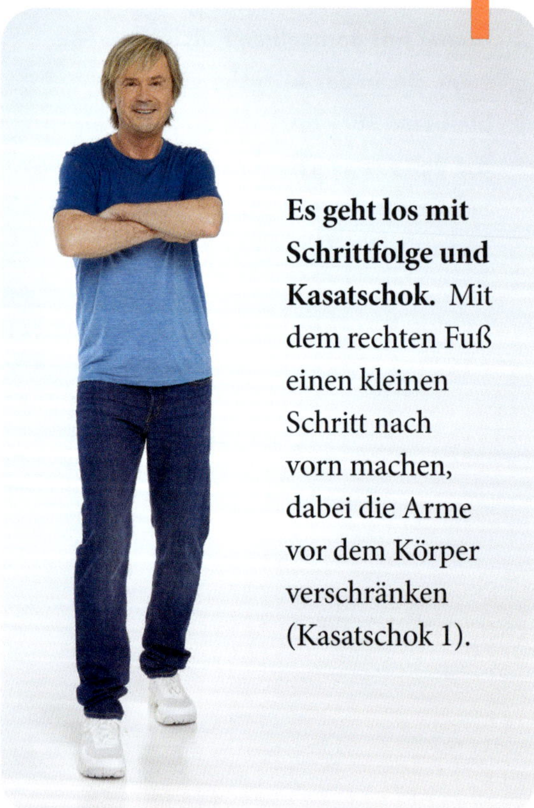

Es geht los mit Schrittfolge und Kasatschok. Mit dem rechten Fuß einen kleinen Schritt nach vorn machen, dabei die Arme vor dem Körper verschränken (Kasatschok 1).

2

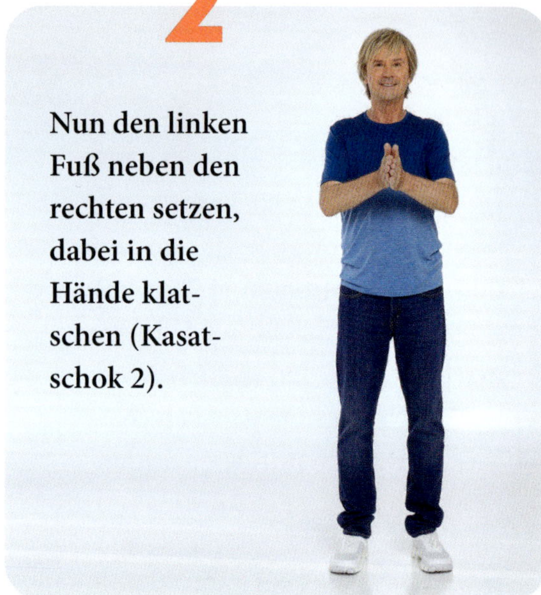

Nun den linken Fuß neben den rechten setzen, dabei in die Hände klatschen (Kasatschok 2).

3

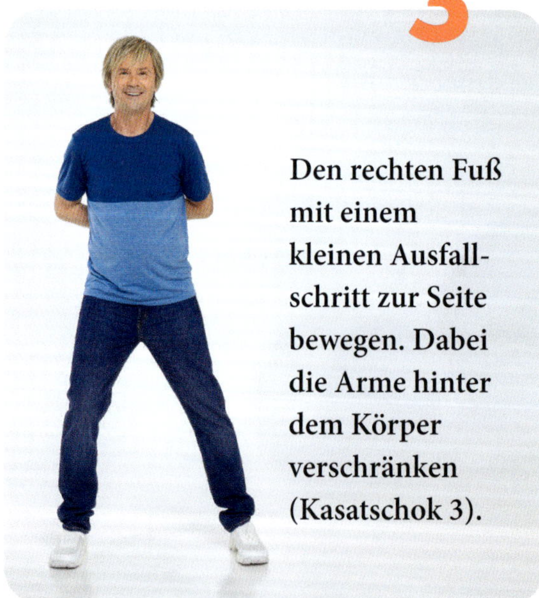

Den rechten Fuß mit einem kleinen Ausfallschritt zur Seite bewegen. Dabei die Arme hinter dem Körper verschränken (Kasatschok 3).

4

BUM

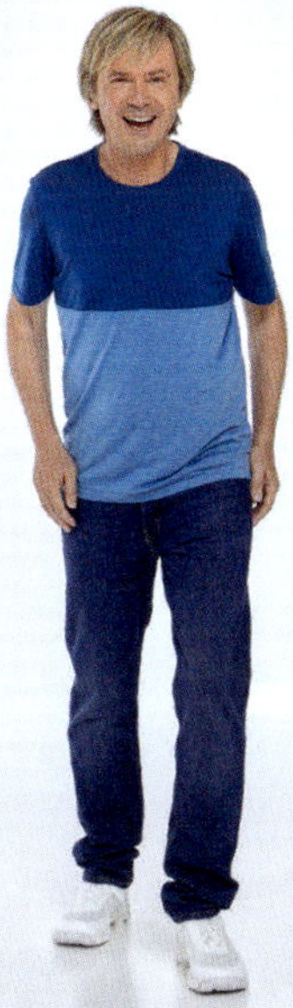

Weiter geht's mit BUM, KUN, CHA: mit dem linken Fuß einen kleinen Schritt nach vorn machen, dabei BUM (1) rufen.

5

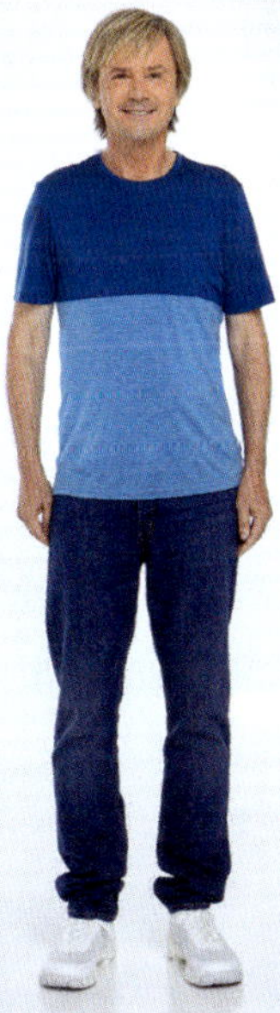

KUN

Den rechten Fuß neben den linken setzen, dabei KUN (2) rufen.

6

CHA

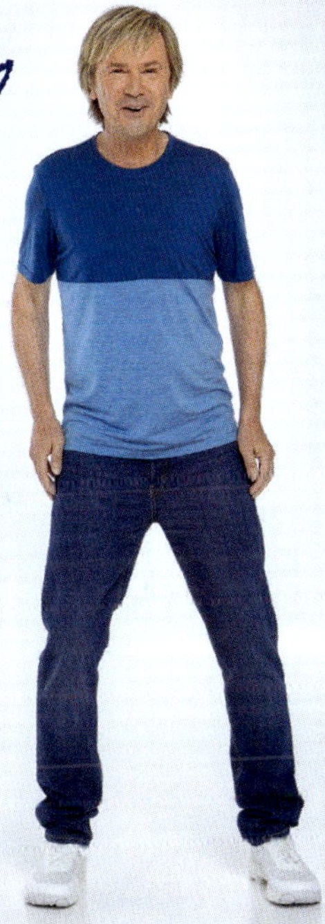

Mit links geht's in einen kleinen Ausfallschritt. Dabei CHA (3) rufen.

SAMIR-MOVE

VARIANTE 8

7

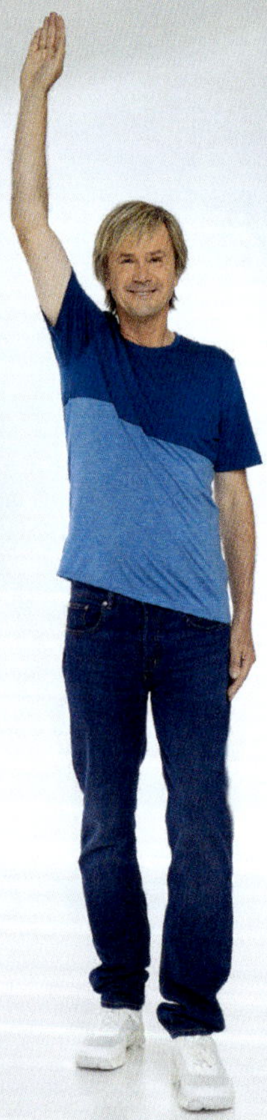

Nun gehen Sie rückwärts mit Nowak. Mit dem rechten Fuß einen Schritt nach hinten machen, dabei den rechten Arm ganz nach oben strecken (Nowak 1).

8

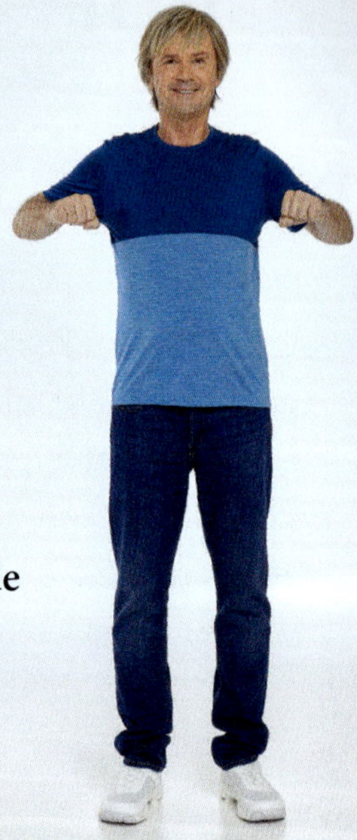

Mit dem linken Fuß einen kleinen Schritt nach hinten gehen, dabei beide Schulterblätter nach hinten drücken (Nowak 2). Beide Füße stehen nebeneinander.

9

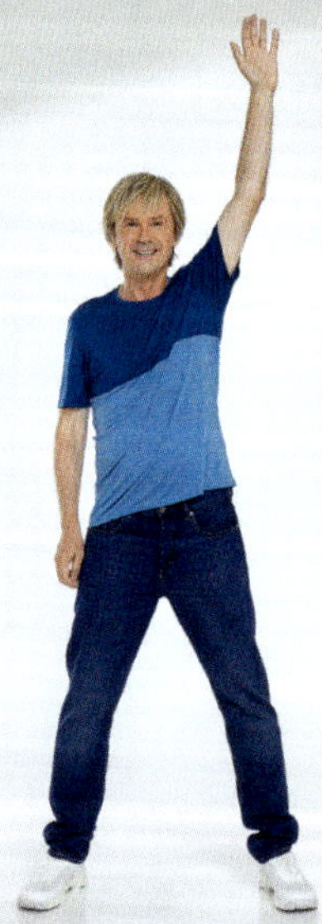

Mit rechts einen kleinen Ausfallschritt zur Seite machen, dabei den linken Arm ganz nach oben ausstrecken (Nowak 3).

10

Es geht weiter rückwärts – nun wieder mit Kasatschok. Mit dem linken Fuß einen kleinen Schritt nach hinten machen, dabei die Arme vor dem Körper verschränken (Kasatschok 1). Nun geht's mit dem rechten Fuß nach hinten, sodass sich beide Füße wieder auf gleicher Höhe befinden, dabei in die Hände klatschen (Kasatschok 2). Zum Schluss kommt ein kleiner Ausfallschritt nach links, dabei die Arme hinter dem Körper verschränken (Kasatschok 3).

Damit ist Runde 1 abgeschlossen. Runde 2 geht wieder nach vorn mit BUM, KUN, CHA.

3x **Insgesamt 3-mal vor- und zurückgehen.**

SAMIR-MOVE

VARIANTE 9

Willkommen auf dem Profi-Level! Ich gebe gern zu, dass es eine Menge Neuronen und viel Resilienz-Power braucht, um die Herausforderungen dieser Übung zu meistern. Woher ich das weiß? Ich bin mir selbst mein bester Kunde!
Die Basis ist Variante 1, doch nun mit Kasatschok 1 im Modus 2 – 3 – 1 und simultan mit BUM, KUN, CHA im Modus 1 – 2 – 3. Wow!

1

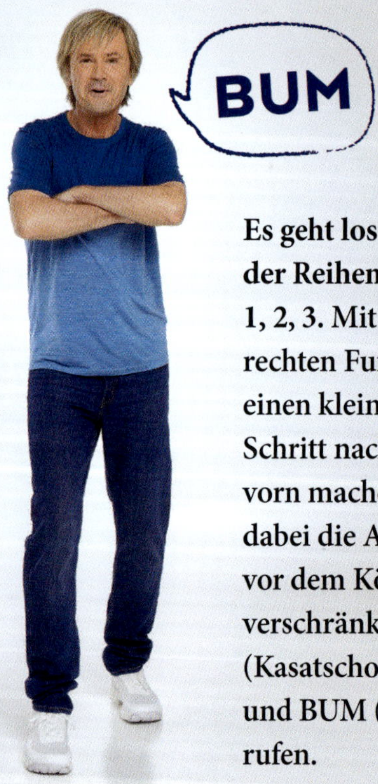

Es geht los in der Reihenfolge 1, 2, 3. Mit dem rechten Fuß einen kleinen Schritt nach vorn machen, dabei die Arme vor dem Körper verschränken (Kasatschok 1) und BUM (1) rufen.

2

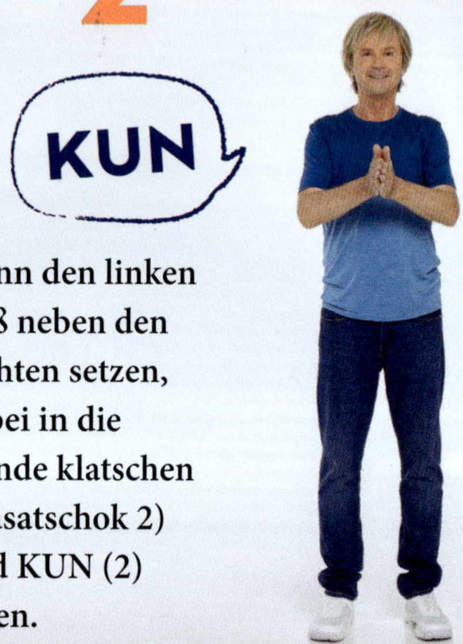

Dann den linken Fuß neben den rechten setzen, dabei in die Hände klatschen (Kasatschok 2) und KUN (2) rufen.

3

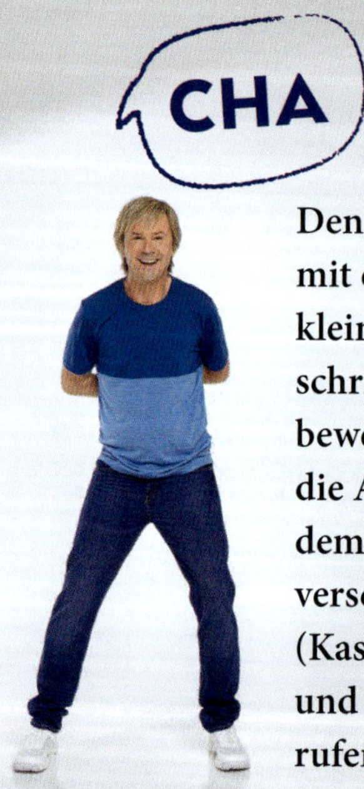

Den rechten Fuß mit einem kleinen Ausfallschritt zur Seite bewegen. Dabei die Arme hinter dem Körper verschränken (Kasatschok 3) und CHA (3) rufen.

4

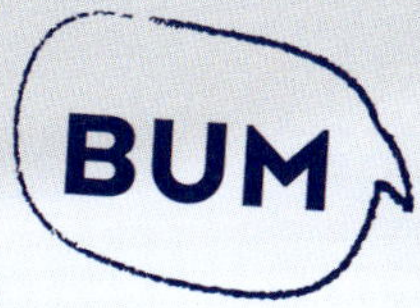

Weiter geht's mit Kasatschok in der Reihenfolge 2, 3, 1. Mit dem linken Fuß einen kleinen Schritt nach vorn machen, dabei in die Hände klatschen (Kasatschok 2) und BUM (1) rufen.

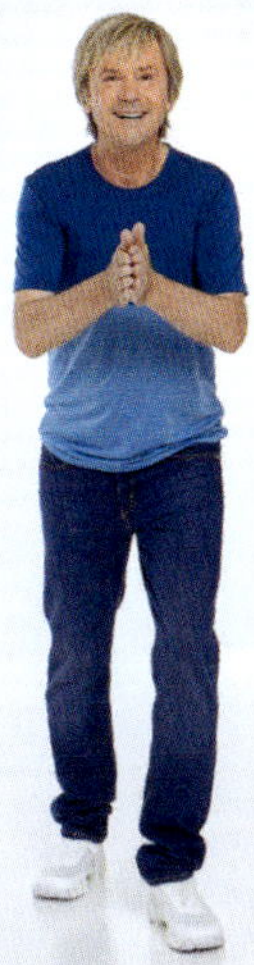

5

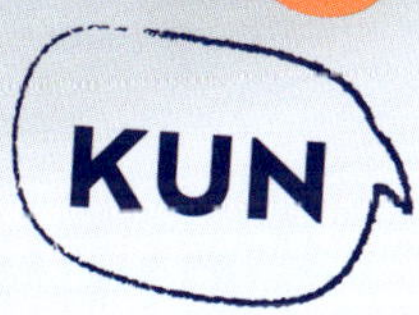

Den rechten Fuß neben den linken setzen, dabei die Arme hinter dem Körper verschränken (Kasatschok 3) und KUN (2) rufen.

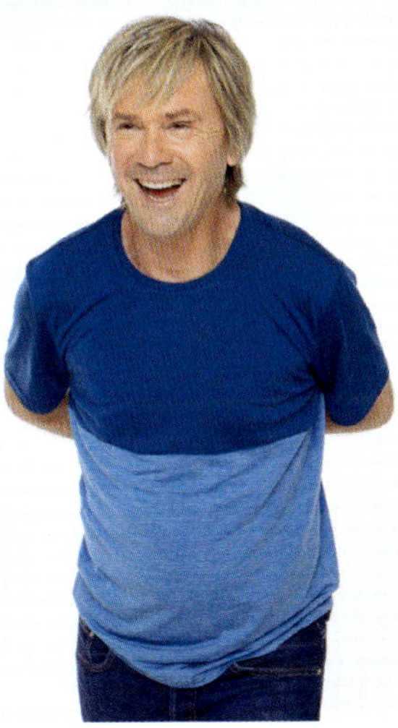

6

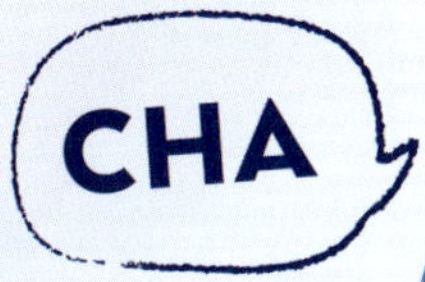

Mit links einen kleinen Ausfallschritt zur Seite machen, dabei die Arme vor dem Körper verschränken (Kasatschok 1) und CHA (3) rufen.

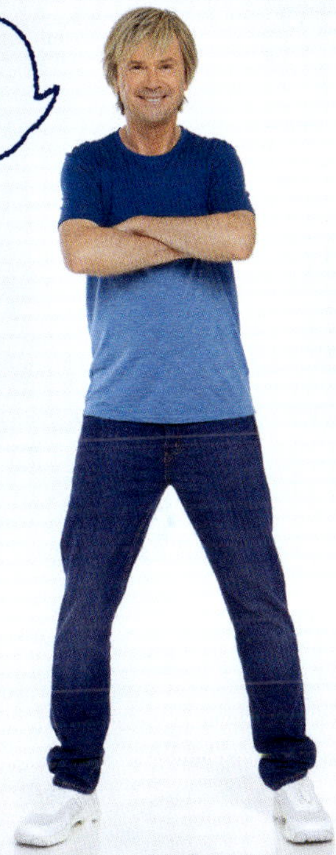

SAMIR-MOVE

VARIANTE 9

7

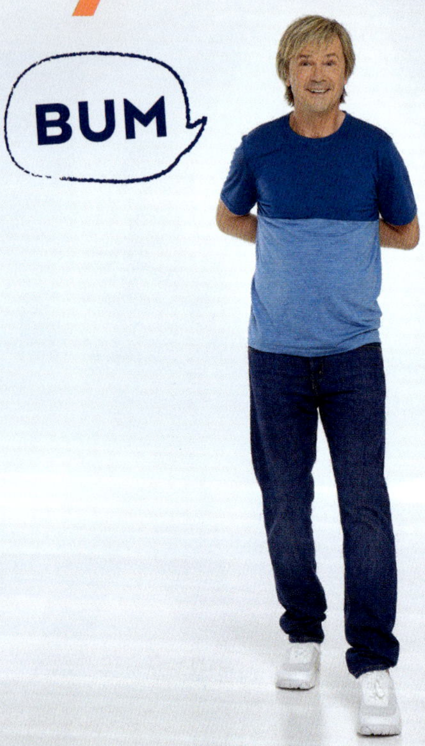

Nun geht's rückwärts weiter und mit Kasatschok in der Reihenfolge 3, 1, 2. Mit dem rechten Fuß einen kleinen Schritt nach hinten machen, dabei die Arme hinter dem Körper verschränken (Kasatschok 3) und BUM (1) rufen.

8

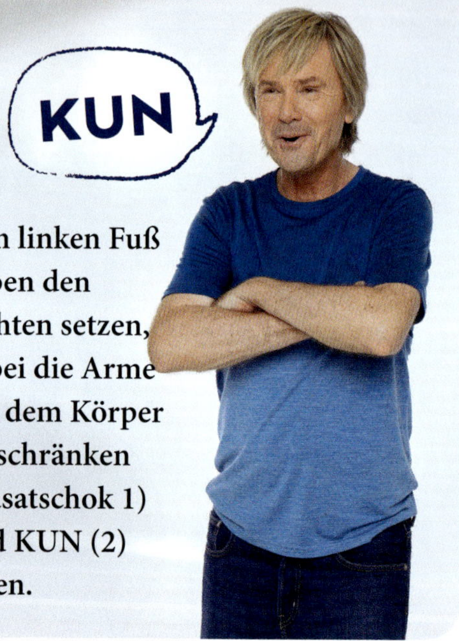

Den linken Fuß neben den rechten setzen, dabei die Arme vor dem Körper verschränken (Kasatschok 1) und KUN (2) rufen.

9

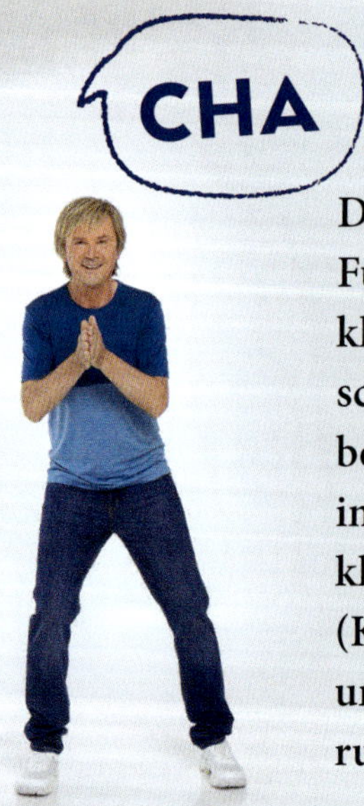

Den rechten Fuß mit einem kleinen Ausfallschritt zur Seite bewegen. Dabei in die Hände klatschen (Kasatschok 2) und CHA (3) rufen.

10

Und weiter geht's rückwärts – nun wieder mit Kasatschok und BUM, KUN, CHA in der Reihenfolge 1, 2, 3. Mit dem linken Fuß einen kleinen Schritt nach hinten machen, dabei die Arme vor dem Körper verschränken (Kasatschok 1) und BUM (1) rufen. Danach mit dem rechten Fuß nach hinten gehen, sodass sich beide Füße wieder auf gleicher Höhe befinden, dabei in die Hände klatschen (Kasatschok 2) und KUN (2) rufen. Zum Schluss kommt ein kleiner Ausfallschritt nach links, dabei die Arme hinter dem Körper verschränken (Kasatschok 3) und CHA (3) rufen.

3x **Insgesamt 3-mal vor- und zurückgehen.**

SAMIR-MOVE

VARIANTE 10

Wie Variante 1, jetzt aber mit Kasatschok 1 im Modus 1 – 2 – 3 und simultan mit BUM, KUN, CHA im Modus 2 – 3 – 1. Also genau umgekehrt zur Variante 9. Spüren Sie den Unterschied beim BUM, KUN, CHA? Ich will nicht zu viel verraten …
Danach reicht es erst mal mit dem BUM, KUN, CHA, meinen Sie nicht? Aber das hier ziehen wir noch voll durch.

1

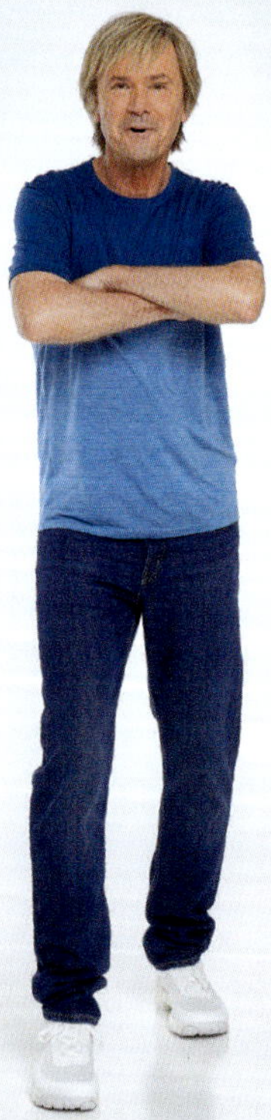

Es geht los in der Reihenfolge 1, 2, 3. Mit dem rechten Fuß einen kleinen Schritt nach vorn machen, dabei die Arme vor dem Körper verschränken (Kasatschok 1) und BUM (1) rufen.

2

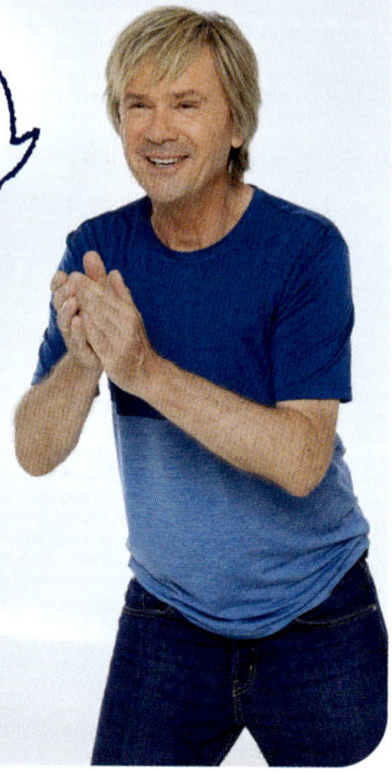

Den linken Fuß neben den rechten setzen, dabei in die Hände klatschen (Kasatschok 2) und KUN (2) rufen.

3

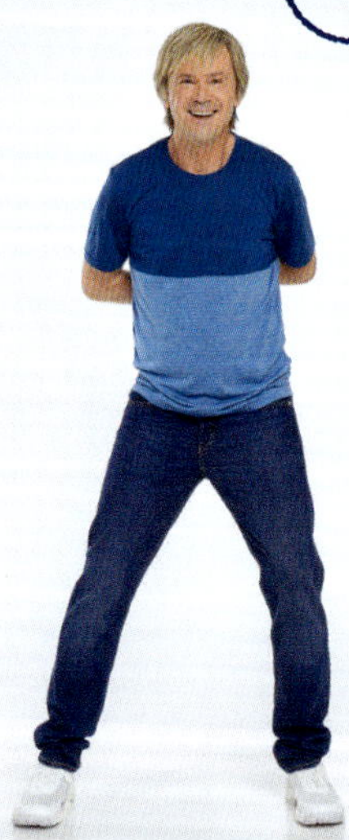

Den rechten Fuß mit einem kleinen Ausfallschritt zur Seite bewegen. Dabei die Arme hinter dem Körper verschränken (Kasatschok 3) und CHA (3) rufen.

4

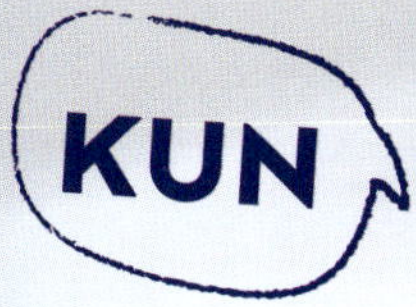

Weiter geht's mit BUM, KUN, CHA in der Reihenfolge 2, 3, 1. Mit dem linken Fuß einen kleinen Schritt nach vorn machen, dabei die Arme vor dem Körper verschränken (Kasatschok 1) und KUN (2) rufen.

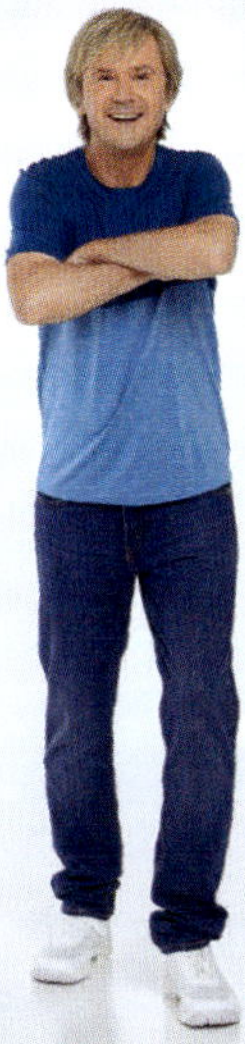

5

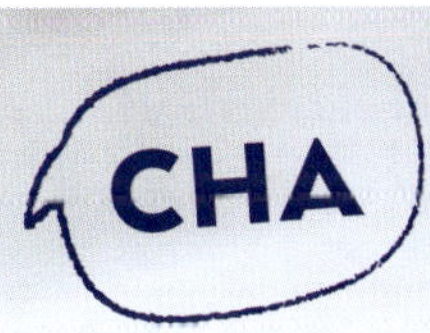

Nun den rechten Fuß neben den linken setzen, dabei in die Hände klatschen (Kasatschok 2) und CHA (3) rufen.

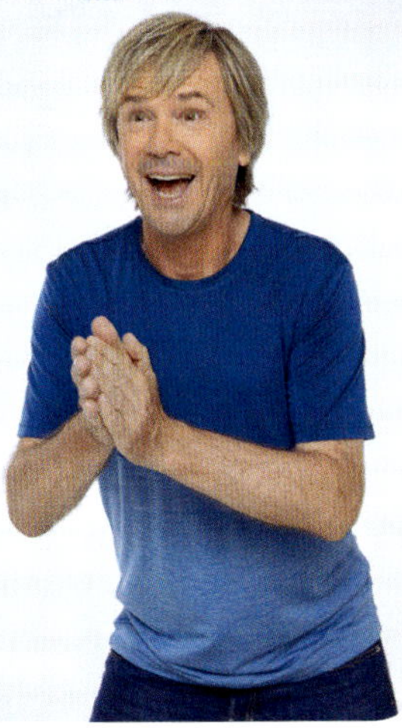

6

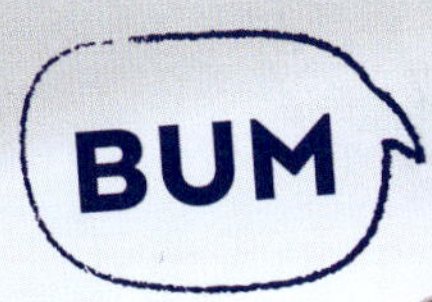

Mit links einen kleinen Ausfallschritt zur Seite machen, dabei die Arme hinter dem Körper verschränken (Kasatschok 3) und BUM (1) rufen.

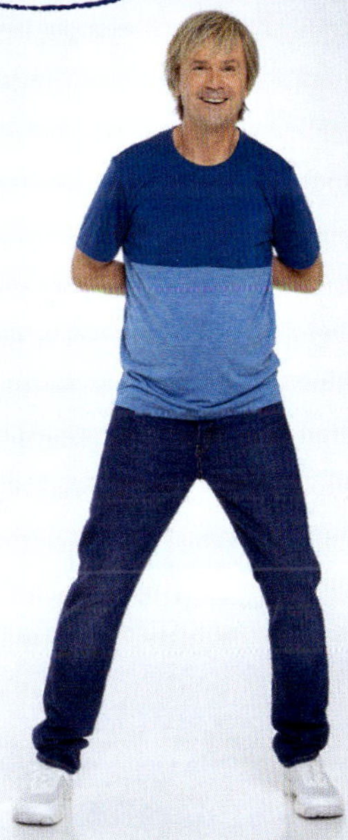

SAMIR-MOVE

VARIANTE 10

7

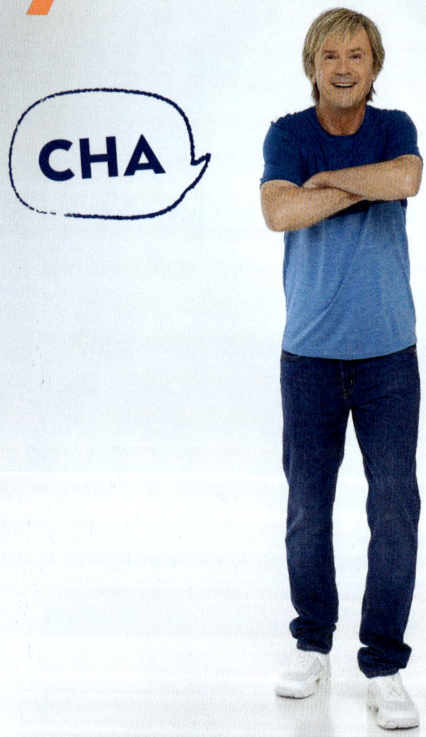

Nun geht's rückwärts weiter und mit BUM, KUN, CHA in der Reihenfolge 3, 1, 2. Mit dem rechten Fuß einen kleinen Schritt nach hinten machen, dabei die Arme vor dem Körper verschränken (Kasatschok 1) und CHA (3) rufen.

8

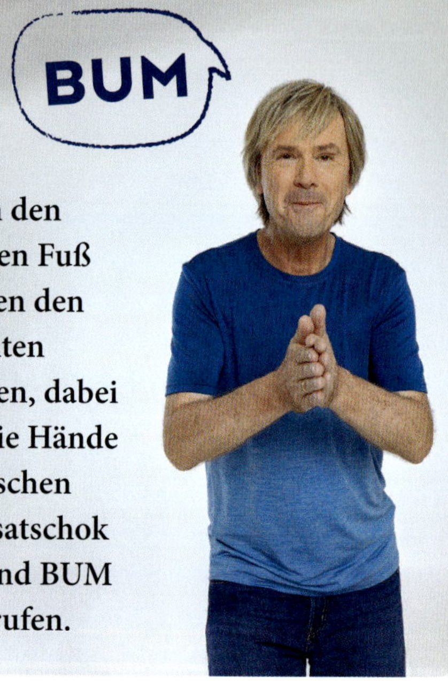

Nun den linken Fuß neben den rechten setzen, dabei in die Hände klatschen (Kasatschok 2) und BUM (1) rufen.

9

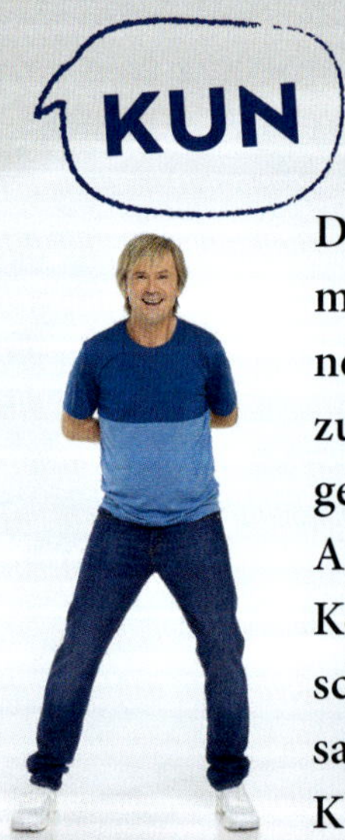

Den rechten Fuß mit einem kleinen Ausfallschritt zur Seite bewegen. Dabei die Arme hinter dem Körper verschränken (Kasatschok 3) und KUN (2) rufen.

3x **Insgesamt 3-mal vor- und zurückgehen.**

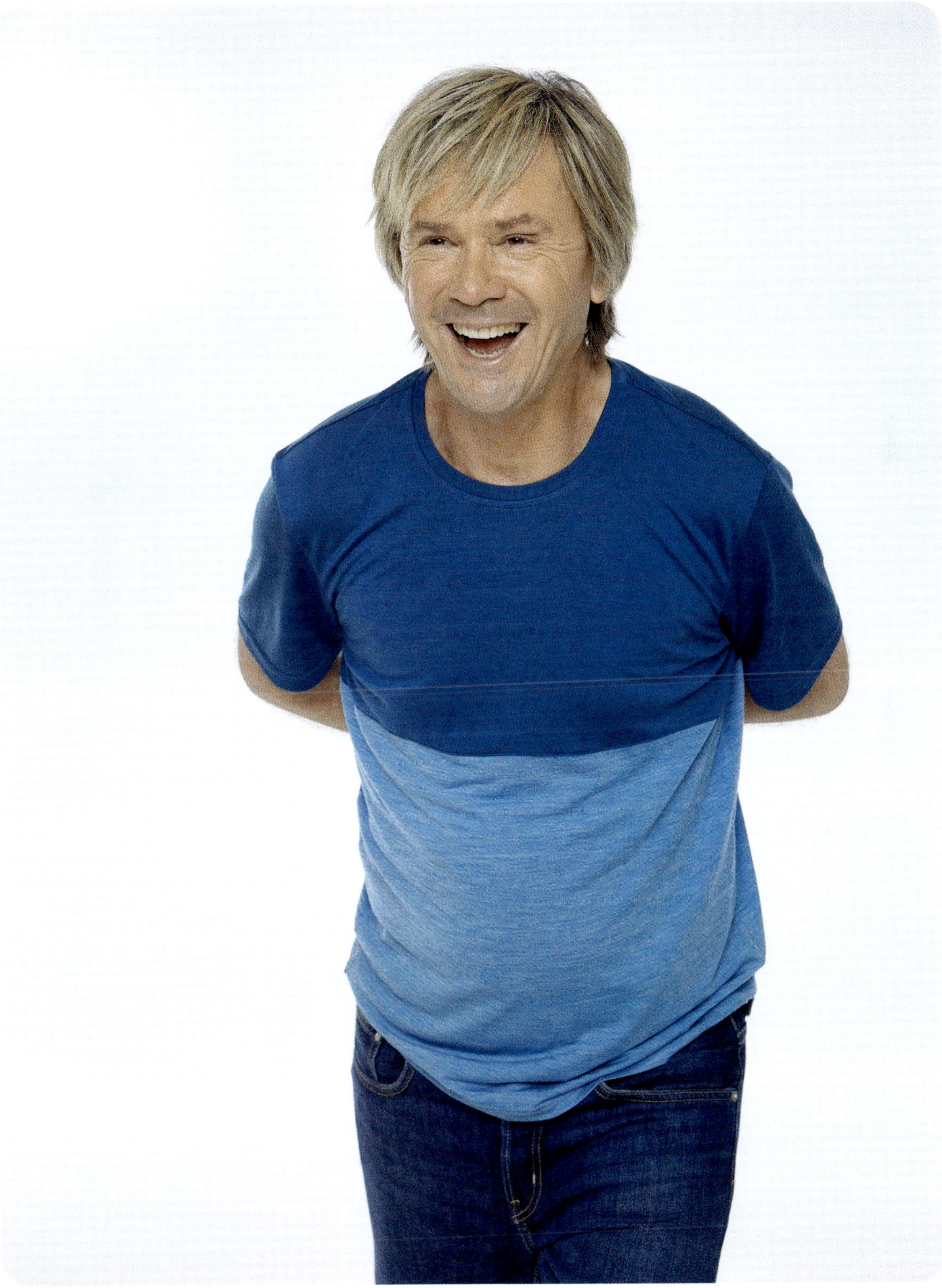

SAMIR-MOVE

VARIANTE 11

Wie Variante 1, aber jetzt mit Kasatschok und Nowak im Wechsel im Modus 2 – 3 – 1. Ich hatte Ihnen versprochen, kein BUM, KUN, CHA mehr, aber ob ich Ihnen damit einen Gefallen getan habe, entscheiden Sie selbst!

1

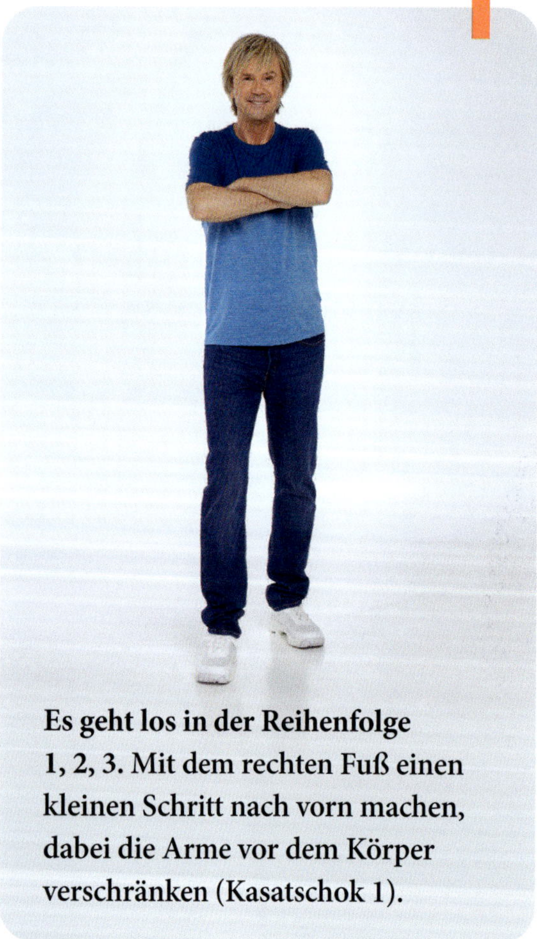

Es geht los in der Reihenfolge 1, 2, 3. Mit dem rechten Fuß einen kleinen Schritt nach vorn machen, dabei die Arme vor dem Körper verschränken (Kasatschok 1).

2

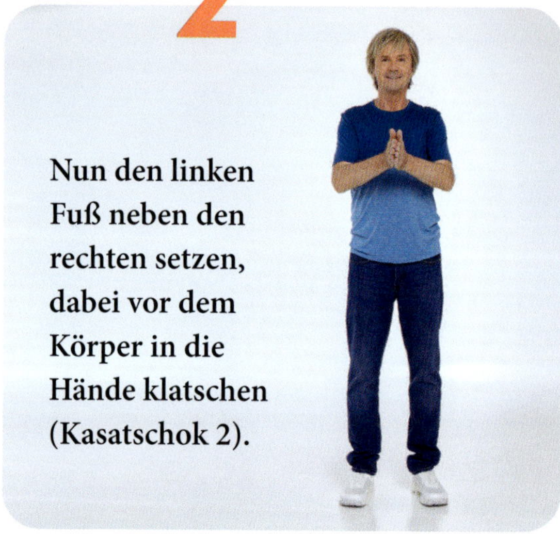

Nun den linken Fuß neben den rechten setzen, dabei vor dem Körper in die Hände klatschen (Kasatschok 2).

3

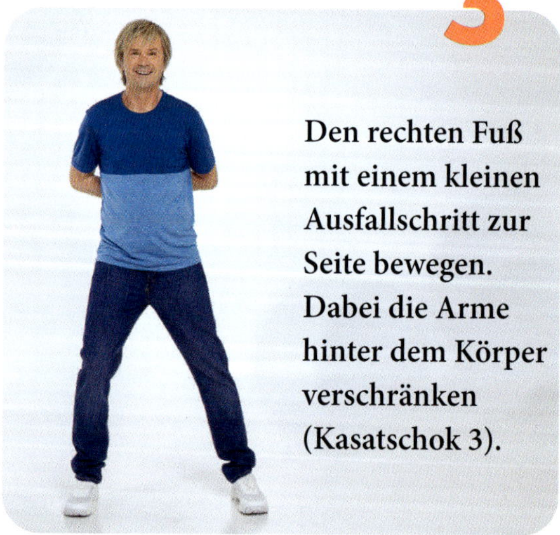

Den rechten Fuß mit einem kleinen Ausfallschritt zur Seite bewegen. Dabei die Arme hinter dem Körper verschränken (Kasatschok 3).

4

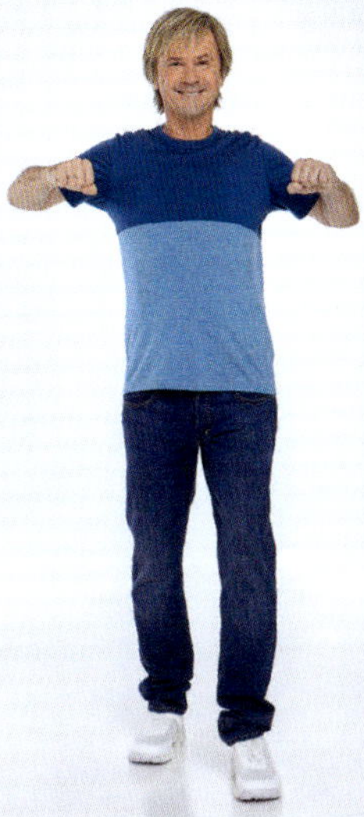

Weiter geht's mit Nowak in der Reihenfolge 2, 3, 1. Mit dem linken Fuß einen kleinen Schritt nach vorn machen, beide Schulterblätter nach hinten drücken (Nowak 2).

5

Den rechten Fuß neben den linken setzen, dabei den linken Arm ganz nach oben ausstrecken (Nowak 3).

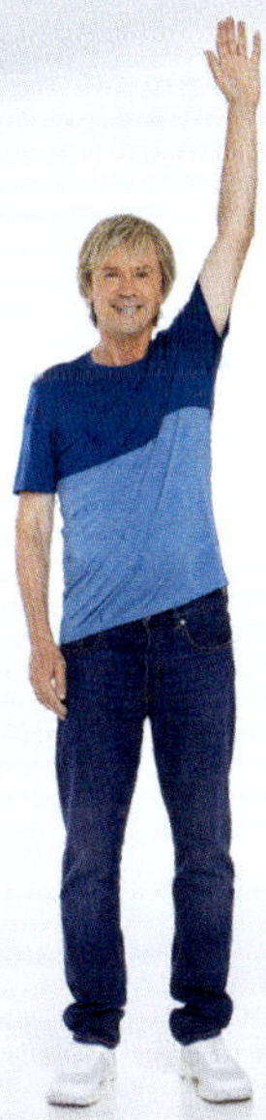

6

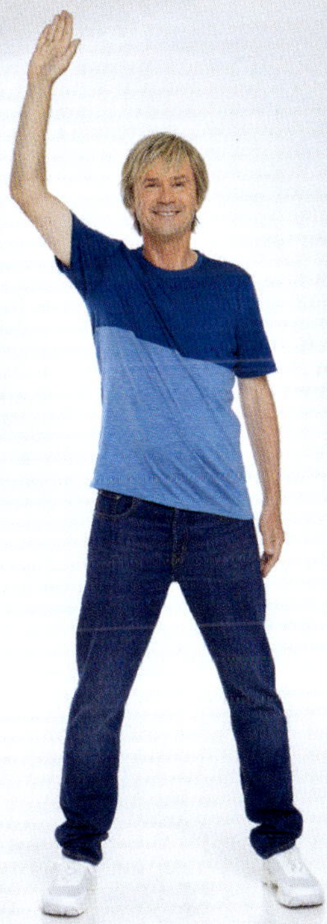

Mit links einen kleinen Ausfallschritt zur Seite machen, dabei den rechten Arm ganz nach oben ausstrecken (Nowak 1).

SAMIR-MOVE

VARIANTE 11

7

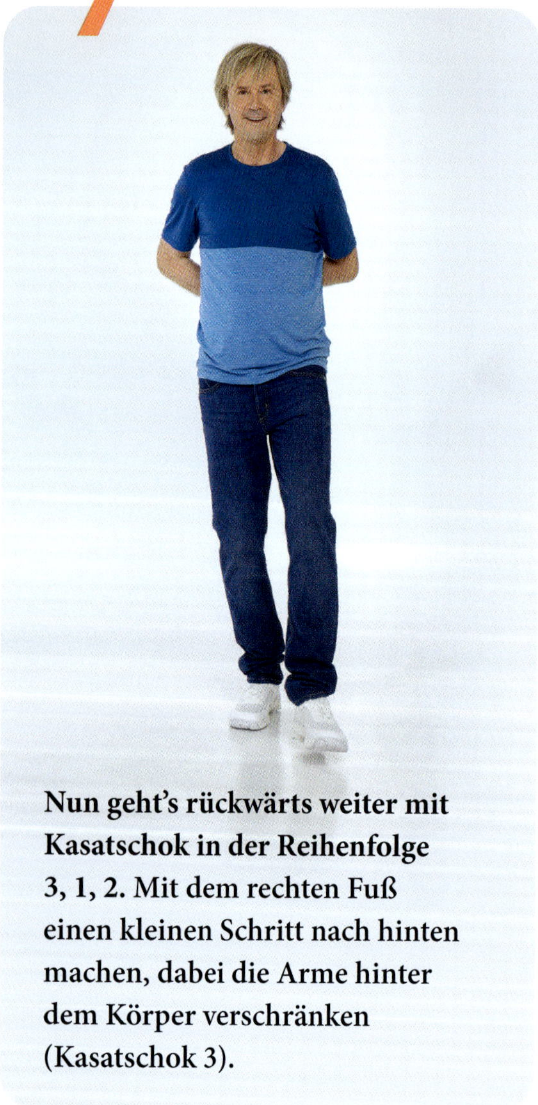

Nun geht's rückwärts weiter mit Kasatschok in der Reihenfolge 3, 1, 2. Mit dem rechten Fuß einen kleinen Schritt nach hinten machen, dabei die Arme hinter dem Körper verschränken (Kasatschok 3).

8

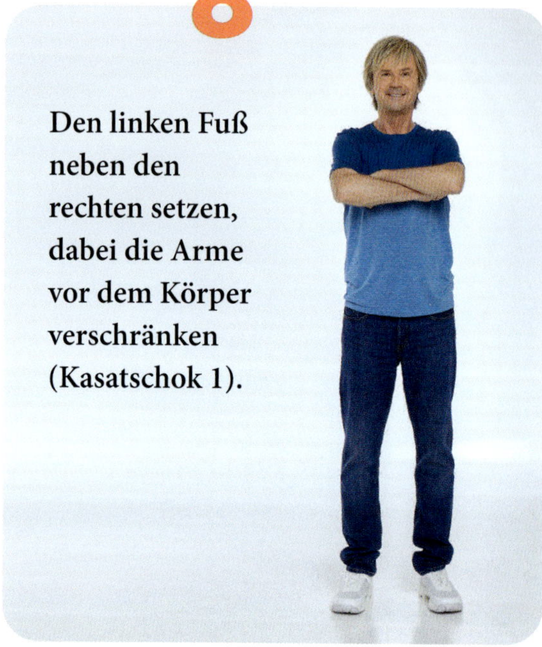

Den linken Fuß neben den rechten setzen, dabei die Arme vor dem Körper verschränken (Kasatschok 1).

9

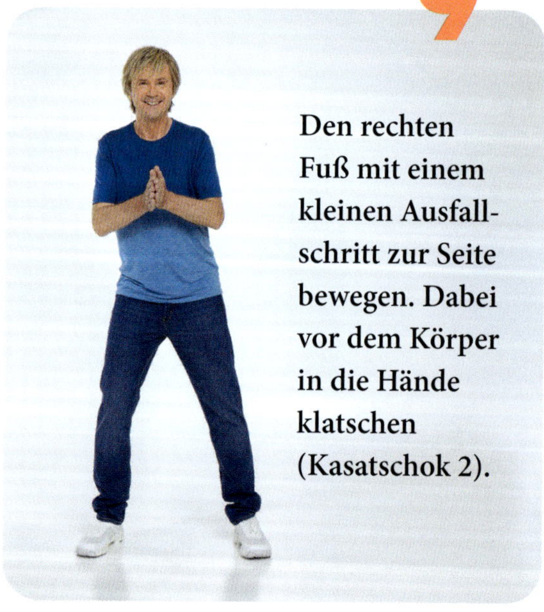

Den rechten Fuß mit einem kleinen Ausfallschritt zur Seite bewegen. Dabei vor dem Körper in die Hände klatschen (Kasatschok 2).

10

Es geht rückwärts weiter mit Nowak in der Reihenfolge 1, 2, 3. Dann noch mal nach vorn mit Kasatschok 2, 3, 1 und Nowak 3, 1, 2 und wieder rückwärts mit Kasatschok 1, 2, 3 und Nowak 2, 3, 1 usw.

3x **Insgesamt 3-mal vor- und zurückgehen.**

SAMIR-MOVE

VARIANTE 12

Wie Variante 11, doch nun zählen wir zusätzlich bis Magic 24. Sehe ich da aus der Ferne Ihre Mundwinkel nach unten fallen? Kommen Sie, dieses Gipfelerlebnis ist unbezahlbar. Sie sind schon so weit gekommen. So kurz vor dem Ziel wollen Sie doch nicht aufgeben! Wie wird gezählt? Beim Kasatschok beim »Klatscher« und beim Nowak beim »Schulterblätter-nach-hinten-Drücken«. Jeweils plus 2 und es wird bis 24 gezählt.

1

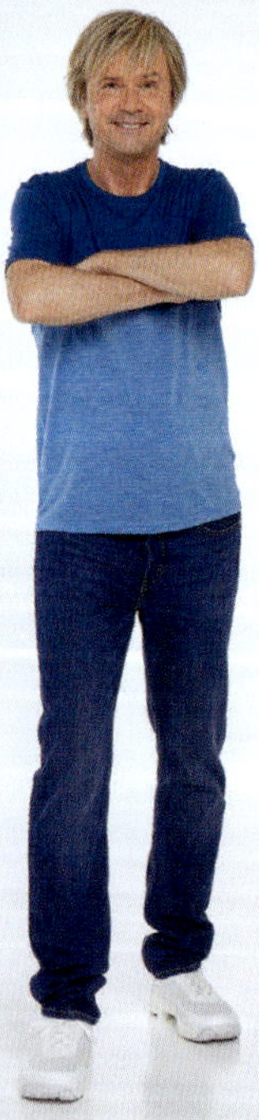

Es geht los in der Reihenfolge 1, 2, 3. Mit dem rechten Fuß einen kleinen Schritt nach vorn machen, dabei die Arme vor dem Körper verschränken (Kasatschok 1).

2

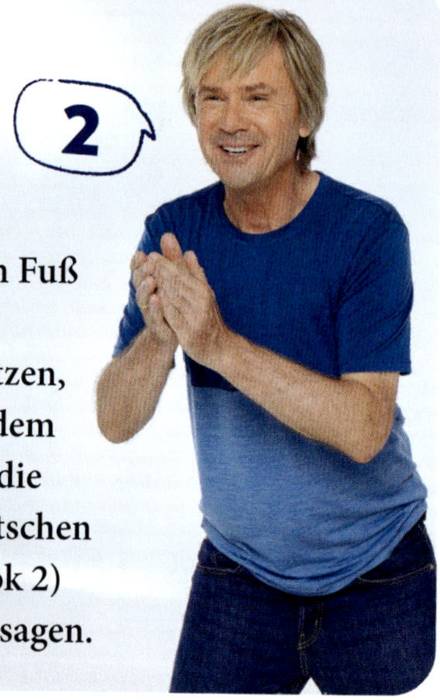

Den linken Fuß neben den rechten setzen, dabei vor dem Körper in die Hände klatschen (Kasatschok 2) und laut 2 sagen.

3

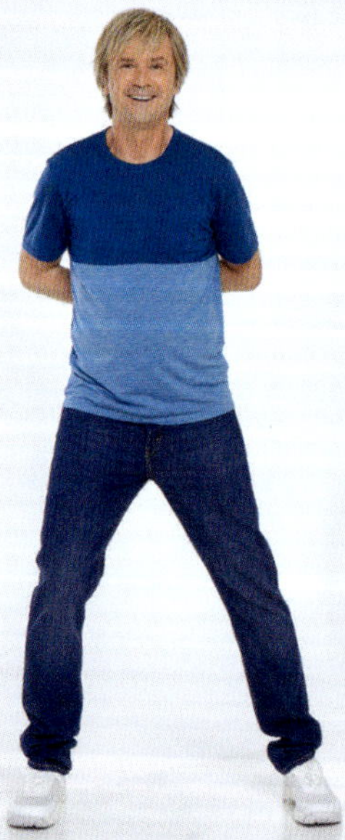

Den rechten Fuß mit einem kleinen Ausfallschritt zur Seite bewegen. Dabei die Arme hinter dem Körper verschränken (Kasatschok 3).

4

Weiter geht's mit Nowak in der Reihenfolge 2, 3, 1. Mit dem linken Fuß einen kleinen Schritt nach vorn machen, beide Schulterblätter nach hinten drücken (Nowak 2) und laut 4 sagen.

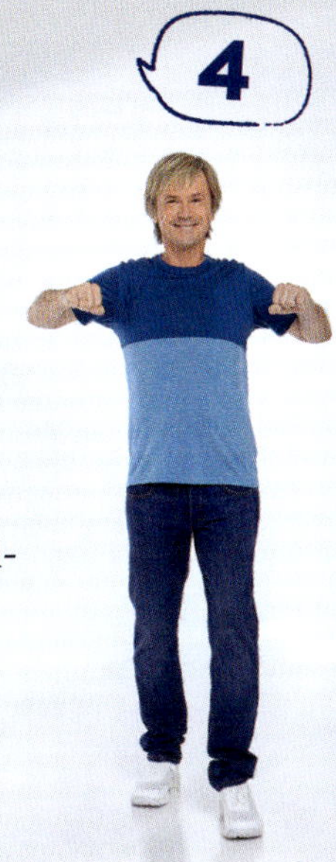

5

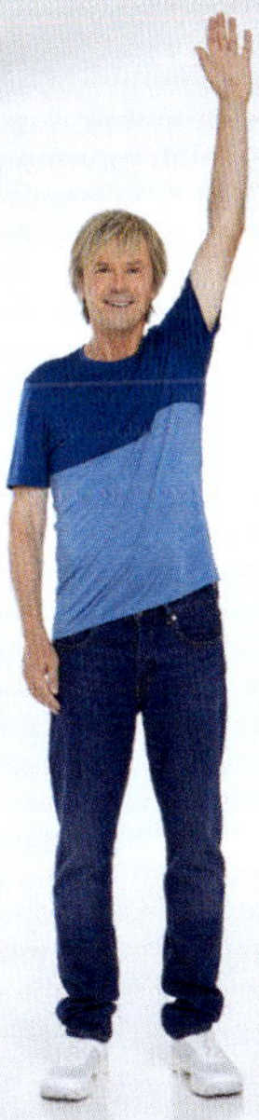

Nun den rechten Fuß neben den linken setzen, dabei den linken Arm ganz nach oben ausstrecken (Nowak 3).

6

Mit links einen kleinen Ausfallschritt zur Seite machen, dabei den rechten Arm ganz nach oben ausstrecken (Nowak 1).

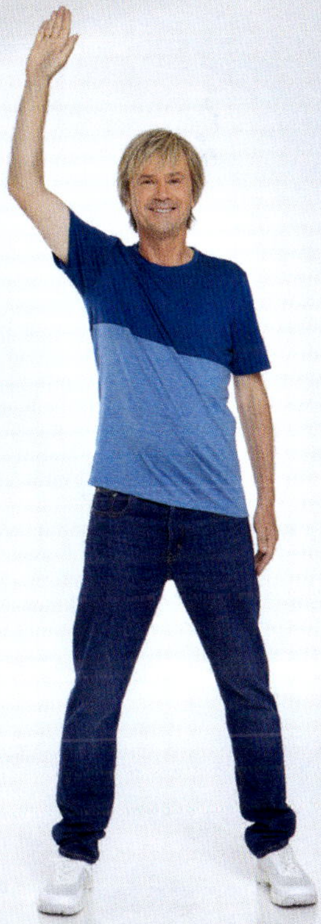

SAMIR-MOVE

VARIANTE 12

7

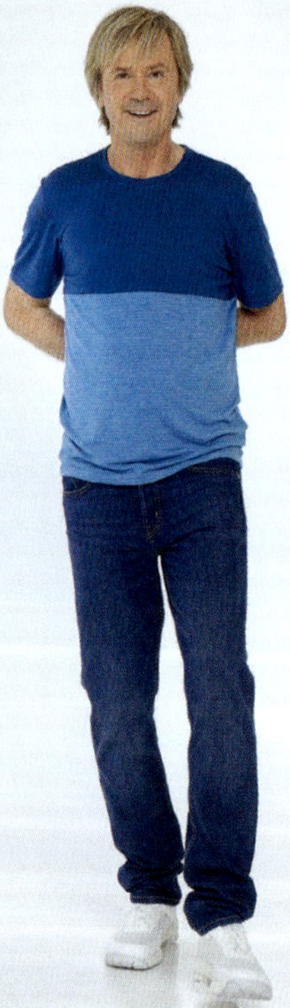

Jetzt geht's rückwärts weiter mit Kasatschok in der Reihenfolge 3, 1, 2. Mit dem rechten Fuß einen kleinen Schritt nach hinten machen, dabei die Arme hinter dem Körper verschränken (Kasatschok 3).

8

Den linken Fuß neben den rechten setzen, dabei die Arme vor dem Körper verschränken (Kasatschok 1).

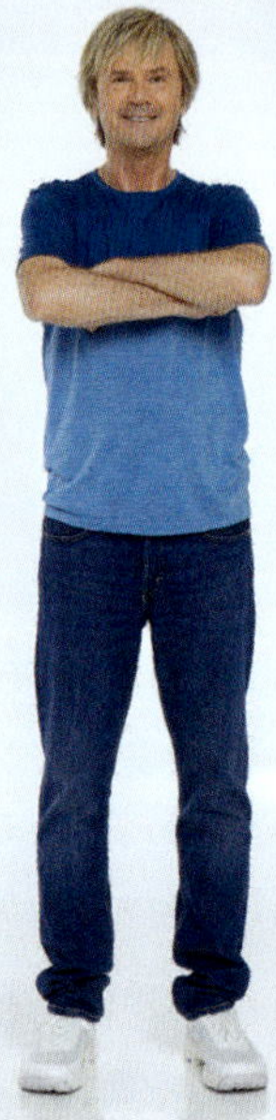

9

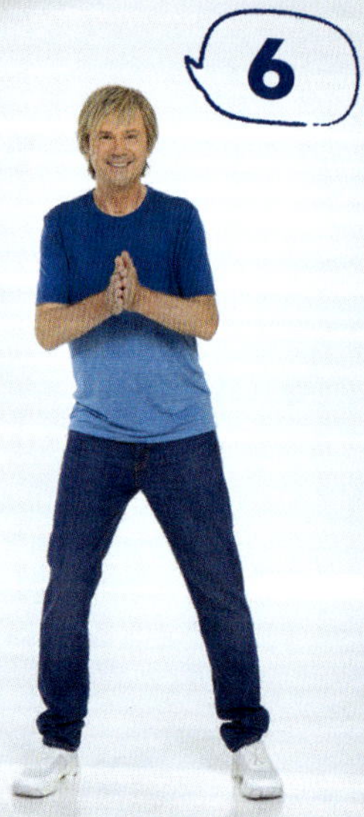

Den rechten Fuß mit einem kleinen Ausfallschritt zur Seite bewegen. Dabei vor dem Körper in die Hände klatschen (Kasatschok 2) und laut 6 sagen.

10

Weiter geht's nach hinten mit Nowak in der Reihenfolge 1, 2, 3. Dann noch mal nach vorn mit Kasatschok 2, 3, 1 und Nowak 3, 1, 2 und rückwärts mit Kasatschok 1, 2, 3 und Nowak 2, 3, 1 usw.

3x **Bis 24 zählen, also insgesamt 3-mal vor- und zurückgehen.**

HAJÜ-MOVE

VARIANTE 1

Bei dem HaJü-Move sorgt die Kreuzbewegung der Beine hinter dem Körper für zusätzlichen »Dünger für Ihr Hirn«.

1

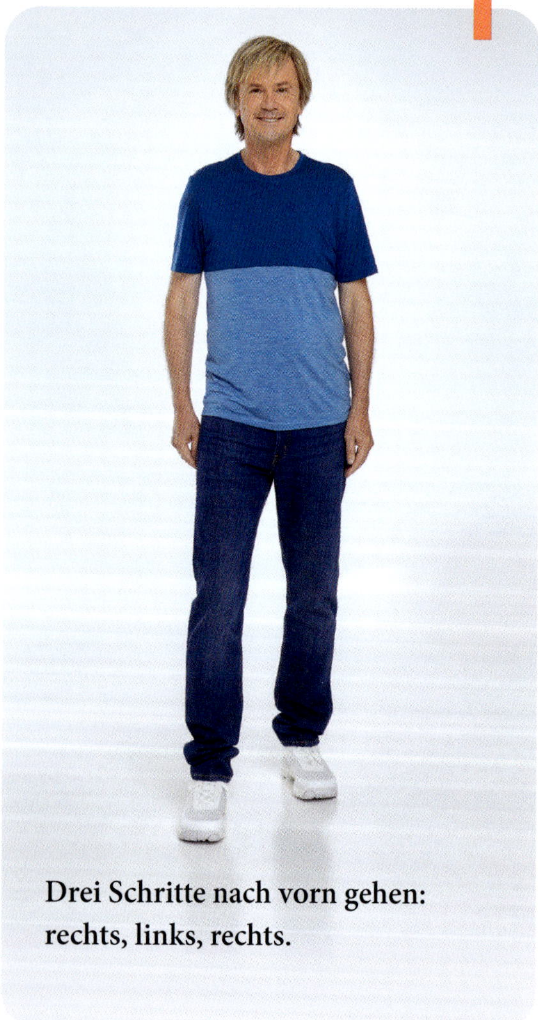

Drei Schritte nach vorn gehen: rechts, links, rechts.

2

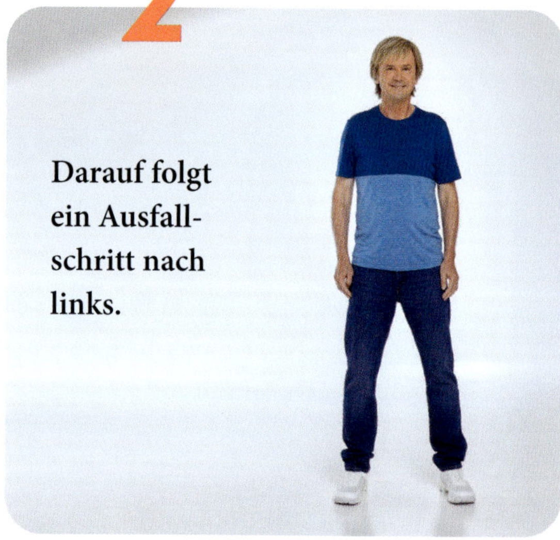

Darauf folgt ein Ausfallschritt nach links.

3

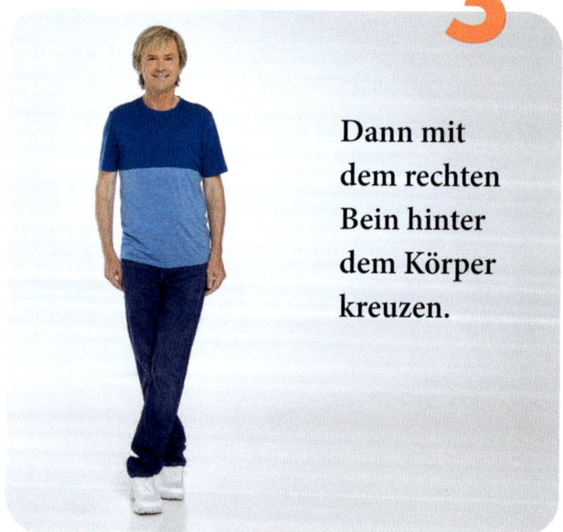

Dann mit dem rechten Bein hinter dem Körper kreuzen.

4

Die Beine öffnen und den linken Fuß neben den rechten stellen, sodass die Füße sich auf gleicher Höhe befinden.

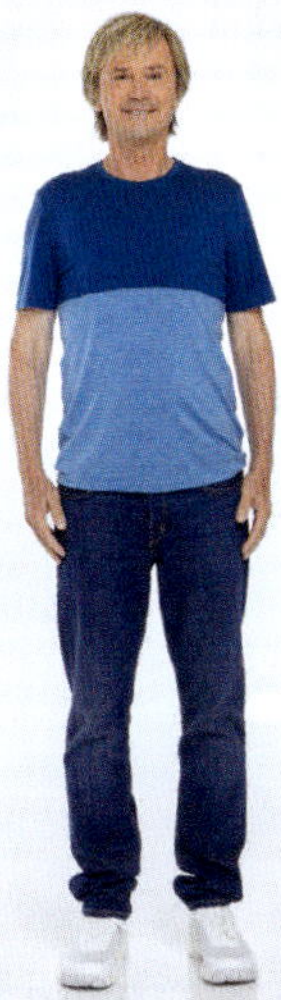

5

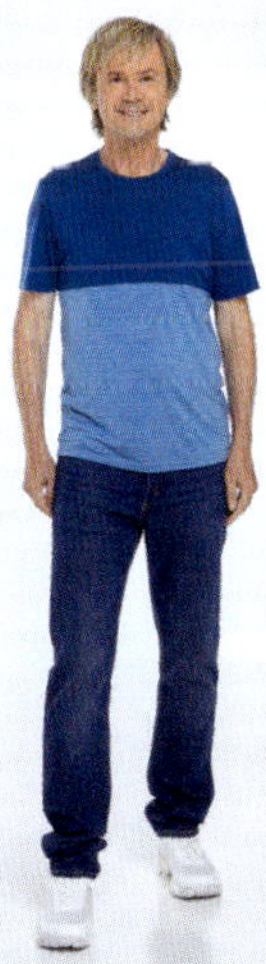

Weiter geht's mit zwei Schritten nach vorn (rechts, links), darauf folgt ein Ausfallschritt nach rechts.

Die Schrittfolge 3 Minuten lang wiederholen.

6

Mit dem linken Bein hinter dem Körper kreuzen.

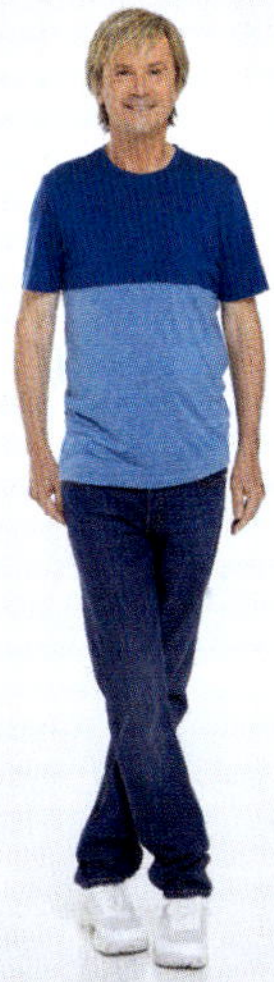

7

Nun die Beine öffnen und den rechten Fuß neben den linken stellen, sodass die Füße wieder nebeneinanderstehen.

8

Ohne Unterbrechung geht es weiter in die Rückwärtsbewegung, und zwar in der gleichen Bewegungsreihenfolge. Sie starten mit dem linken Bein.

COACHING-TIPP

Üben Sie den HaJü-Move mit Musik, dann macht es noch mehr Spaß. Wenn Sie ihn 3 Minuten locker und leicht ausführen können, geht's zu Variante 2.

HAJÜ-MOVE

VARIANTE 2

Wie Variante 1, doch mit Kasatschok im Modus 1 – 2 – 3, und zwar sowohl bei den Dreierschritten als auch beim Ausfallschritt, dem Kreuzen und dem Öffnen. Nur bei den Zweierschritten wird vorn/hinten geklatscht. Diese Aufgabe gilt als gelöst, wenn Sie zwei Durchgänge mühelos und damit fehlerfrei gemeistert haben.

1

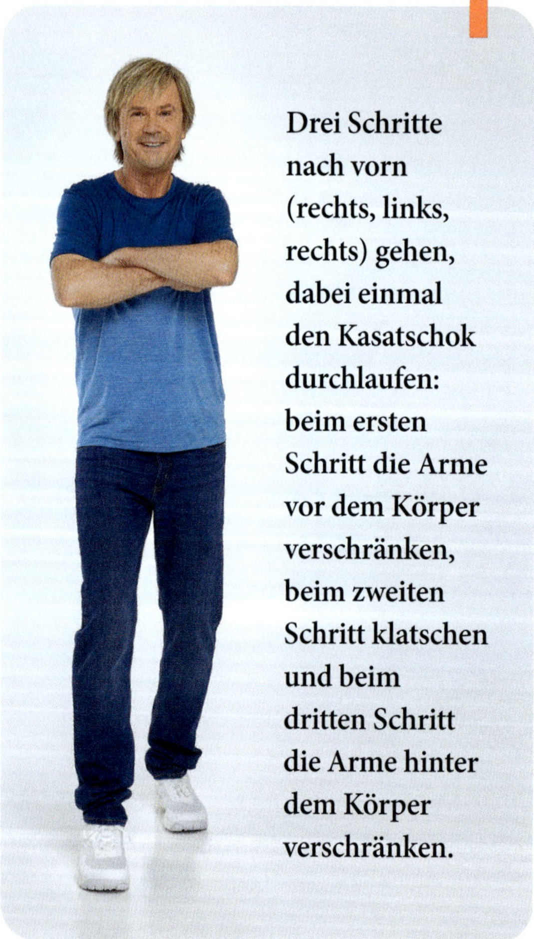

Drei Schritte nach vorn (rechts, links, rechts) gehen, dabei einmal den Kasatschok durchlaufen: beim ersten Schritt die Arme vor dem Körper verschränken, beim zweiten Schritt klatschen und beim dritten Schritt die Arme hinter dem Körper verschränken.

2

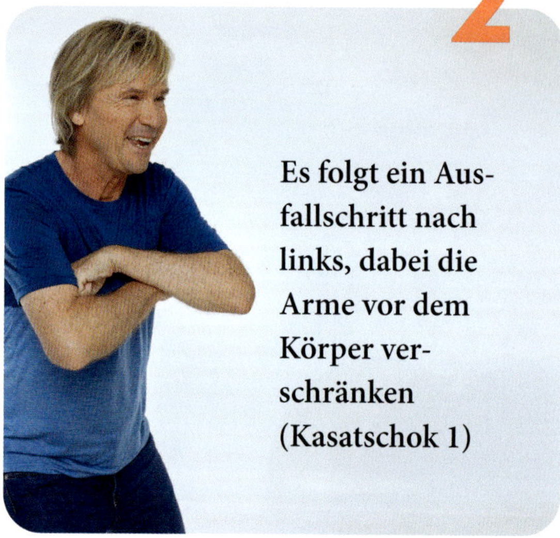

Es folgt ein Ausfallschritt nach links, dabei die Arme vor dem Körper verschränken (Kasatschok 1)

3

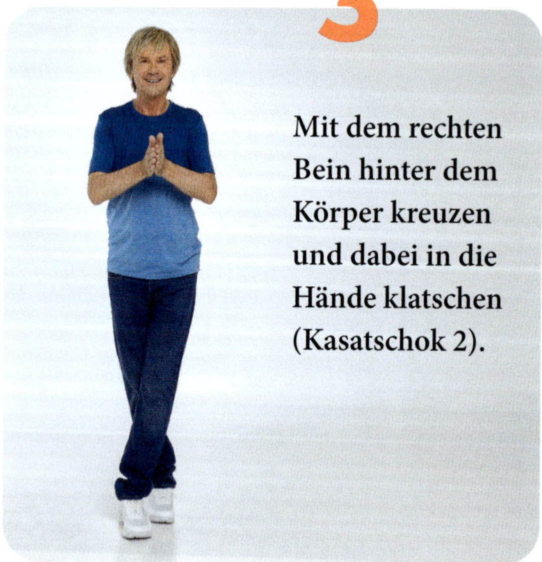

Mit dem rechten Bein hinter dem Körper kreuzen und dabei in die Hände klatschen (Kasatschok 2).

4

Die Beine öffnen und den linken Fuß neben den rechten stellen, dabei die Arme hinter dem Körper verschränken (Kasatschok 3).

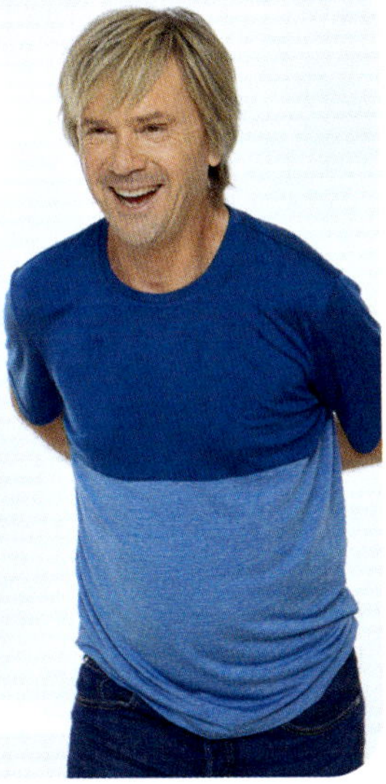

5

Weiter geht's mit zwei Schritten nach vorn (rechts, links): Beim ersten Schritt vor …

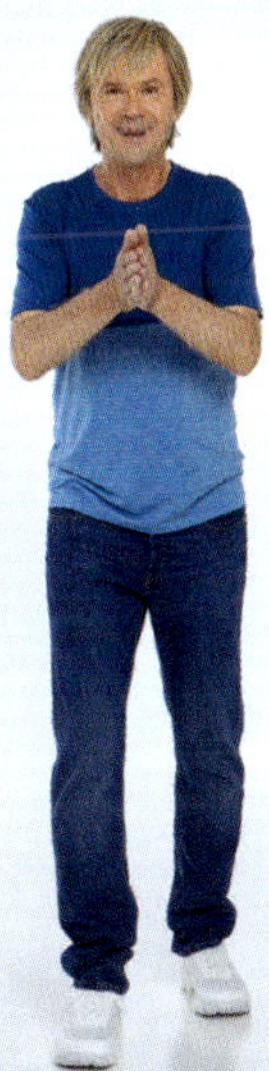

6

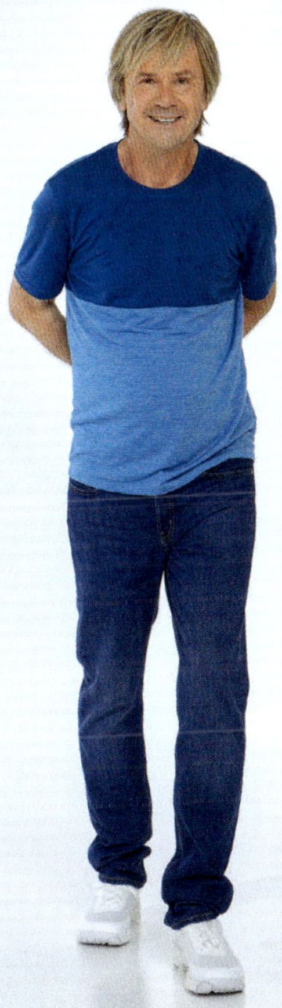

… beim zweiten Schritt hinter dem Körper in die Hände klatschen.

HAJÜ-MOVE

VARIANTE 2

7

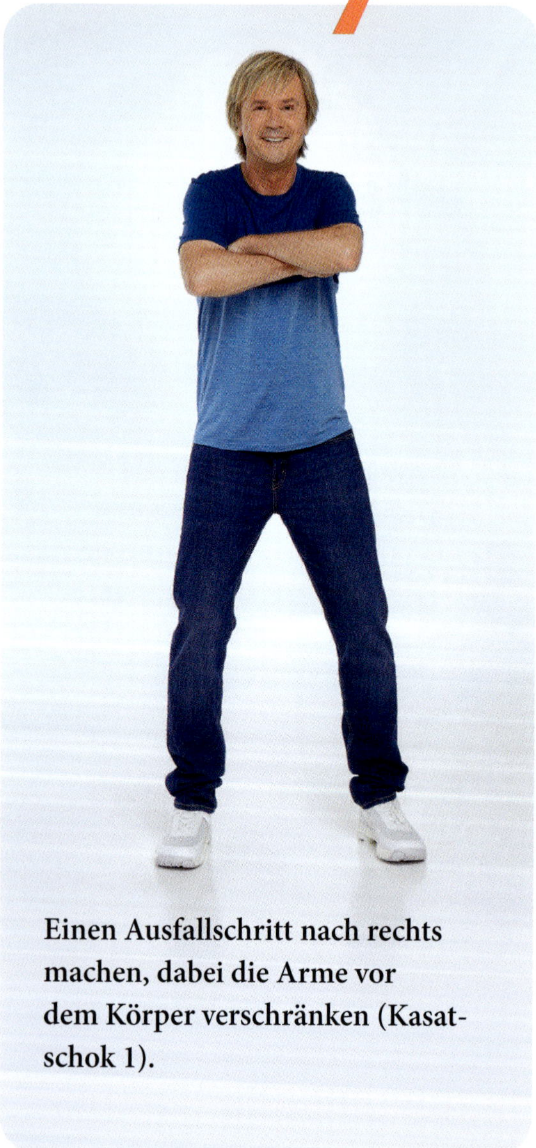

Einen Ausfallschritt nach rechts machen, dabei die Arme vor dem Körper verschränken (Kasatschok 1).

8

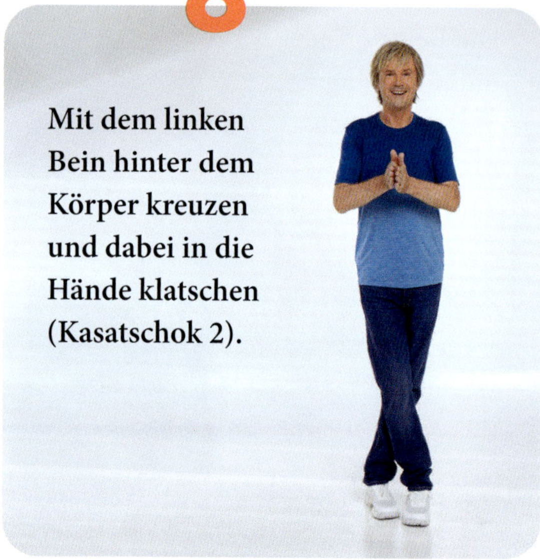

Mit dem linken Bein hinter dem Körper kreuzen und dabei in die Hände klatschen (Kasatschok 2).

9

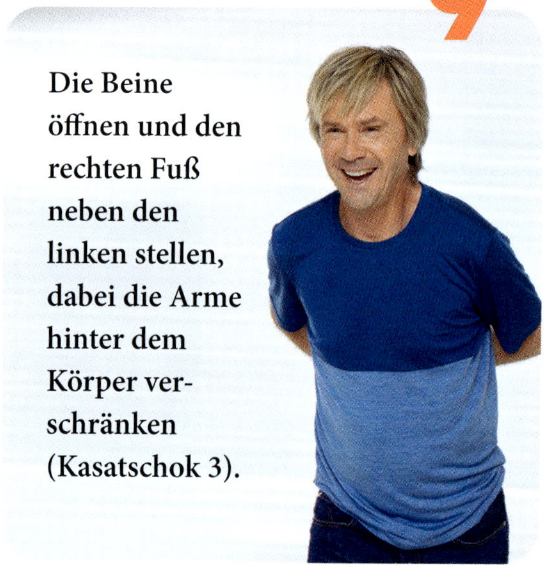

Die Beine öffnen und den rechten Fuß neben den linken stellen, dabei die Arme hinter dem Körper verschränken (Kasatschok 3).

10

Ohne Unterbrechung geht es weiter in die Rückwärtsbewegung, und zwar in der gleichen Bewegungsreihenfolge. Sie starten mit dem linken Bein.

2x

Die gesamte Bewegungsfolge 2-mal wiederholen.

COACHING-TIPPS

- **Alle Tipps, die bei den vorigen Übungen genannt wurden, haben auch hier ihre Gültigkeit.**
- **Wichtig ist noch hervorzuheben, dass wir richtig kreuzen, das heißt: Wir stehen hinter dem Standbein mit der gesamten Fußfläche auf dem Boden.**

HAJÜ-MOVE

VARIANTE 3

Wie Variante 1, doch nun mit BUM, KUN, CHA im Modus 1 – 2 – 3, und zwar sowohl bei den Dreierschritten als auch beim Ausfallschritt, dem Kreuzen und dem Öffnen. Bei den Zweierschritten wird vorn/hinten geklatscht. Auch hier gilt die Aufgabe als gelöst, wenn Sie zwei Durchgänge mühelos durchlaufen haben.

1

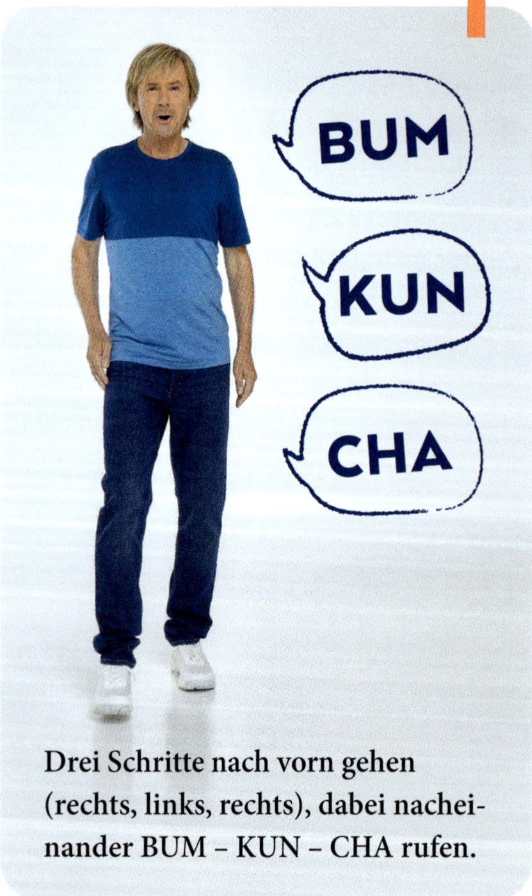

Drei Schritte nach vorn gehen (rechts, links, rechts), dabei nacheinander BUM – KUN – CHA rufen.

2

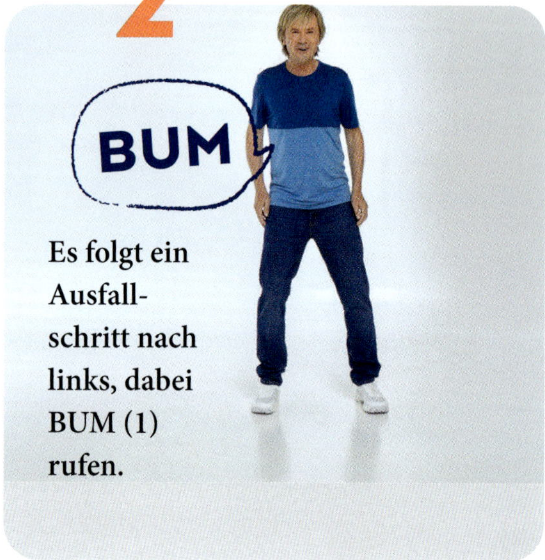

Es folgt ein Ausfallschritt nach links, dabei BUM (1) rufen.

3

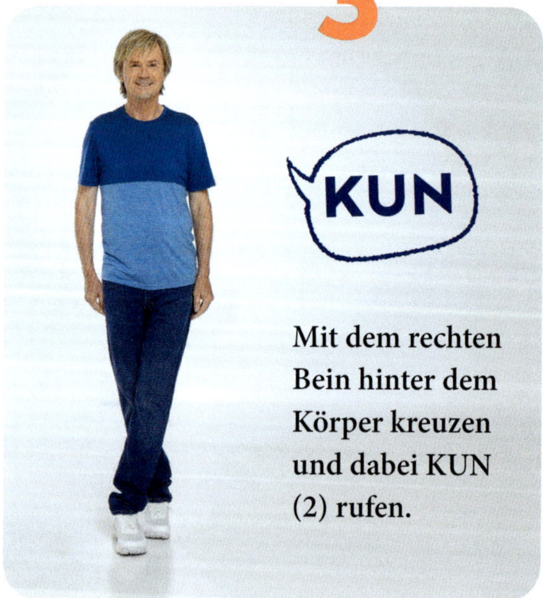

Mit dem rechten Bein hinter dem Körper kreuzen und dabei KUN (2) rufen.

4

CHA

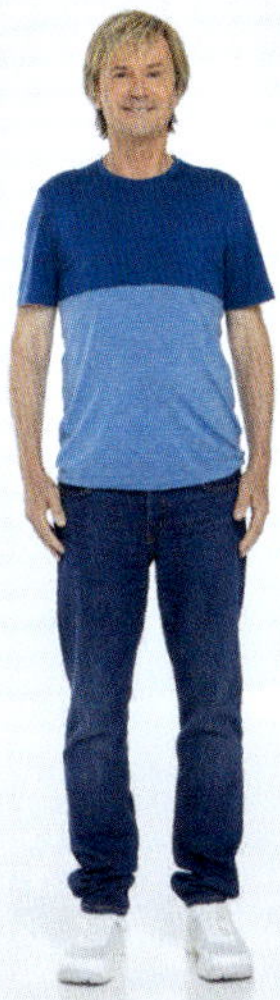

Die Beine öffnen und den linken Fuß neben den rechten stellen, dabei CHA (3) rufen.

5

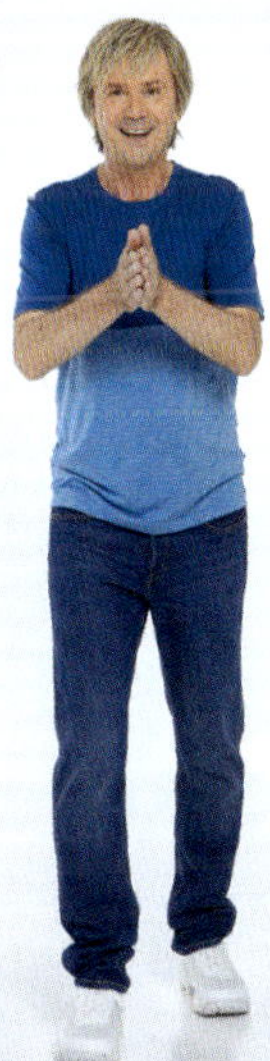

Weiter geht's mit zwei Schritten nach vorn (rechts, links), dabei zuerst vor, dann hinter dem Körper in die Hände klatschen.

6

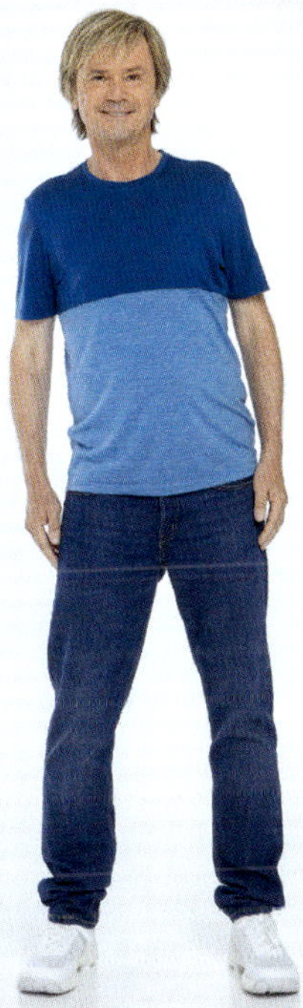

BUM

Einen Ausfallschritt nach rechts machen, dabei BUM (1) rufen.

HAJÜ-MOVE

VARIANTE 3

7

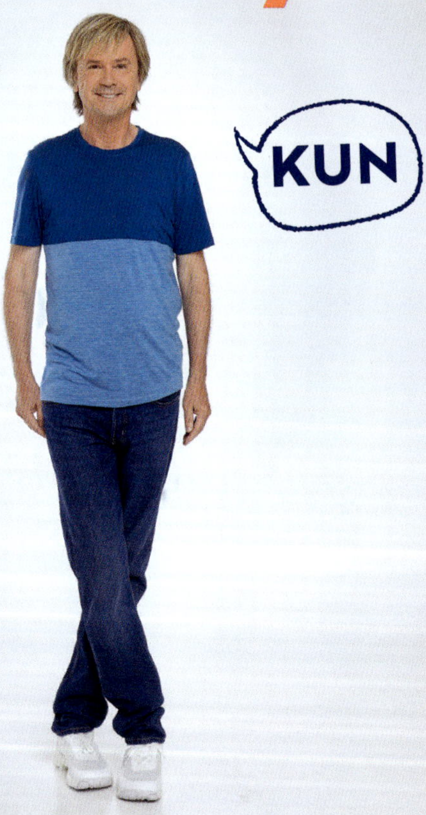

Mit dem linken Bein hinter dem Körper kreuzen, dabei KUN (2) rufen.

8

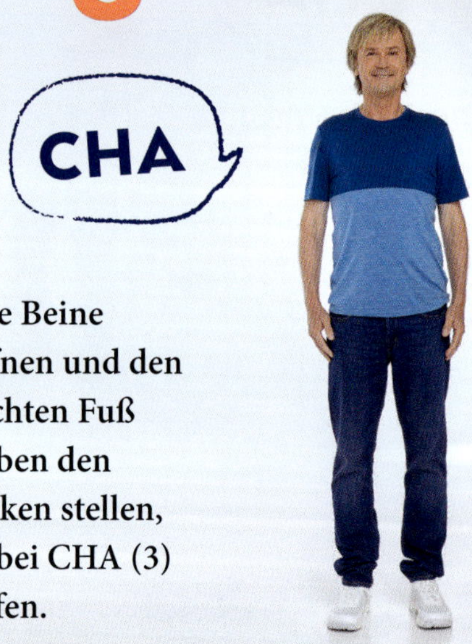

Die Beine öffnen und den rechten Fuß neben den linken stellen, dabei CHA (3) rufen.

9

Wiederholen Sie die Schrittfolge, gehen dabei jedoch rückwärts.

2x **Die gesamte Bewegungsfolge 2-mal wiederholen.**

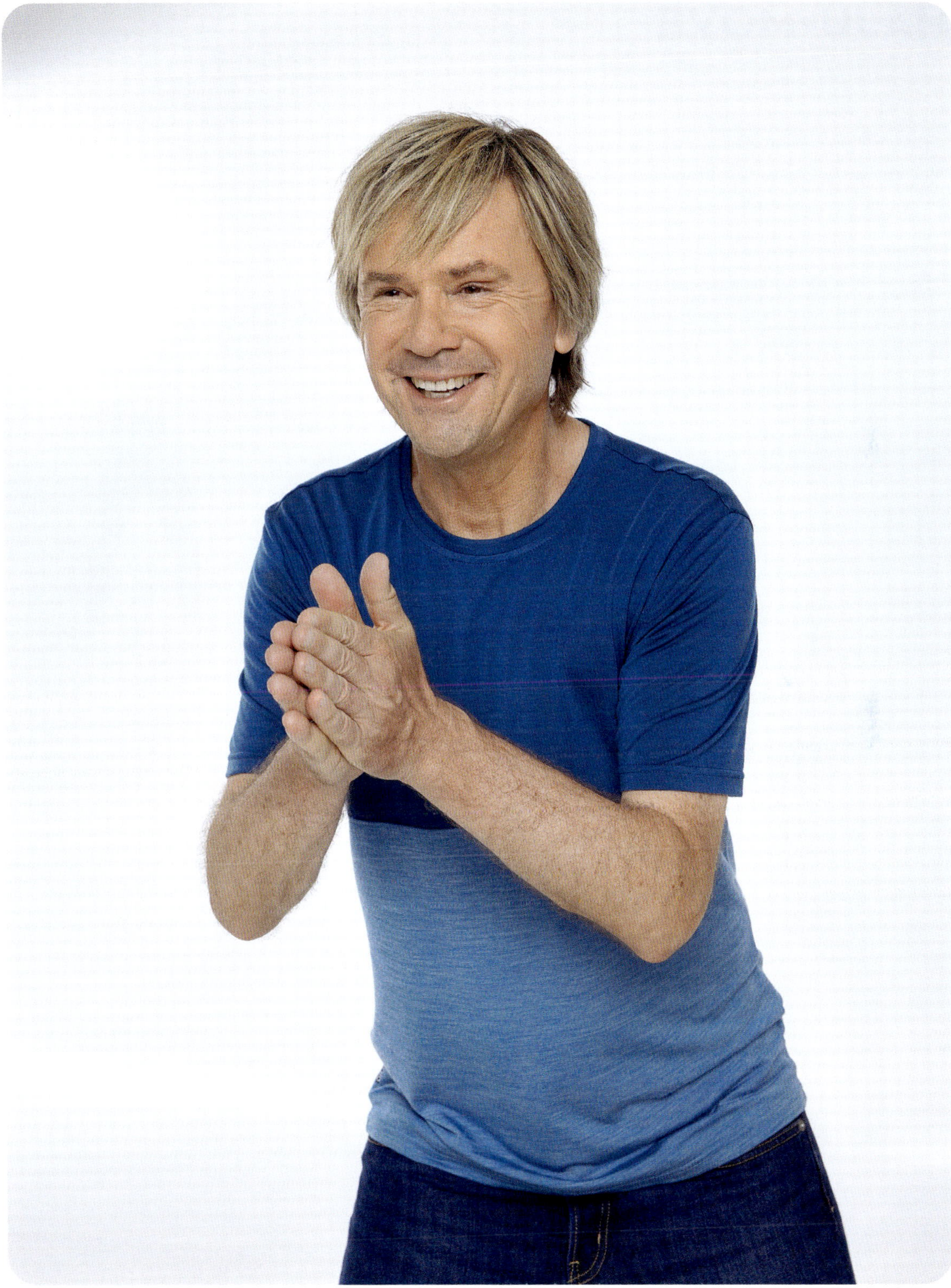

HAJÜ-MOVE

VARIANTE 4

Wie Variante 1, nun mit Nowak im Modus 1 – 2 – 3 sowohl bei den Dreierschritten als auch beim Ausfallschritt, dem Kreuzen und dem Öffnen. Bei den Zweierschritten wird vorn/ hinten geklatscht. Und selbstverständlich das Ganze 2-mal und wie immer locker und leicht und ohne Unterbrechungen.

1

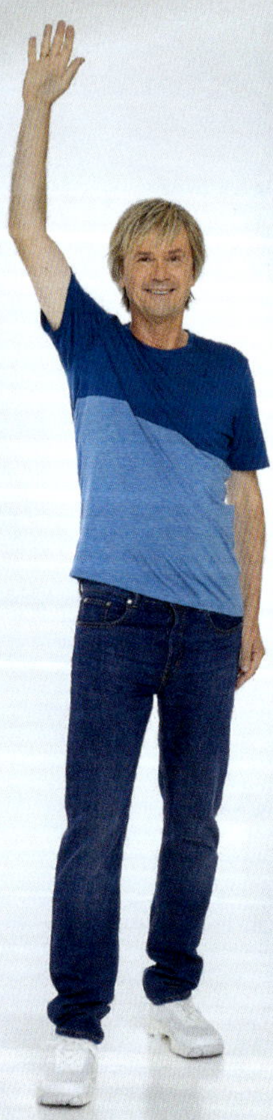

Drei Schritte nach vorn gehen (rechts, links, rechts), dabei einmal den Nowak durchlaufen: beim ersten Schritt den rechten Arm nach oben ausstrecken, beim zweiten Schritt die Schulterblätter nach hinten drücken und beim dritten Schritt den linken Arm nach oben ausstrecken.

2

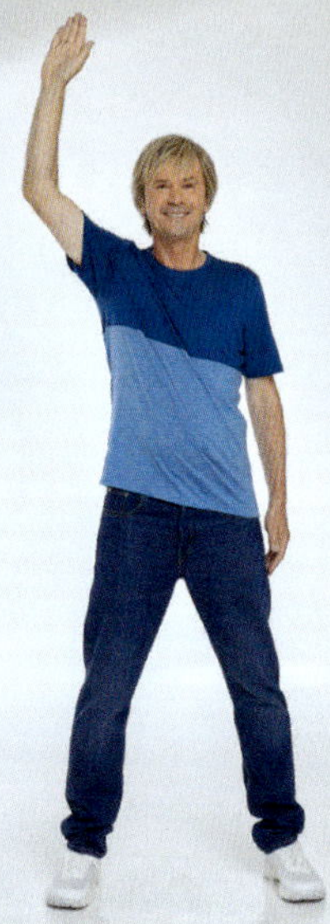

Es folgt ein Ausfallschritt nach links, dabei den rechten Arm ganz nach oben ausstrecken (Nowak 1).

3

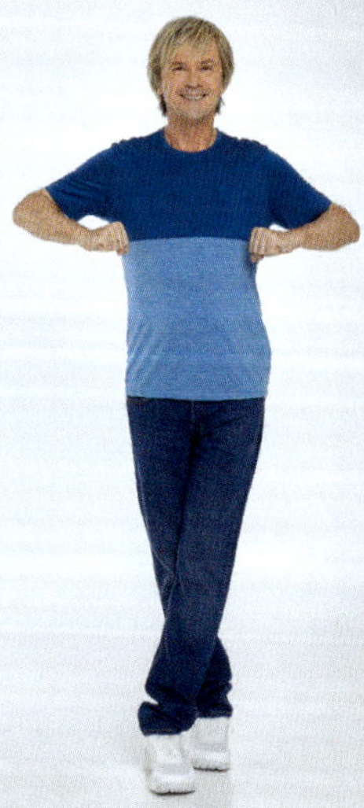

Mit dem rechten Bein hinter dem Körper kreuzen und dabei die Schulterblätter nach hinten drücken (Nowak 2).

4

Die Beine öffnen und den linken Fuß neben den rechten stellen, dabei den linken Arm ganz nach oben ausstrecken (Nowak 3).

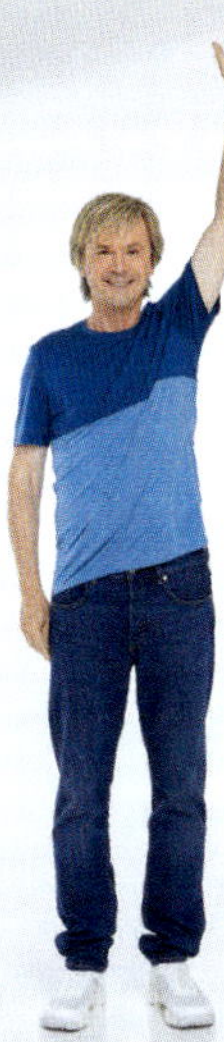

5

Zwei Schritte (rechts, links) nach vorn machen, beim ersten Schritt vor, beim zweiten Schritt hinter dem Körper in die Hände klatschen.

6

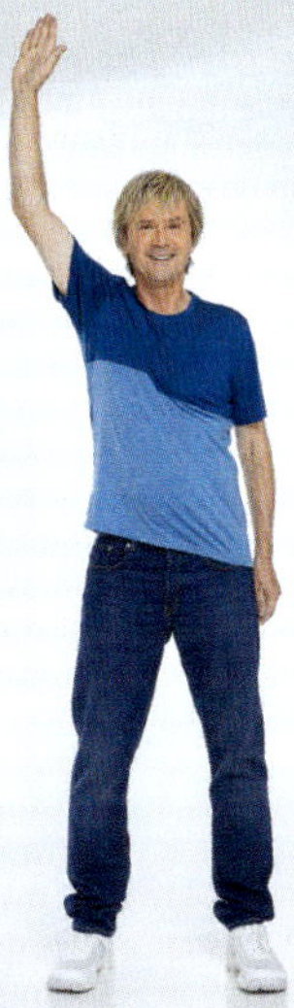

Es folgt ein Ausfallschritt nach rechts, dabei den rechten Arm ganz nach oben ausstrecken (Nowak 1).

7

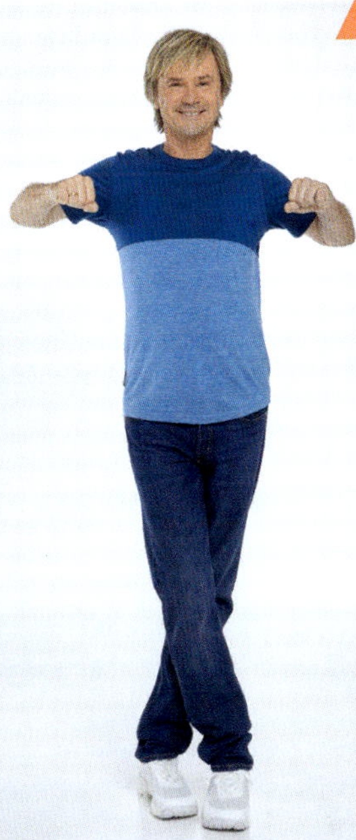

Mit dem linken Bein hinter dem Körper kreuzen, dabei die Schulterblätter nach hinten drücken (Nowak 2). Die Beine öffnen und den rechten Fuß neben den linken stellen, dabei den linken Arm nach oben ausstrecken (Nowak 3).

8

Wiederholen Sie die Schrittfolge, gehen dabei jedoch rückwärts.

2x **Die gesamte Bewegungsfolge 2-mal wiederholen.**

HAJÜ-MOVE

VARIANTE 5

Wie Variante 1, aber jetzt mit Kasatschok im Modus 2 – 3 – 1. Durch den Modus 2 – 3 – 1 gerät Ihr Arbeitsgedächtnis wieder ein Stückchen mehr unter Druck. Und genau in der richtigen Dosierung, damit sich Ihr Hirn weiter, schneller, besser und tiefer verdrahten kann. Klingt gut – ist gut. Aber es gilt auch mein Spruch: Es wird niemandem etwas geschenkt. Sie haben die Aufgabe mit Bravour gelöst, wenn Sie auch hier zwei fehlerfreie Runden gedreht haben.

1

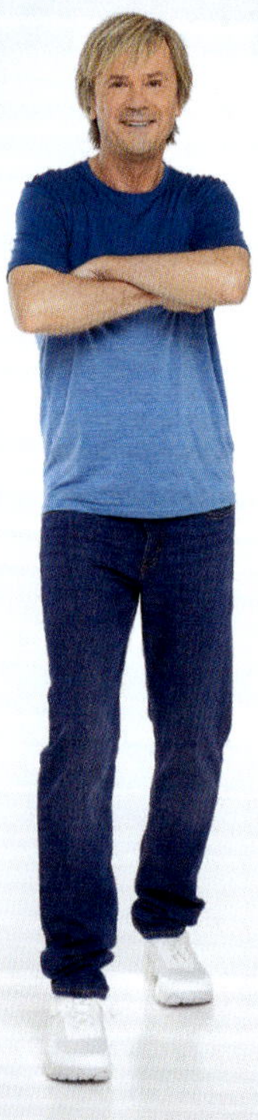

Drei Schritte nach vorn gehen (rechts, links, rechts), dabei einmal den Kasatschok durchlaufen: beim ersten Schritt die Arme vor dem Körper verschränken, beim zweiten Schritt klatschen und beim dritten Schritt die Arme hinter dem Körper verschränken.

2

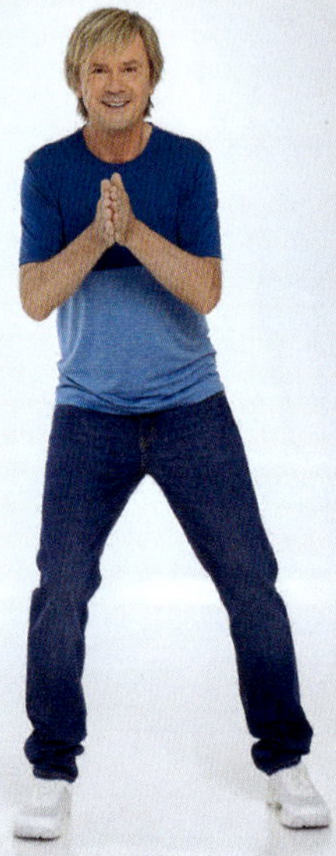

Nun wechselt die Reihenfolge zu 2, 3, 1: Ausfallschritt nach links, dabei in die Hände klatschen (Kasatschok 2).

3

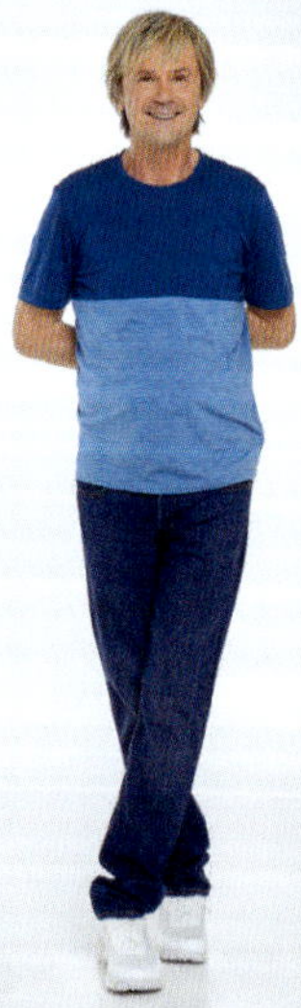

Mit dem rechten Bein hinter dem Körper kreuzen und dabei die Arme hinter dem Körper verschränken (Kasatschok 3).

4

Die Beine öffnen und den linken Fuß neben den rechten stellen, dabei die Arme vor dem Körper verschränken (Kasatschok 1).

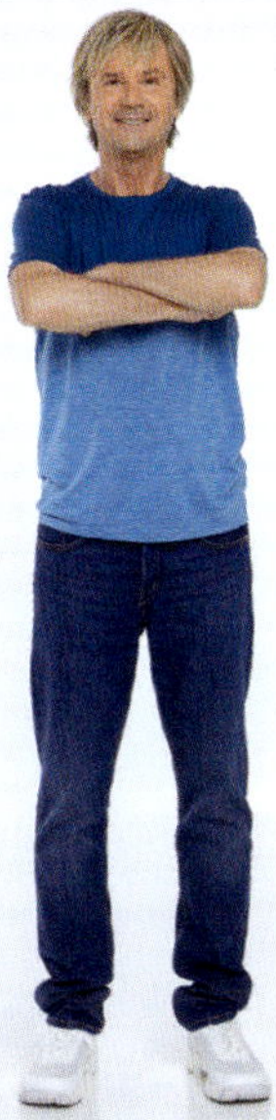

5

Zwei Schritte nach vorn gehen (rechts, links), beim ersten Schritt vor, beim zweiten Schritt hinter dem Körper in die Hände klatschen.

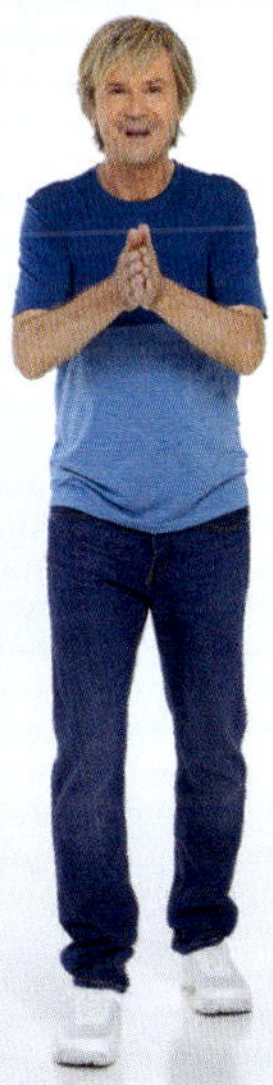

6

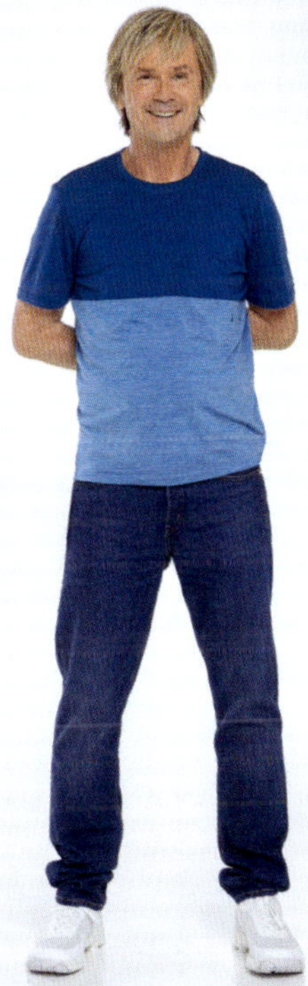

Weiter geht's in der Reihenfolge 3, 1, 2: Ausfallschritt nach rechts, dabei die Arme hinter dem Körper verschränken (Kasatschok 3).

HAJÜ-MOVE

VARIANTE 5

7

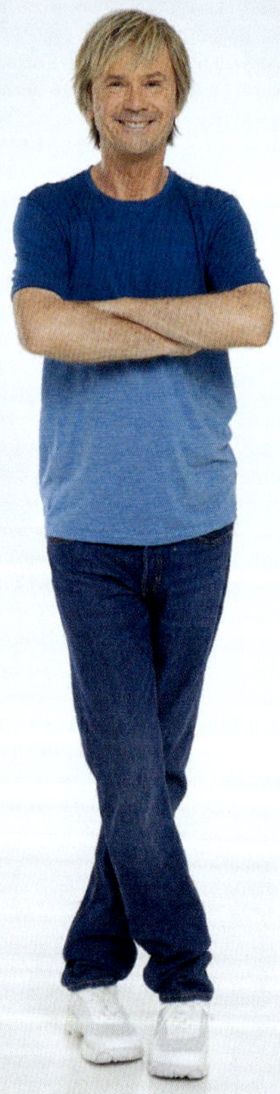

Mit dem linken Bein hinter dem Körper kreuzen und dabei die Arme vor dem Körper verschränken (Kasatschok 1).

8

Die Beine öffnen und den rechten Fuß neben den linken stellen, dabei in die Hände klatschen (Kasatschok 2).

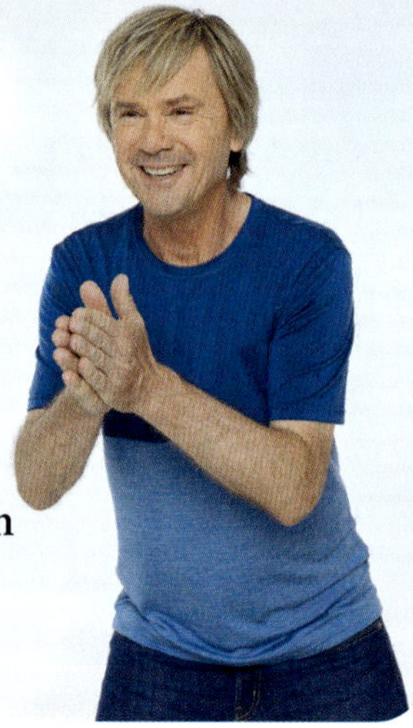

9

Wiederholen Sie die Schrittfolge, gehen dabei jedoch rückwärts.

2x **Die gesamte Bewegungsfolge 2-mal wiederholen.**

COACHING-TIPP

Willkommen beim HaJü-Move auf dem Level für Fortgeschrittene! Sie haben bereits die Variante 5 des Samir-Move absolviert – der HaJü-Move ist die perfekte Fortsetzung. Nachdem Sie den Samir-Move zuvor so bravourös gemeistert haben, haben Sie sicher schon auf den großen Durchbruch spekuliert – und das völlig zu Recht! Doch freuen Sie sich nicht zu früh. Auch beim HaJü-Move habe ich ein paar hinterlistige Stolpersteine für Sie eingebaut. Sehen Sie es sportlich – ich bin mir sicher, dass Sie auch diese kleinen Gemeinheiten meistern werden. Viel Vergnügen dabei!

HAJÜ-MOVE

VARIANTE 6

Wie Variante 1 mit BUM, KUN, CHA im Modus 2 – 3 – 1. Ich weiß, man mag sich selbst nicht mehr hören. Aber so geht es uns allen. Der Zweck heiligt die Mittel. Gratulation, wenn Sie auch diese Hürde genommen haben. Geschafft, na klar – wenn zwei Runden fehlerfrei absolviert wurden.

1

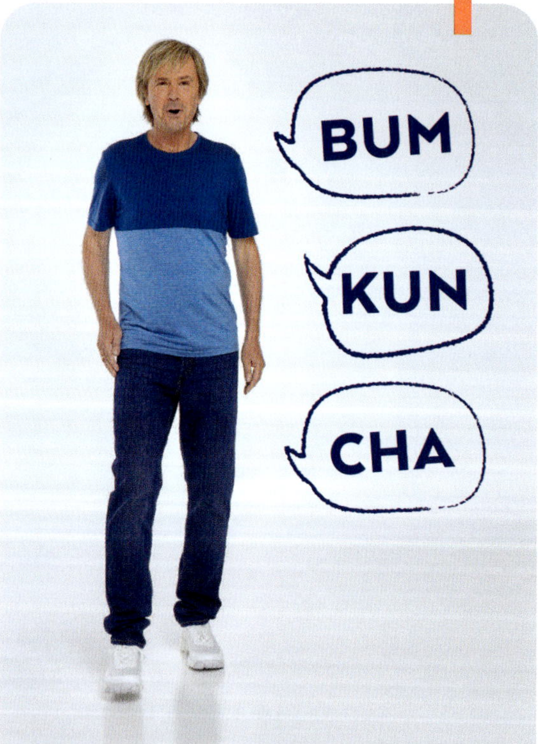

Drei Schritte nach vorn gehen (rechts, links, rechts), dabei nacheinander BUM – KUN – CHA rufen.

2

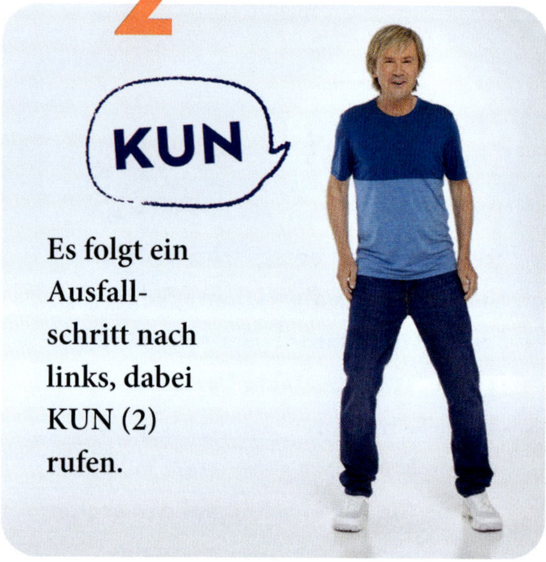

Es folgt ein Ausfallschritt nach links, dabei KUN (2) rufen.

3

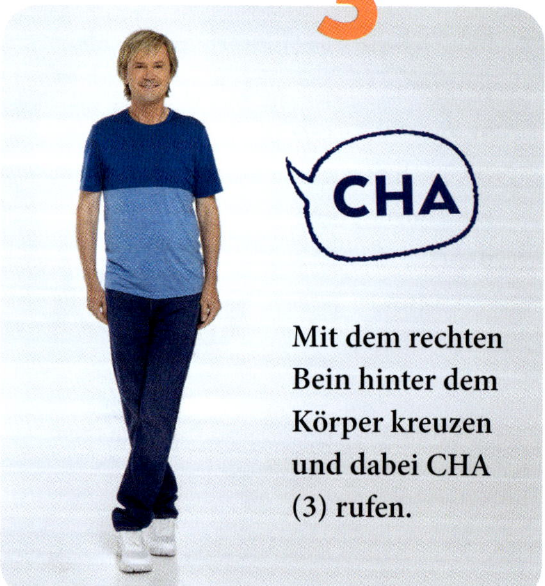

Mit dem rechten Bein hinter dem Körper kreuzen und dabei CHA (3) rufen.

4

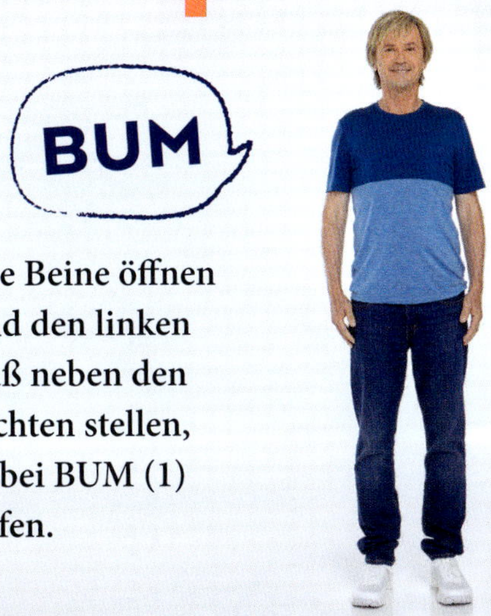

Die Beine öffnen und den linken Fuß neben den rechten stellen, dabei BUM (1) rufen.

5

Weiter geht's mit zwei Schritten nach vorn (rechts, links), dabei zuerst vor, dann hinter dem Körper in die Hände klatschen.

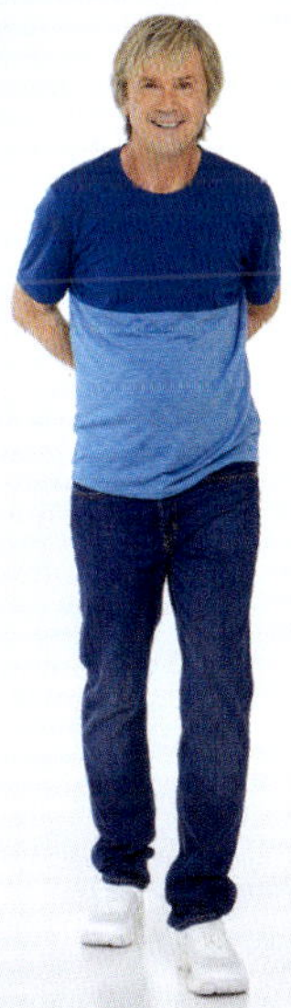

6

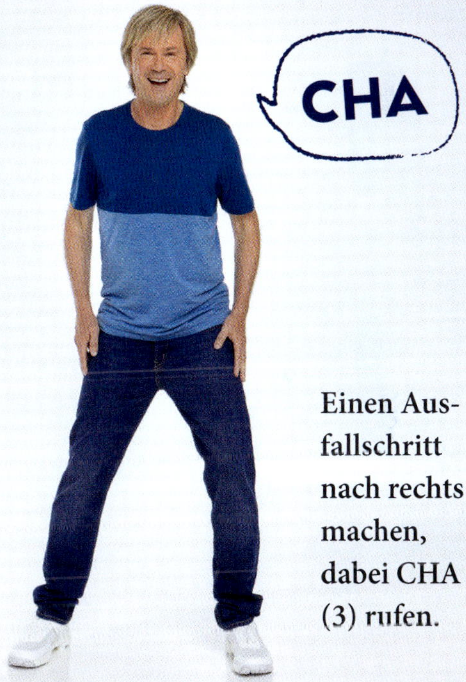

Einen Ausfallschritt nach rechts machen, dabei CHA (3) rufen.

HAJÜ-MOVE

VARIANTE 6

7

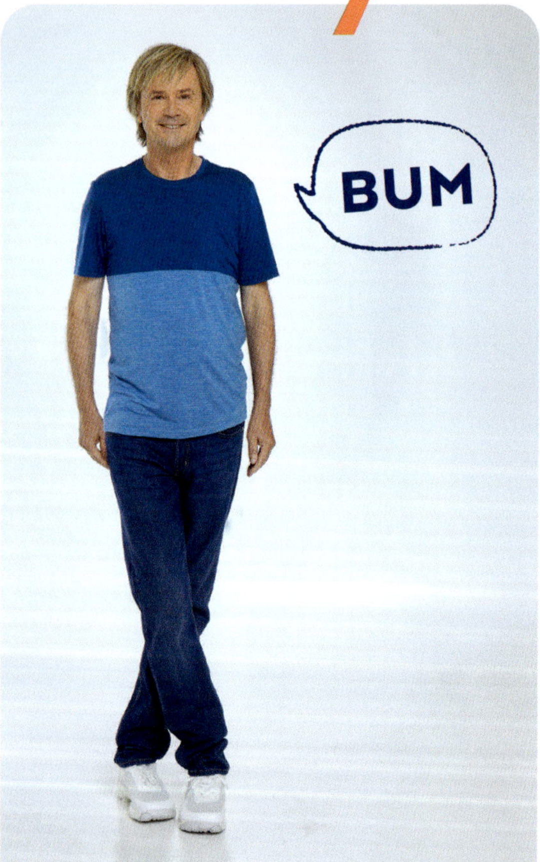

Nun mit dem linken Bein hinter dem Körper kreuzen, dabei BUM (1) rufen.

8

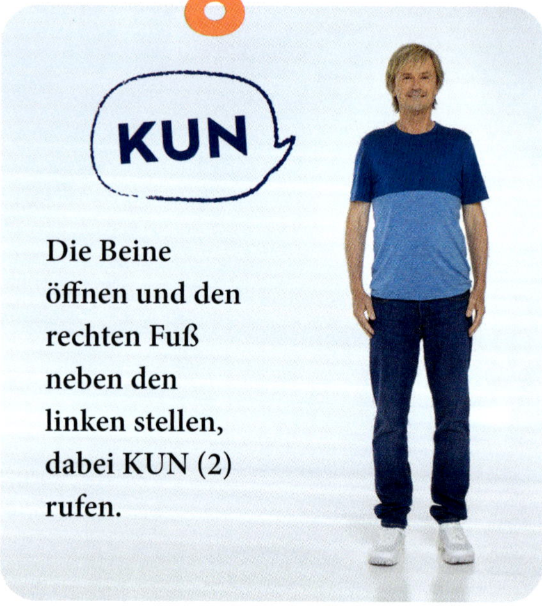

Die Beine öffnen und den rechten Fuß neben den linken stellen, dabei KUN (2) rufen.

9

Wiederholen Sie die Schrittfolge, gehen dabei jedoch rückwärts.

2x **Die gesamte Bewegungsfolge 2-mal wiederholen.**

COACHING-TIPP

Anders als bei den bisherigen Übungen sind hier am Anfang »leichte Bewegungsverzögerungen« verzeihbar. Also keine Sorge, wenn es sich erst mal ein wenig unrund anfühlt …

HAJÜ-MOVE

VARIANTE 7

Wie Variante 1, doch nun mit Nowak im Modus 2 – 3 – 1. Sie schaffen zwei Runden fehlerfrei? Applaus, Applaus. Und das meine ich ganz, ganz ehrlich.

1

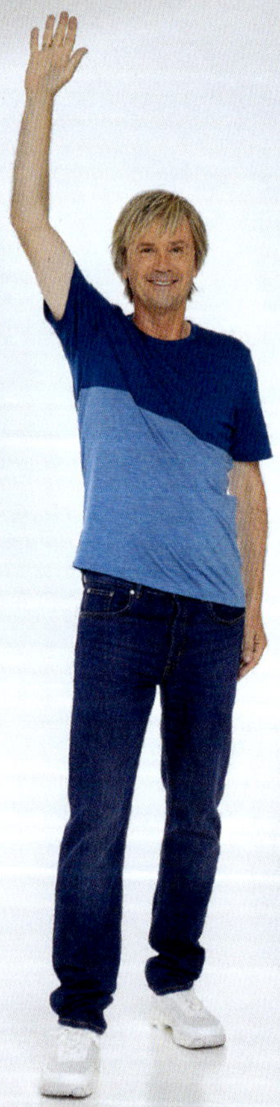

Drei Schritte nach vorn gehen (rechts, links, rechts), dabei einmal den Nowak durchlaufen: beim ersten Schritt den rechten Arm nach oben ausstrecken, beim zweiten Schritt die Schulterblätter nach hinten drücken und beim dritten Schritt den linken Arm nach oben ausstrecken.

2

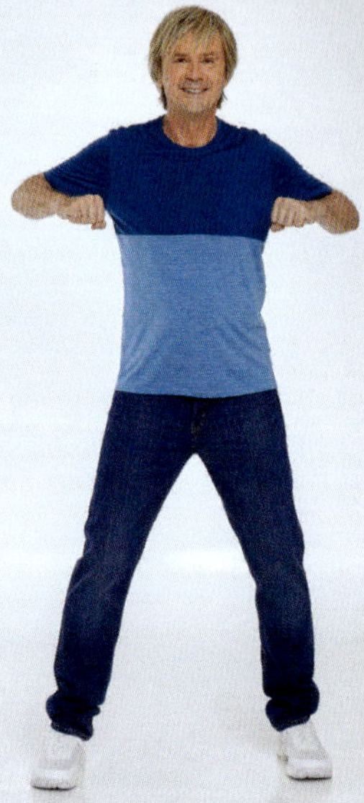

Weiter geht's in der Reihenfolge 2, 3, 1. Ausfallschritt nach links, dabei die Schulterblätter nach hinten drücken (Nowak 2).

3

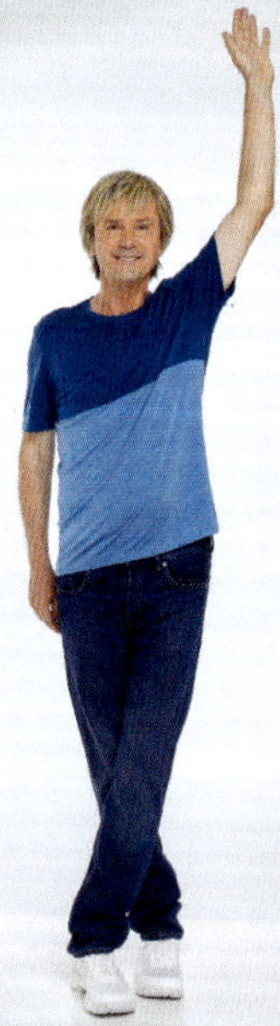

Mit dem rechten Bein hinter dem Körper kreuzen und dabei den linken Arm ganz nach oben ausstrecken (Nowak 3).

4

Die Beine öffnen und den linken Fuß neben den rechten stellen, dabei den rechten Arm ganz nach oben ausstrecken (Nowak 1).

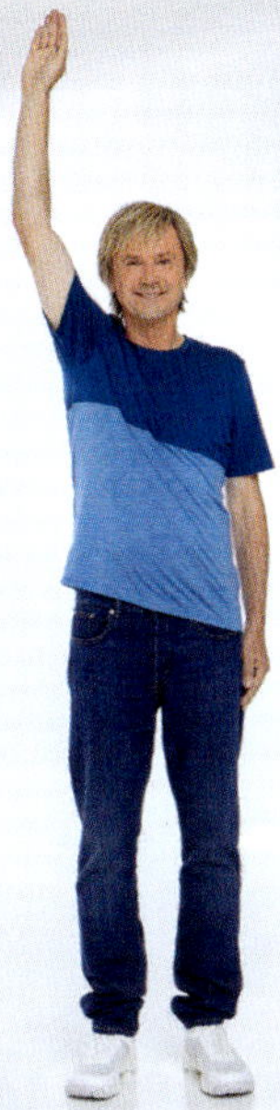

5

Zwei Schritte nach vorn machen (rechts, links), beim ersten Schritt vor, beim zweiten Schritt hinter dem Körper in die Hände klatschen.

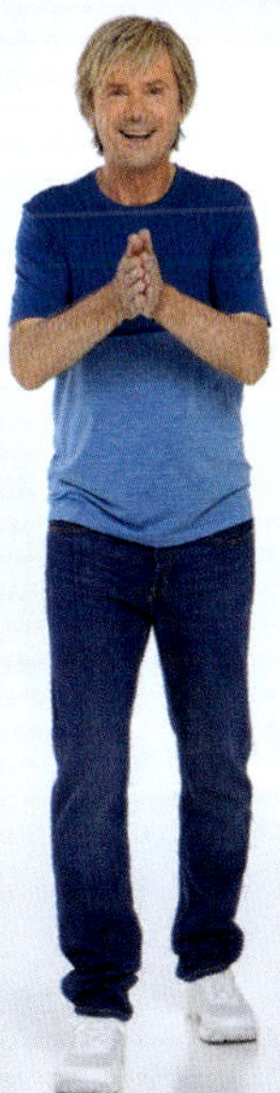

6

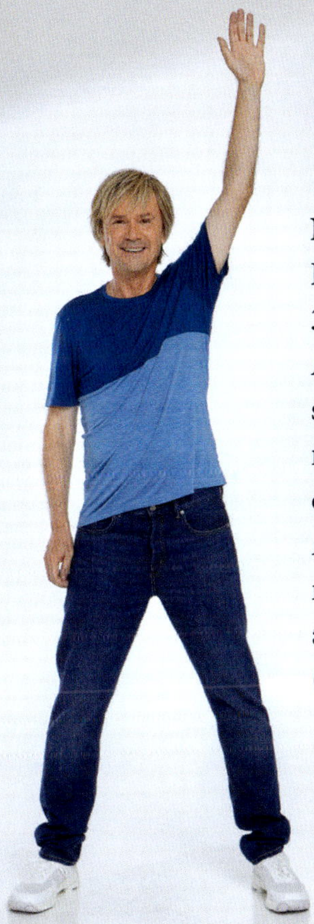

Nun in der Reihenfolge 3, 1, 2: Ausfallschritt nach rechts, dabei den linken Arm ganz nach oben ausstrecken (Nowak 3).

HAJÜ-MOVE

VARIANTE 7

7

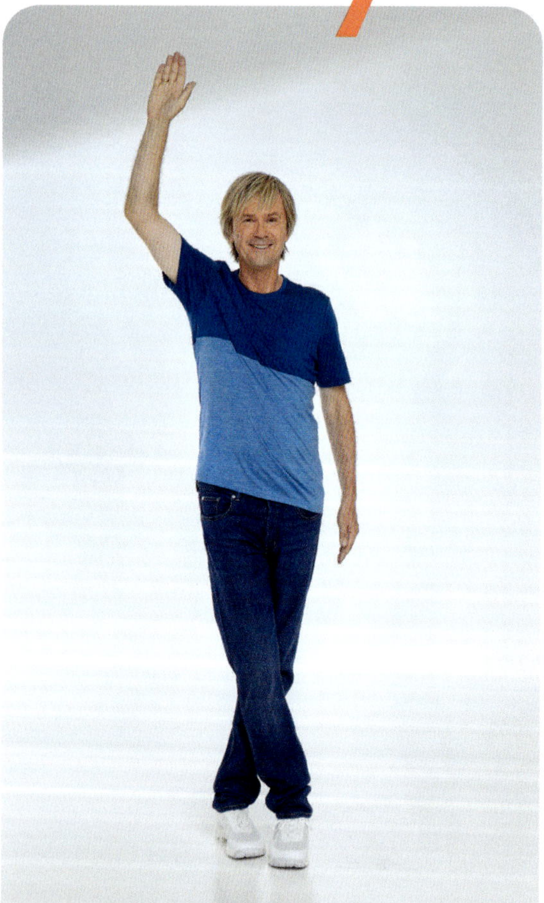

Mit dem linken Bein hinter dem Körper kreuzen und dabei den rechten Arm ganz nach oben ausstrecken (Nowak 1).

8

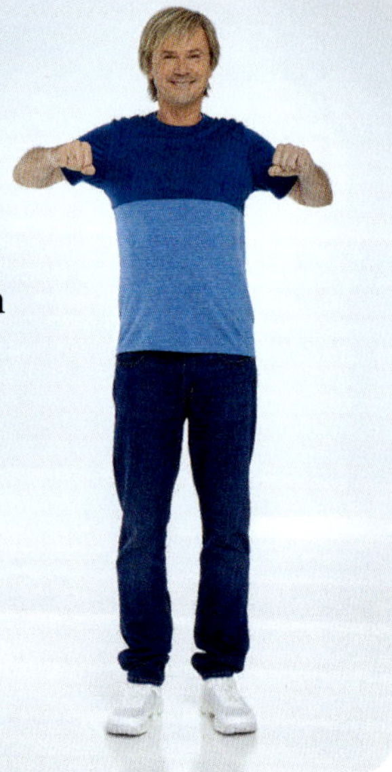

Danach die Beine öffnen und den rechten Fuß neben den linken stellen, dabei die Schulterblätter nach hinten drücken (Nowak 2).

9

Wiederholen Sie die Schrittfolge, gehen dabei jedoch rückwärts.

2x **Die gesamte Bewegungsfolge 2-mal wiederholen.**

COACHING-TIPP

Wie bei Variante 6 gilt auch hier: Anders als bei den bisherigen Übungen sind hier am Anfang »leichte Bewegungsverzögerungen« verzeihbar. Also keine Sorge, wenn es sich erst mal ein wenig unrund anfühlt …

HAJÜ-MOVE

VARIANTE 8

Wie Variante 1 mit Kasatschok, mit BUM, KUN, CHA und mit Nowak nacheinander im gleichbleibenden Modus 1 – 2 – 3.
Jetzt wird es richtig unruhig in Ihrem Oberstübchen. Oder täusche ich mich da etwa?
Gehen wir es an!

1

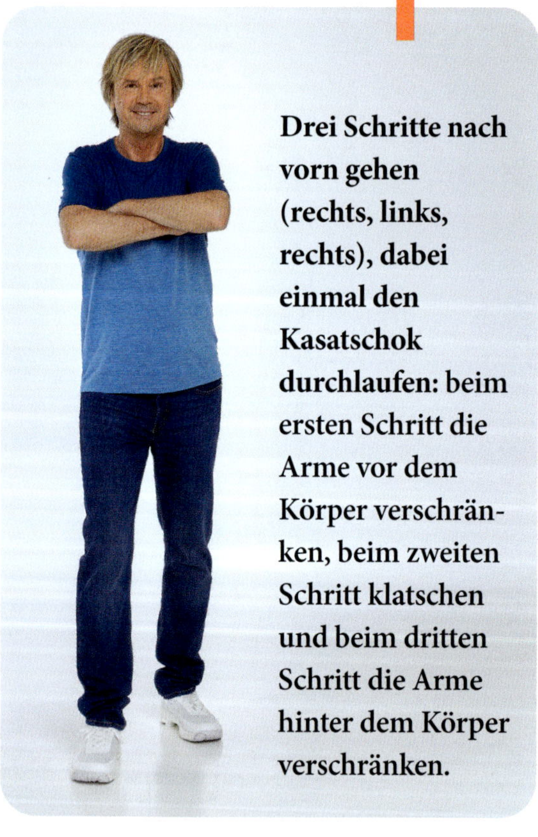

Drei Schritte nach vorn gehen (rechts, links, rechts), dabei einmal den Kasatschok durchlaufen: beim ersten Schritt die Arme vor dem Körper verschränken, beim zweiten Schritt klatschen und beim dritten Schritt die Arme hinter dem Körper verschränken.

2

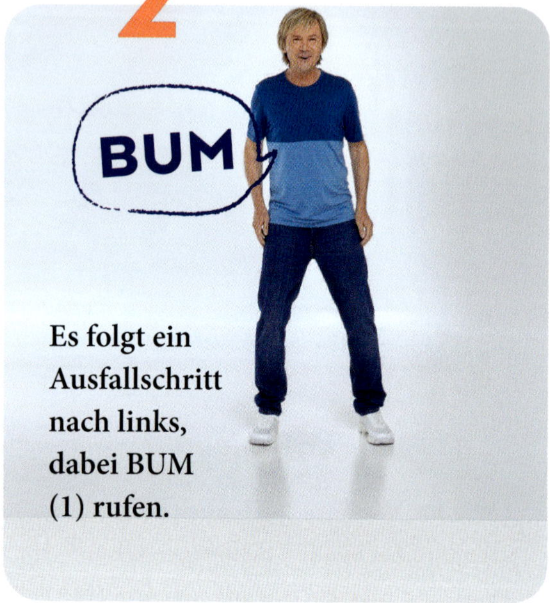

Es folgt ein Ausfallschritt nach links, dabei BUM (1) rufen.

3

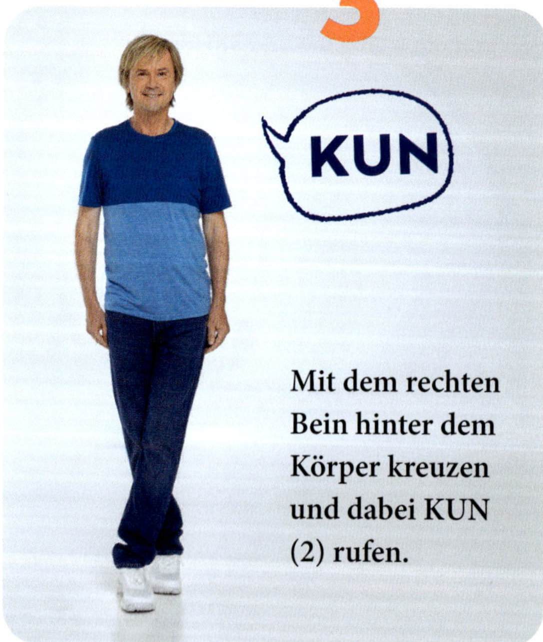

Mit dem rechten Bein hinter dem Körper kreuzen und dabei KUN (2) rufen.

4

CHA

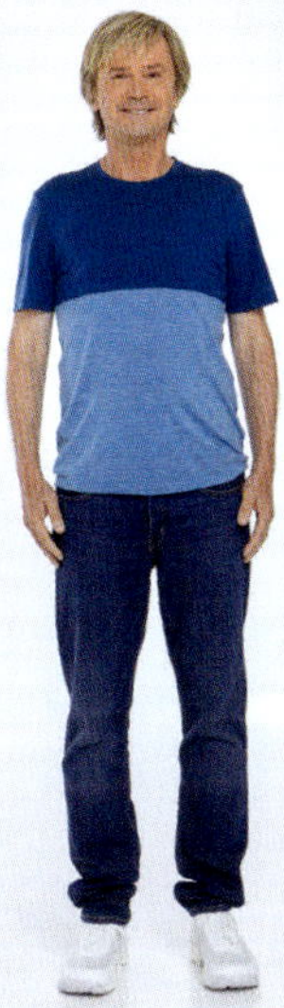

Die Beine öffnen und den linken Fuß neben den rechten stellen, dabei CHA (3) rufen.

5

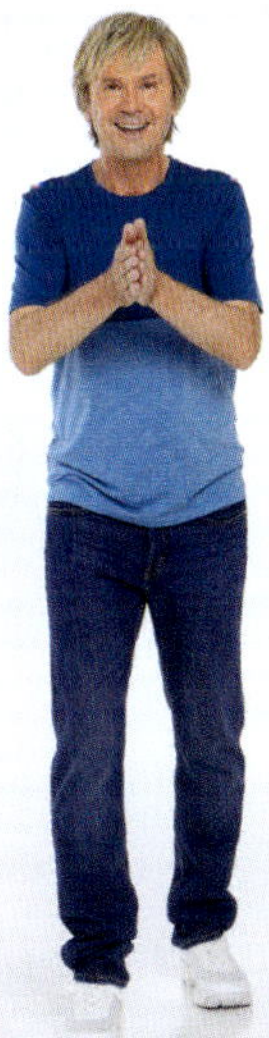

Zwei Schritte nach vorn machen (rechts, links), beim ersten Schritt vor, beim zweiten Schritt hinter dem Körper in die Hände klatschen.

6

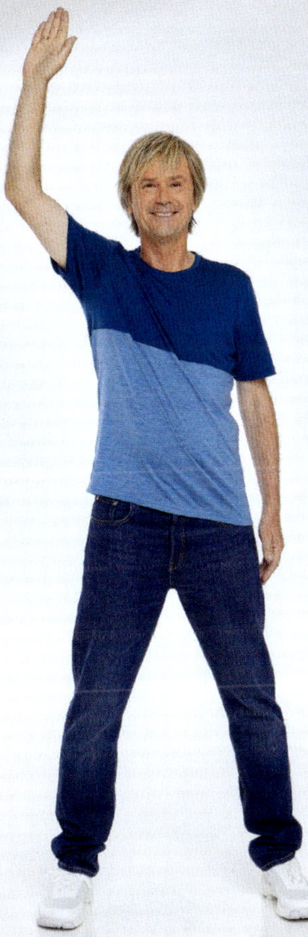

Darauf folgt ein Ausfallschritt nach rechts, dabei den rechten Arm ganz nach oben ausstrecken (Nowak 1).

HAJÜ-MOVE

VARIANTE 8

7

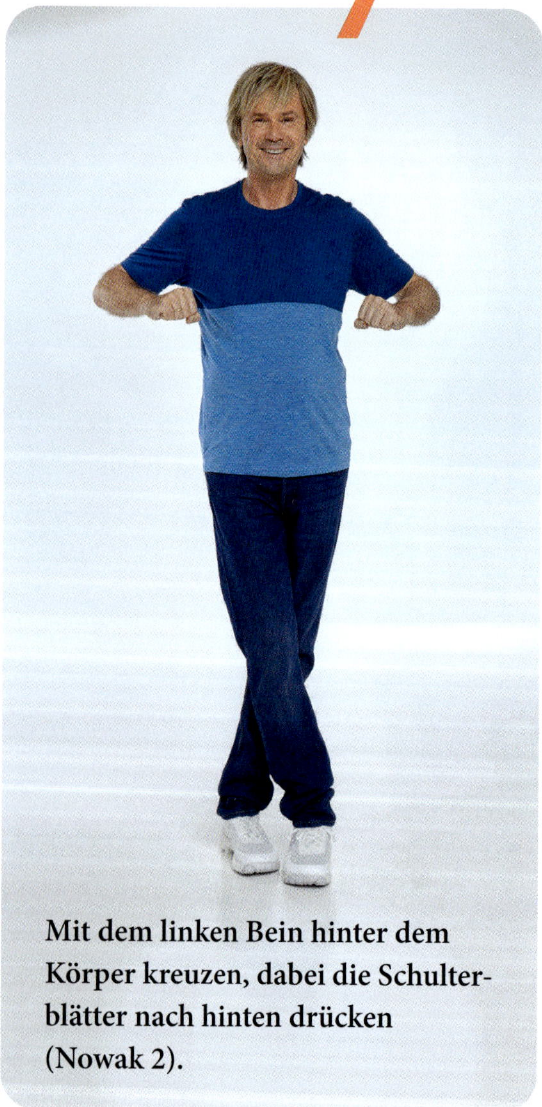

Mit dem linken Bein hinter dem Körper kreuzen, dabei die Schulterblätter nach hinten drücken (Nowak 2).

8

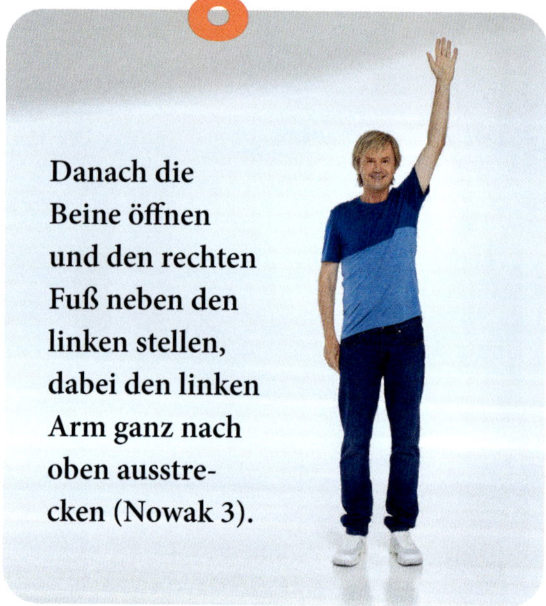

Danach die Beine öffnen und den rechten Fuß neben den linken stellen, dabei den linken Arm ganz nach oben ausstrecken (Nowak 3).

9

Wiederholen Sie die Schrittfolge, gehen dabei jedoch rückwärts.

2x **Die gesamte Bewegungsfolge 2-mal wiederholen.**

»Wenn Sie Variante 8 gemeistert haben, sind Sie wieder einen großen Schritt Richtung Gipfelerlebnis vorangekommen. Gratuliere!«

HAJÜ-MOVE

VARIANTE 9

Herzlich willkommen auf dem Profi-Level. Sie kennen ja bereits die Aussicht, doch jedes Gipfelerlebnis ist anders – und immer wieder aufregend. Also, los geht's. Dieses letzte Gipfelerlebnis ist ein besonderes, vielleicht sogar einmaliges Erlebnis. Aber fühlen Sie selbst ...Wie Variante 5, jetzt zusätzlich mit BUM, KUN, CHA im Modus 1 – 2 – 3.

1

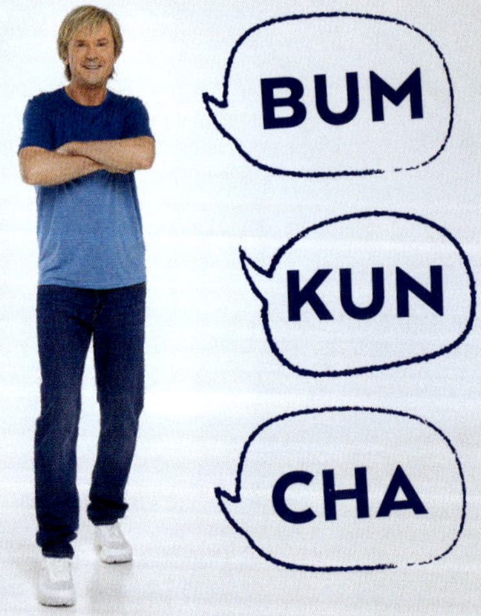

Drei Schritte nach vorn gehen (rechts, links, rechts), mit Kasatschok und BUM, KUN, CHA: beim ersten Schritt die Arme vor dem Körper verschränken, beim zweiten Schritt klatschen und beim dritten Schritt die Arme hinter dem Körper verschränken. Dabei jeweils BUM – KUN – CHA rufen.

2

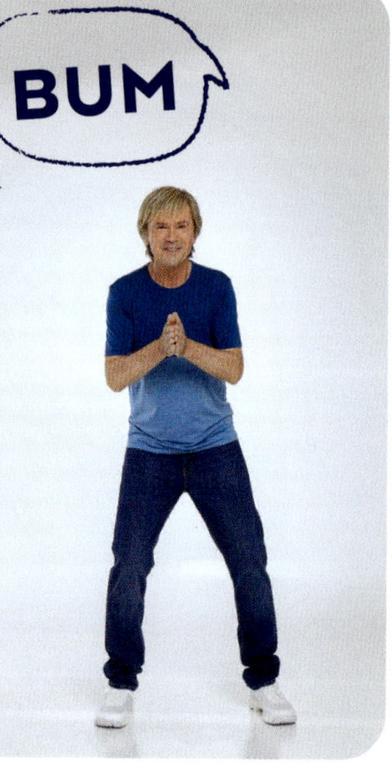

Es folgt Kasatschok in der Reihenfolge 2, 3, 1: Ausfallschritt nach links, dabei in die Hände klatschen (Kasatschok 2) und BUM (1) rufen.

3

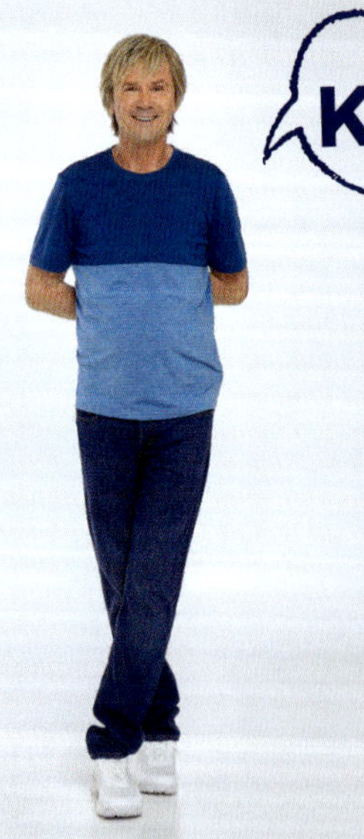

Mit dem rechten Bein hinter dem Körper kreuzen, dabei die Arme hinter dem Körper verschränken (Kasatschok 3) und KUN (2) rufen.

4

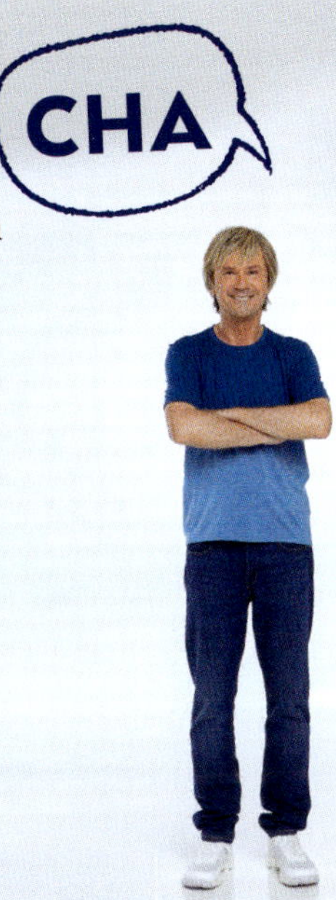

Die Beine öffnen und den linken Fuß neben den rechten stellen, dabei die Arme vor dem Körper verschränken (Kasatschok 1) und CHA (3) rufen.

5

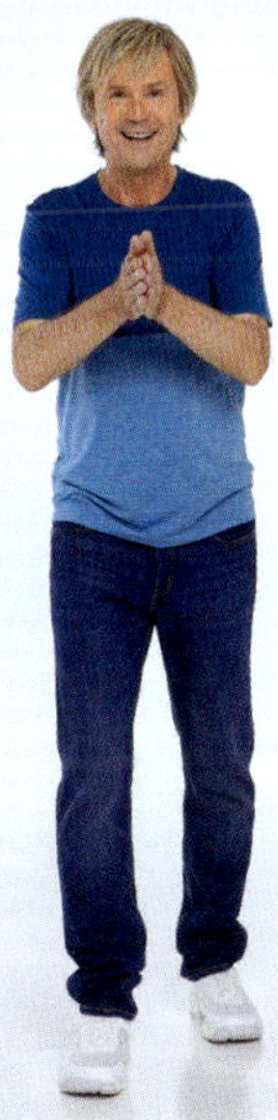

Zwei Schritte nach vorn gehen (rechts, links), beim ersten Schritt vor, beim zweiten Schritt hinter dem Körper in die Hände klatschen.

6

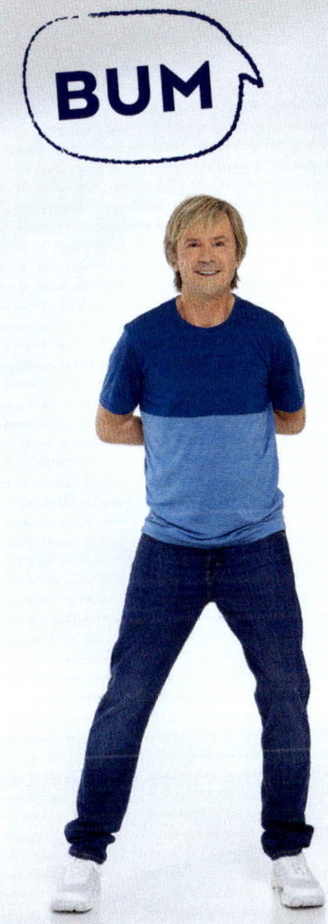

Weiter geht's mit Kasatschok in der Reihenfolge 3, 1, 2: Ausfallschritt nach rechts, die Arme hinter dem Körper verschränken (Kasatschok 3), dabei BUM (1) rufen.

HAJÜ-MOVE

VARIANTE 9

7

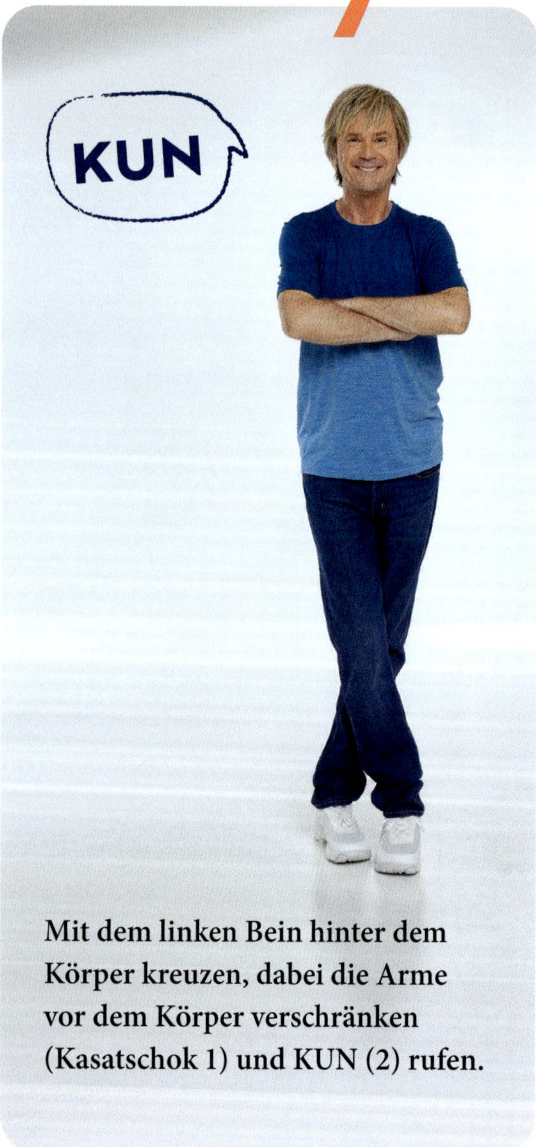

Mit dem linken Bein hinter dem Körper kreuzen, dabei die Arme vor dem Körper verschränken (Kasatschok 1) und KUN (2) rufen.

8

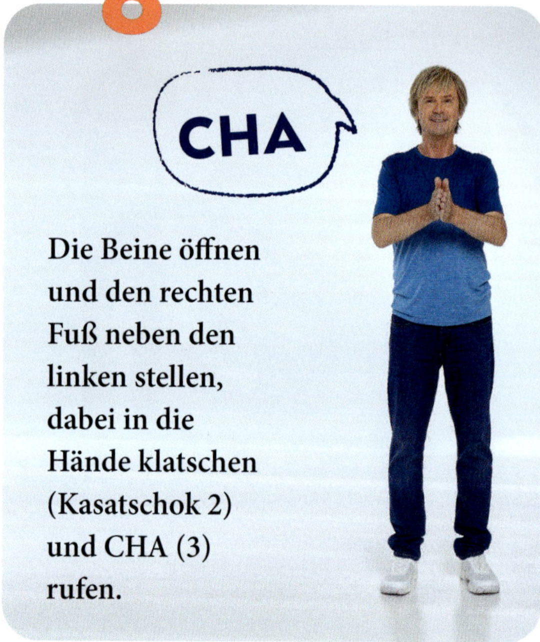

Die Beine öffnen und den rechten Fuß neben den linken stellen, dabei in die Hände klatschen (Kasatschok 2) und CHA (3) rufen.

9

Wiederholen Sie die Schrittfolge, gehen dabei jedoch rückwärts.

2x **Insgesamt 2-mal vor- und zurückgehen.**

»Wenn Sie von dieser Variante zwei Runden geschafft haben, dann herzlichen Glückwunsch und WOW!«

HAJÜ-MOVE

VARIANTE 10

Wie Variante 4, jetzt mit BUM, KUN, CHA im Modus 2 – 3 – 1.

1

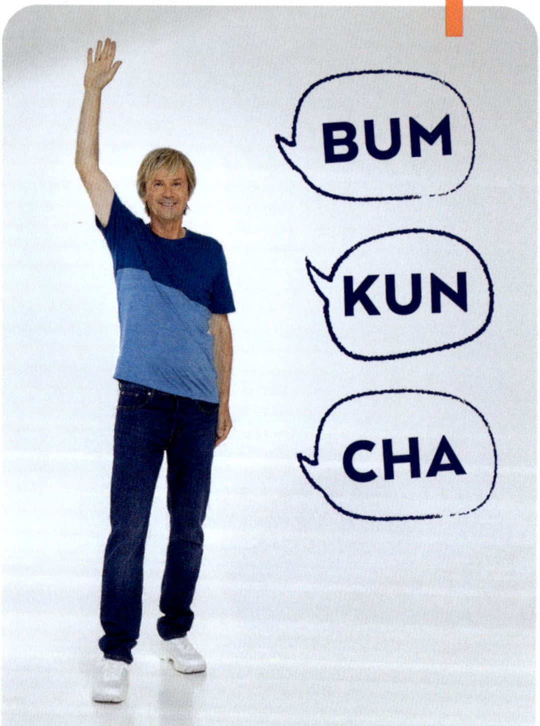

Drei Schritte nach vorn gehen (rechts, links, rechts) mit Nowak und BUM, KUN, CHA: beim ersten Schritt den rechten Arm nach oben ausstrecken, beim zweiten Schritt die Schulterblätter nach hinten drücken und beim dritten Schritt den linken Arm nach oben ausstrecken. Dabei jeweils BUM – KUN – CHA rufen.

2

Nun BUM, KUN, CHA in der Reihenfolge 2, 3, 1: Ausfallschritt nach links, dabei den rechten Arm ganz nach oben ausstrecken (Nowak 1) und KUN (2) rufen.

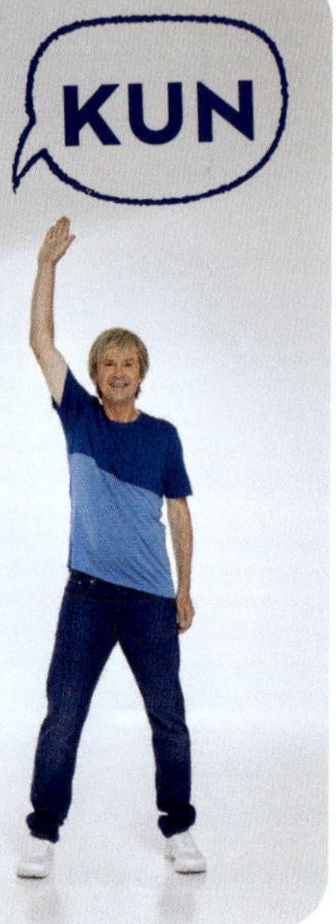

3

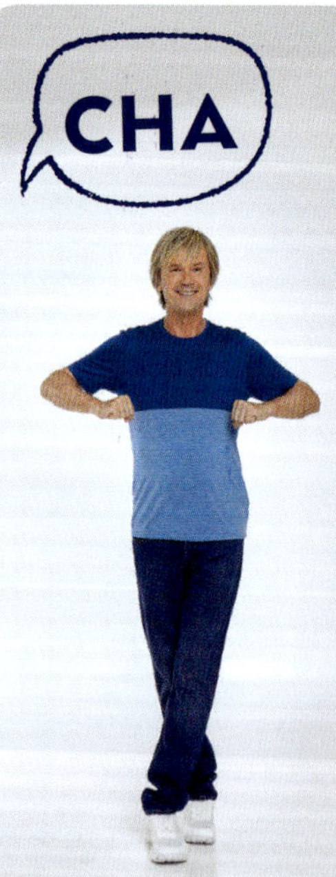

Mit dem rechten Bein hinter dem Körper kreuzen, dabei die Schulterblätter nach hinten drücken (Nowak 2) und CHA (3) rufen.

4

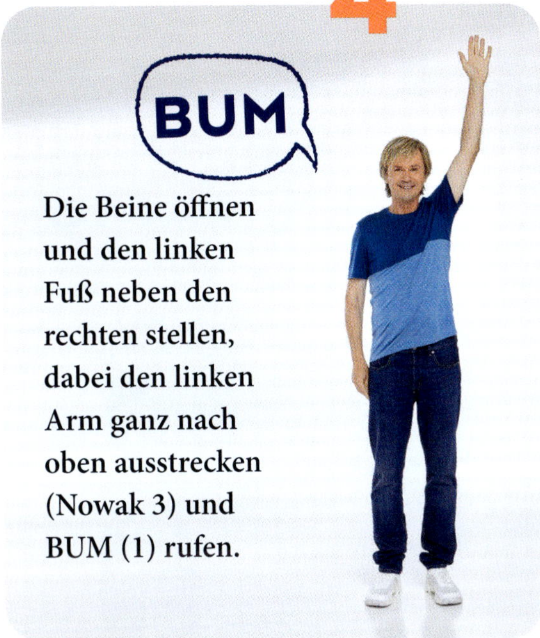

Die Beine öffnen und den linken Fuß neben den rechten stellen, dabei den linken Arm ganz nach oben ausstrecken (Nowak 3) und BUM (1) rufen.

5

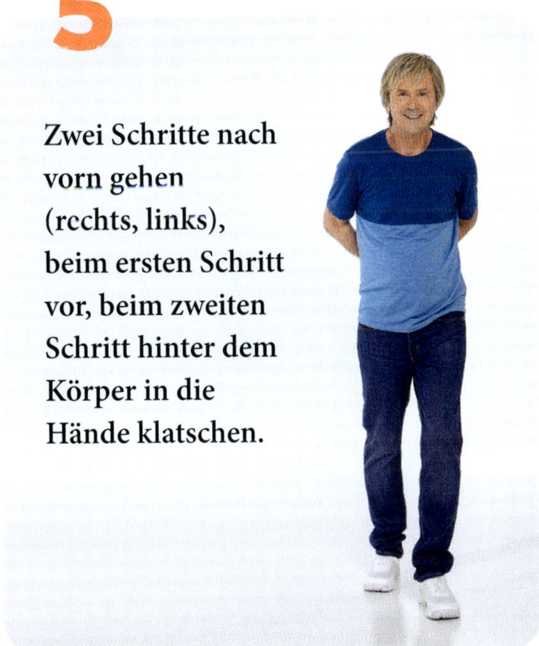

Zwei Schritte nach vorn gehen (rechts, links), beim ersten Schritt vor, beim zweiten Schritt hinter dem Körper in die Hände klatschen.

6

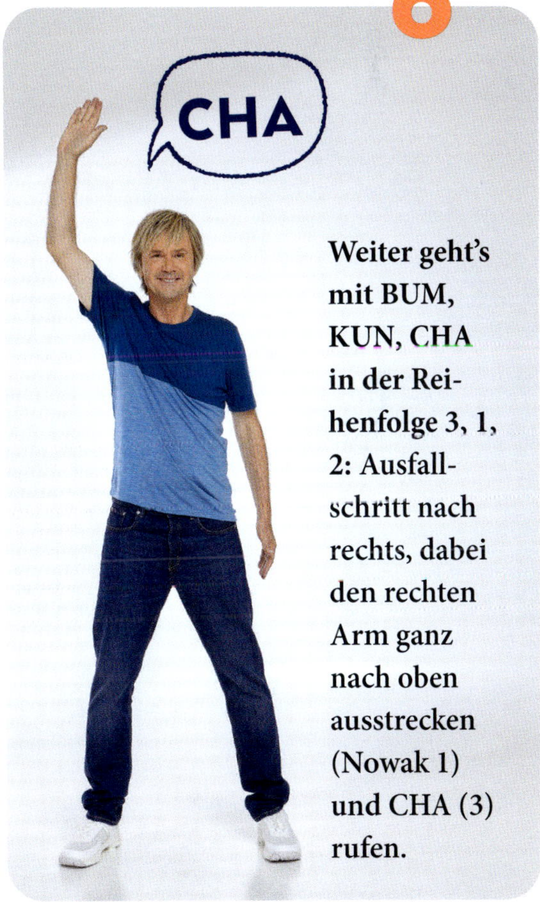

Weiter geht's mit BUM, KUN, CHA in der Reihenfolge 3, 1, 2: Ausfallschritt nach rechts, dabei den rechten Arm ganz nach oben ausstrecken (Nowak 1) und CHA (3) rufen.

HAJÜ-MOVE

VARIANTE 10

7

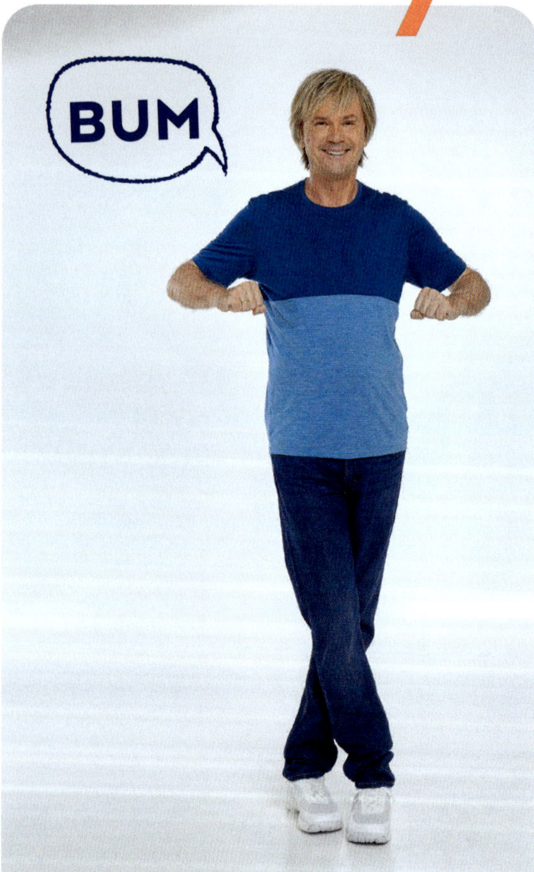

Mit dem linken Bein hinter dem Körper kreuzen, dabei die Schulterblätter nach hinten drücken (Nowak 2) und BUM (1) rufen.

8

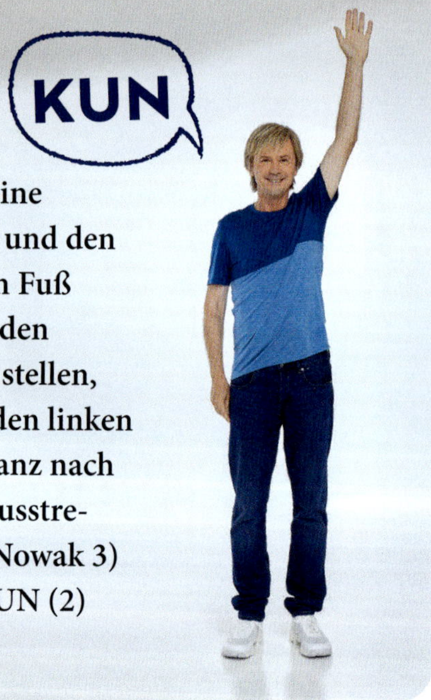

Die Beine öffnen und den rechten Fuß neben den linken stellen, dabei den linken Arm ganz nach oben ausstrecken (Nowak 3) und KUN (2) rufen.

9

Wiederholen Sie die Schrittfolge, gehen dabei jedoch rückwärts.

2x **Die gesamte Bewegungsfolge 2-mal wiederholen.**

>> Sie haben zwei Runden
der Variante 10 geschafft?
Dann doppeltes WOW! <<

HAJÜ-MOVE

VARIANTE 11

Wie Variante 1, jetzt kommen zusätzlich Kasatschok und Nowak im Wechsel im Modus 2 – 3 – 1 dazu.

1

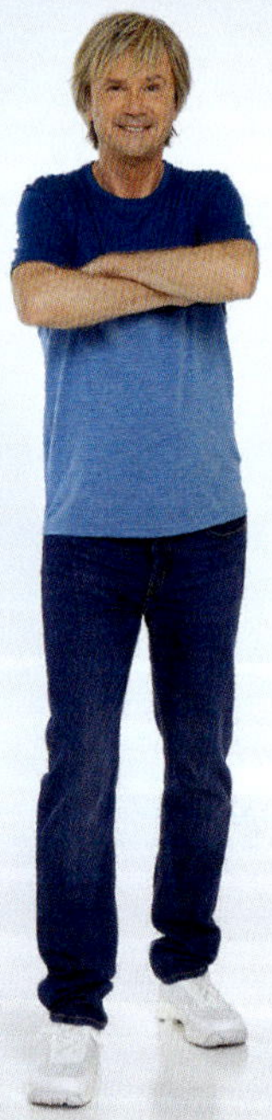

Es geht los mit Kasatschok in der Reihenfolge 1, 2, 3. Drei Schritte nach vorn gehen (rechts, links, rechts), dabei einmal den Kasatschok durchlaufen: die Arme vor dem Körper verschränken, in die Hände klatschen und die Arme hinter dem Körper verschränken.

2

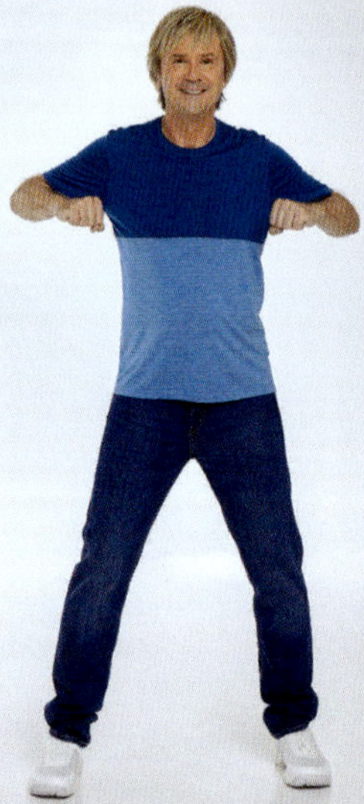

Weiter geht's mit Nowak in der Reihenfolge 2, 3, 1. Ausfallschritt nach links, dabei die Schulterblätter nach hinten drücken (Nowak 2).

3

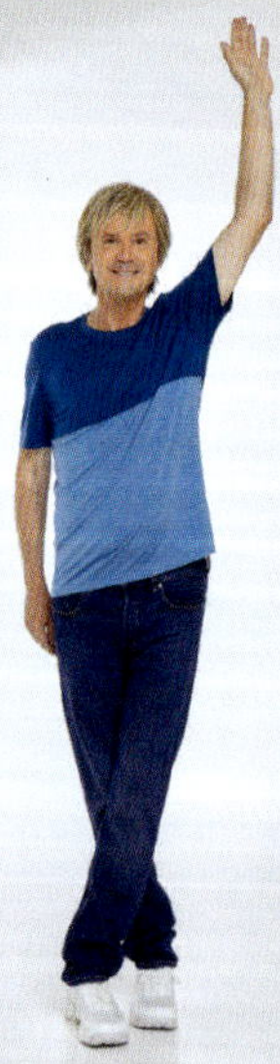

Mit dem rechten Bein hinter dem Körper kreuzen, dabei den linken Arm nach oben ausstrecken (Nowak 3).

4

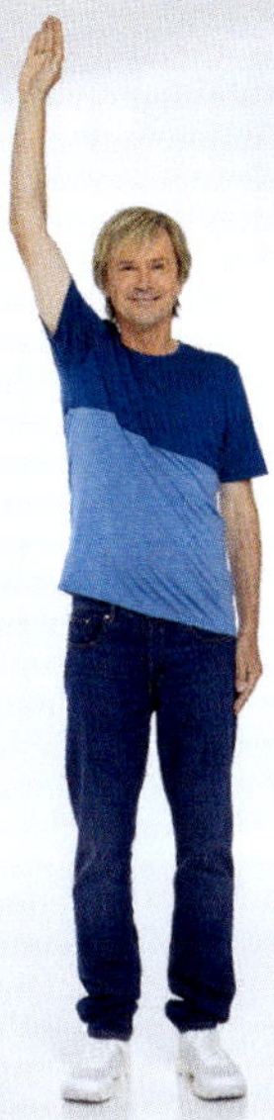

Die Beine öffnen und den linken Fuß neben den rechten stellen, dabei den rechten Arm nach oben ausstrecken (Nowak 1).

5

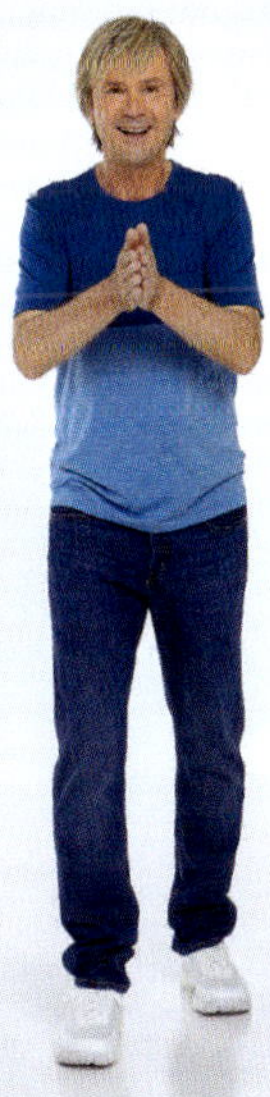

Es folgen zwei Schritte nach vorn (rechts, links), beim ersten Schritt vor, beim zweiten Schritt hinter dem Körper in die Hände klatschen.

6

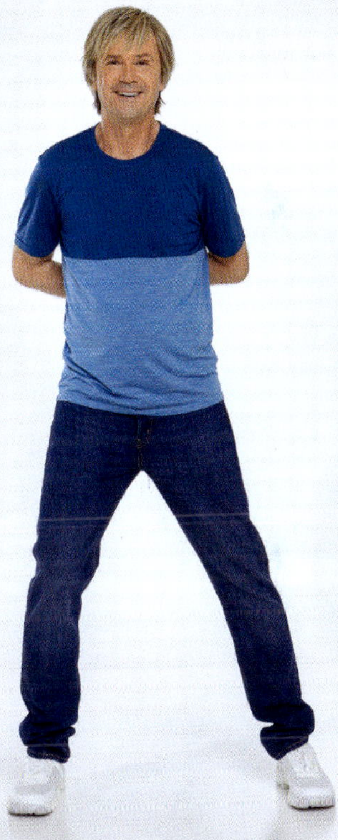

Nun kommt der Kasatschok in der Reihenfolge 3, 1, 2: Ausfallschritt nach rechts, dabei die Arme hinter dem Körper verschränken (Kasatschok 3).

HAJÜ-MOVE

VARIANTE 11

7

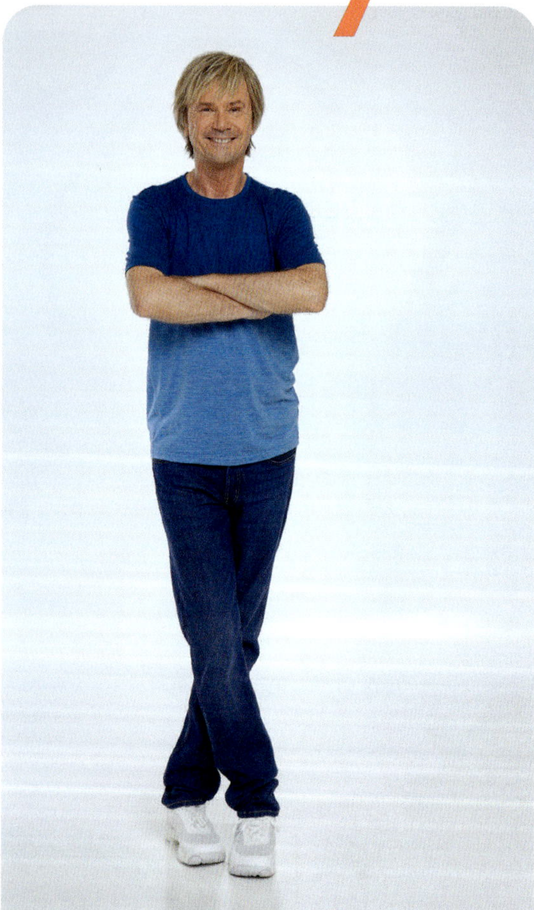

Mit dem linken Bein hinter dem Körper kreuzen, dabei die Arme vor dem Körper verschränken (Kasatschok 1).

8

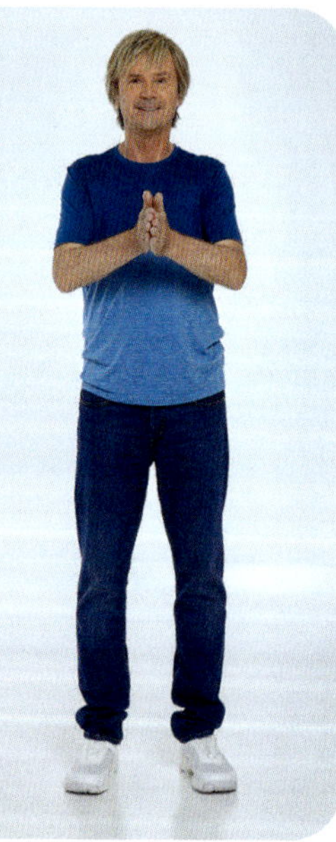

Die Beine öffnen und den rechten Fuß neben den linken stellen, dabei vor dem Körper in die Hände klatschen (Kasatschok 2).

9

Wiederholen Sie die Schrittfolge, gehen jedoch rückwärts, mit Nowak in der Reihenfolge 1, 2, 3, dann Kasatschok in der Reihenfolge 2, 3, 1 und Nowak in der Reihenfolge 3, 1, 2.

2x **Insgesamt 2-mal vor- und zurückgehen.**

COACHING-TIPP

Jetzt »fliegen nur so die Arme«, aber doch hoffentlich in der richtigen Reihenfolge. Spaß beiseite, da muss schon alles stimmig sein – die richtigen Neuronen-Teams sollten an Ort und Stelle sein, wenn geliefert werden muss. Meinen allerhöchsten Respekt von mir und von Dr. Frieder Beck für diese, Ihre tolle Gehirnleistung.

HAJÜ-MOVE

VARIANTE 12

Wie Variante 11, nun mit Magic 24. Das heißt, es wird noch zusätzlich gezählt, und jeweils plus 2 beim Klatschen des Kasatschok und beim »Schulterblätter-nach-hinten-Drücken« des Nowak.

1

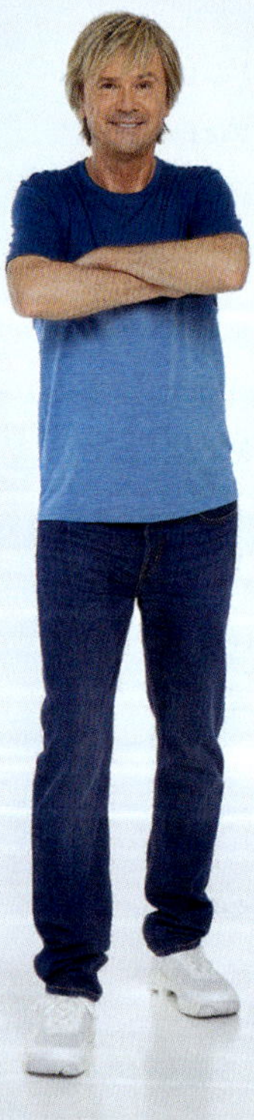

Es geht los mit Kasatschok in der Reihenfolge 1, 2, 3. Drei Schritte nach vorn gehen (rechts, links, rechts), dabei einmal den Kasatschok durchlaufen: die Arme vor dem Körper verschränken, in die Hände klatschen und laut 2 sagen, dann die Arme hinter dem Körper verschränken.

2

Weiter geht's mit Nowak in der Reihenfolge 2, 3, 1. Ausfallschritt nach links, dabei die Schulterblätter nach hinten drücken (Nowak 2) und laut 4 sagen.

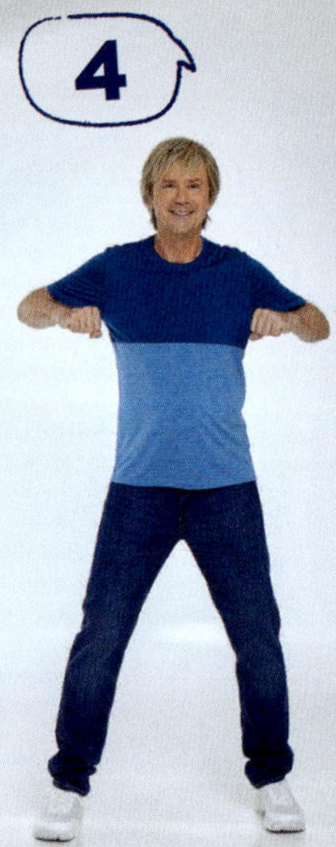

3

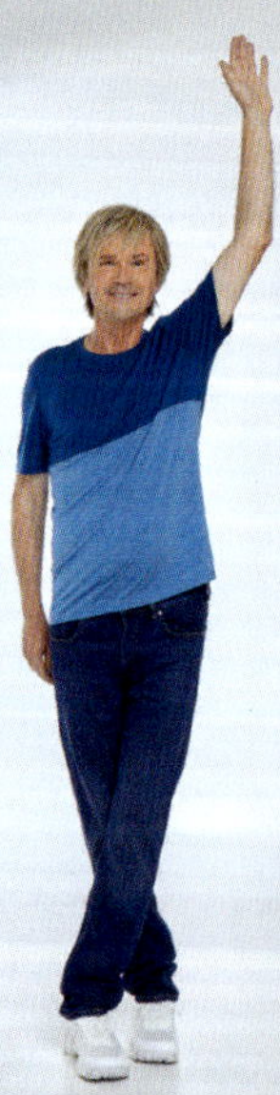

Mit dem rechten Bein hinter dem Körper kreuzen, dabei den linken Arm nach oben ausstrecken (Nowak 3).

4

Die Beine öffnen und den linken Fuß neben den rechten stellen, dabei den rechten Arm nach oben ausstrecken (Nowak 1).

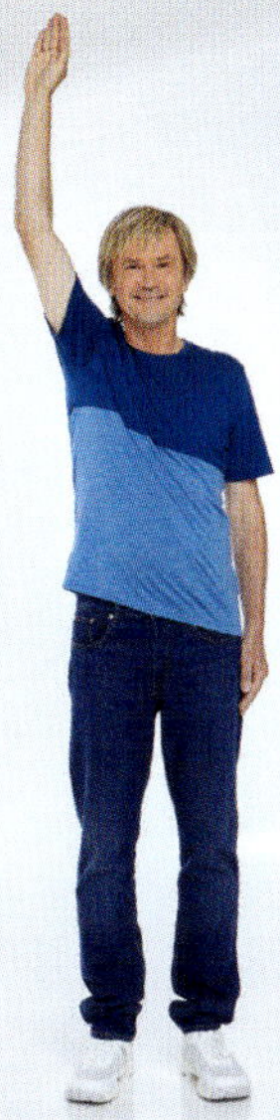

5

Es folgen zwei Schritte nach vorn (rechts, links), beim ersten Schritt vor, beim zweiten Schritt hinter dem Körper in die Hände klatschen.

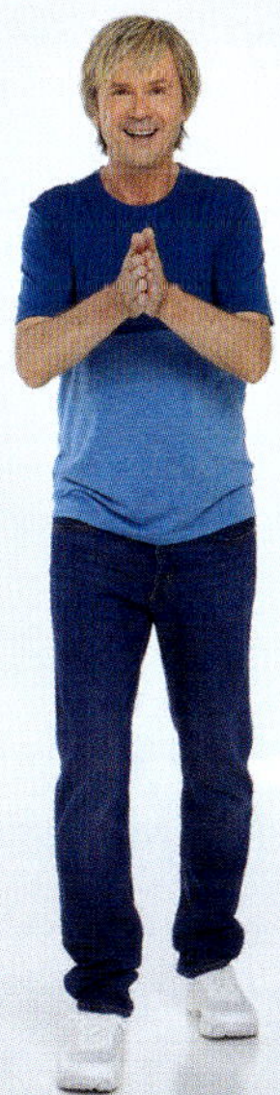

6

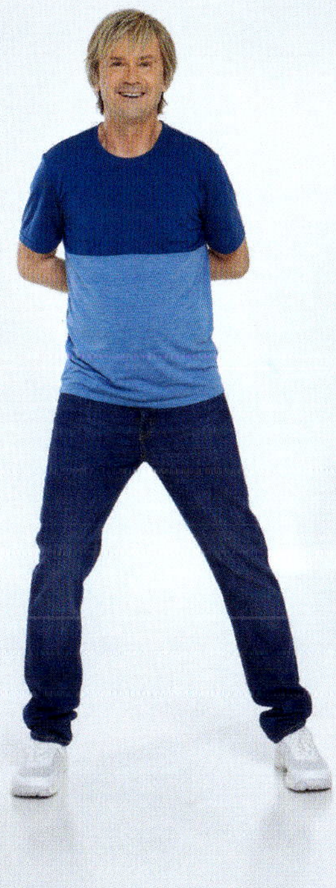

Jetzt kommt Kasatschok in der Reihenfolge 3, 1, 2: Ausfallschritt nach rechts, dabei die Arme hinter dem Körper verschränken (Kasatschok 3).

HAJÜ-MOVE

VARIANTE 12

7

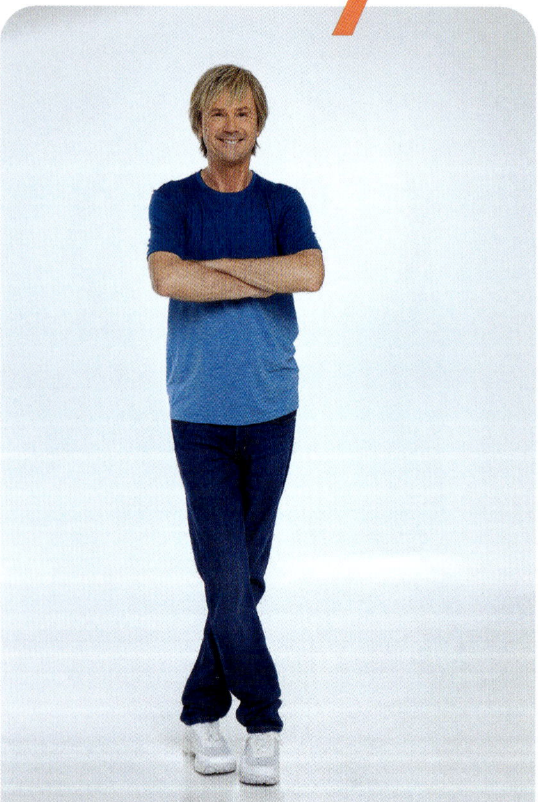

Mit dem linken Bein hinter dem Körper kreuzen, dabei die Arme vor dem Körper verschränken (Kasatschok 1).

8

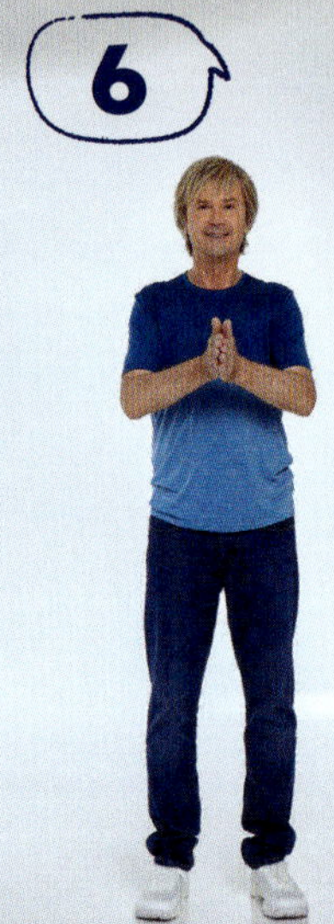

Die Beine öffnen und den rechten Fuß neben den linken stellen, dabei vor dem Körper in die Hände klatschen (Kasatschok 2) und laut 6 sagen.

9

Wiederholen Sie die Schrittfolge, gehen jedoch rückwärts, mit Nowak in der Reihenfolge 1, 2, 3, dann Kasatschok in der Reihenfolge 2, 3, 1 und Nowak in der Reihenfolge 3, 1, 2.

2x **Insgesamt 2-mal vor- und zurückgehen.**

COACHING-TIPP

Genau mit der letzten Bewegung in Runde 2 kommt es zu diesem magischen Moment, zu Magic 24. Wenn Sie diese letzte Challenge gemeistert haben, bleibt mir nur noch zu sagen: Herzlichen Glückwunsch, Ihre Hirnleistung ist exzellent!

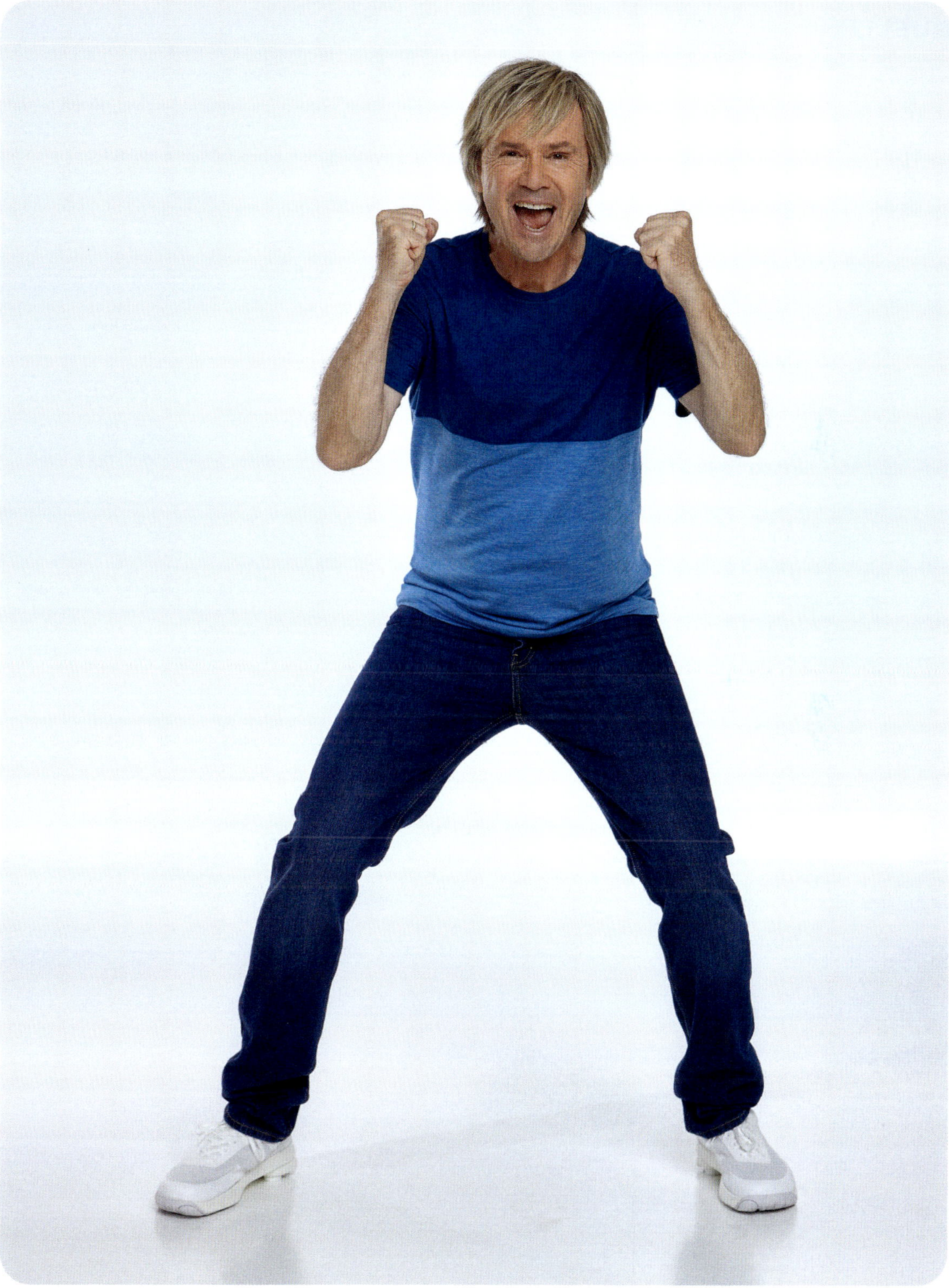

QUELLEN

1_ Vgl. Yuan P., Raz N.: »Prefrontal cortex and executive functions in healthy adults: a meta-analysis of structural neuroimaging studies«. Neurosci Biobehav Rev. 2014;42:180–192.

Vgl. Shaked D., Katzel L. I., Seliger S. L. et al.: »Dorsolateral prefrontal cortex volume as a mediator between socioeconomic status and executive function«. Neuropsychology. 2018;32(8):985–995.

Vgl. Burzynska A. Z., Nagel I. E., Preuschhof C. et al.: »Cortical thickness is linked to executive functioning in adulthood and aging«. Hum Brain Mapp. 2012;33(7):1607–1620.

Vgl. Koch K., Reess T. J., Rus O. G. et al.: »Extensive learning is associated with gray matter changes in the right hippocampus«. Neuroimage. 2016;125:627–632.

Vgl. Snytte J., Fenerci C., Rajagopal S. et al.: »Volume of the posterior hippocampus mediates age-related differences in spatial context memory and is correlated with increased activity in lateral frontal, parietal and occipital regions in healthy aging«. Neuroimage. 2022;254:119164.

Vgl. Lemaitre H., Goldman A. L., Sambataro F. et al.: »Normal age-related brain morphometric changes: nonuniformity across cortical thickness, surface area and gray matter volume?«. Neurobiol Aging. 2012;33(3):617.e1–617.e6179.

2_ Vgl. Yu J.: »Age-related decline in thickness and surface area in the cortical surface and hippocampus: lifespan trajectories and decade-by-decade analyses«. Geroscience. 2024;46(6):6213–6227.

Vgl. Nobis L., Manohar S. G., Smith S. M. et al.: »Hippocampal volume across age: Nomograms derived from over 19,700 people in UK Biobank«. Neuroimage Clin. 2019;23:101904.

Vgl. Steffener J.: »Education and age-related differences in cortical thickness and volume across the lifespan«. Neurobiol Aging. 2021;102:102–110.

Vgl. Lee H., Lee H. H., Ma Y. et al.: »Age-related alterations in human cortical microstructure across the lifespan: Insights from high-gradient diffusion MRI«. Aging Cell. 2024;23(11):e14267.

3_ Vgl. Kempermann G.: »Embodied Prevention«. Front Psychol. 2022;13:841393.

Vgl. Kempermann G., Song H., Gage F. H.: »Adult neurogenesis in the hippocampus«. Hippocampus. 2023;33(4):269–270.

Vgl. Kempermann G., Song H., Gage F. H.: »Neurogenesis in the Adult Hippocampus«. Cold Spring Harb Perspect Biol. 2015;7(9):a018812.

Vgl. Tao J., Liu J., Chen X. et al.: »Mind-body exercise improves cognitive function and modulates the function and structure of the hippocampus and anterior cingulate cortex in patients with mild cognitive impairment«. Neuroimage Clin. 2019;23:101834.

4_ Vgl. Da Silva-Grigoletto M. E , Pereira-Monteiro M. R , Aragão-Santos J. C. et al.: »Brain functional training: a perspective article«. Front Aging. 2024;5:1368878.

Vgl. Almeida R. G., Lyons D. A.: »On Myelinated Axon
Plasticity and Neuronal Circuit Formation and Function«.
J Neurosci. 2017;37(42):10023–10034.

Vgl. Monje M.: »Myelin Plasticity and Nervous System Function«. Annu Rev Neurosci. 2018;41:61–76.

Vgl. Lakhani B., Borich M. R., Jackson J. N. et al.: »Motor Skill Acquisition Promotes Human Brain Myelin Plasticity«. Neural Plast. 2016;2016:7526135.

Vgl. Graciani A. L., Gutierre M. U., Coppi A. A. et al.: »Myelin, aging, and physical exercise«. Neurobiol Aging. 2023 Jul;127:70–81.

Vgl. Boa Sorte Silva N. C., Dao E., Liang Hsu C. et al.: »Myelin and Physical Activity in Older Adults With Cerebral Small Vessel Disease and Mild Cognitive Impairment«. J Gerontol A Biol Sci Med Sci. 2023 Mar 1;78(3):545–553.

5_ Vgl. Nenko I., Chapman S. N., Lahdenperä M. et al.: »Will granny save me? Birth status, survival, and the role of grandmothers in historical Finland«. Evolution and Human Behavior 42(3) (2021). 239–246.

6_ Vgl. Beck F.: Bewegung macht schlau. Mentale Leistungssteigerung durch körperliche Aktivität. Goldegg. Berlin, Wien. 2021.

Vgl. Diamond A.: »Executive functions«. Handb Clin Neurol. 2020;173:225–240.

7_ Vgl. Beck F.: Bewegung macht schlau. Mentale Leistungssteigerung durch körperliche Aktivität. a. a. O.

Vgl. Chen F. T., Etnier J. L., Chan K. H. et al.: »Effects of Exercise Training Interventions on Executive Function in Older Adults: A Systematic Review and Meta-Analysis«. Sports Med. 2020;50(8):1451–1467.

Vgl. Dauwan M., Begemann M. J. H., Slot M. I. E. et al.: »Physical exercise improves quality of life, depressive symptoms, and cognition across chronic brain disorders: a transdiagnostic systematic review and meta-analysis of randomized controlled trials«. J Neurol. 2021;268(4):1222–1246.

Vgl. Ye M., Song T., Xia H. et al.: »Effects of aerobic exercise on executive function of healthy middle-aged and older adults: A systematic review and meta-analysis«. Int J Nurs Stud. 2024;160:104912.

Vgl. Xiong J., Ye M., Wang L. et al.: »Effects of physical exercise on executive function in cognitively healthy older adults: A systematic review and meta-analysis of randomized controlled trials: Physical exercise for executive function«. Int J Nurs Stud. 2021;114:103810.

8_ Vgl. Schmolesky M. T., Webb D. L., Hansen R. A.: »The effects of aerobic exercise intensity and duration on levels of brain-derived neurotrophic factor in healthy men«. J Sports Sci Med. 2013;12(3):502–511.

Vgl. Fox J., Rioux B. V., Goulet E. D. B. et al.: »Effect of an acute exercise bout on immediate post-exercise irisin concentration in adults: A meta-analysis«. Scand J Med Sci Sports. 2018;28(1):16–28.

Vgl. Paterno A., Polsinelli G., Federico B.: »Changes of brain-derived neurotrophic factor (BDNF) levels after different exercise protocols: a systematic review of clinical studies in Parkinson's disease«. Front Physiol. 2024;15:1352305.

Vgl. Jandova T., Buendía-Romero A., Polanska H. et al.: »Long-Term Effect of Exercise on Irisin Blood Levels-Systematic Review and Meta-Analysis«. Healthcare (Basel). 2021;9(11):1438.

9_Vgl. Khalil M. H.: »Walking and Hippocampal Formation Volume Changes: A Systematic Review«. Brain Sci. 2025;15(1):52.

Vgl. Khalil M. H.: »The Impact of Walking on BDNF as a Biomarker of Neuroplasticity: A Systematic Review«. Brain Sci. 2025;15(3):254.

Vgl. Korkmaz A., Venojärvi M., Wasenius N. et al.: »Plasma irisin is increased following 12 weeks of Nordic walking and associates with glucose homoeostasis in overweight/obese men with impaired glucose regulation«. Eur J Sport Sci. 2019;19(2):258–266.

10_ Vgl. Paillard T., Rolland Y., de Souto Barreto P.: »Protective Effects of Physical Exercise in Alzheimer's Disease and Parkinson's Disease: A Narrative Review«. J Clin Neurol. 2015;11(3):212–219.

11_ Vgl. Khalil M. H.: »The BDNF-Interactive Model for Sustainable Hippocampal Neurogenesis in Humans: Synergistic Effects of Environmentally-Mediated Physical Activity, Cognitive Stimulation, and Mindfulness«. Int J Mol Sci. 2024;25(23):12924.

Vgl. Dicarlo M., Pignataro P., Zerlotin R. et al.: »Short-Term Irisin Treatment Enhanced Neurotrophin Expression Differently in the Hippocampus and the Prefrontal Cortex of Young Mice«. Int J Mol Sci. 2023;24(11):9111.

Vgl. Erickson K. I., Miller D. L., Roecklein K. A.: »The aging hippocampus: interactions between exercise, depression, and BDNF«. Neuroscientist. 2012;18(1):82–97.

Vgl. Lourenco M. V., Frozza R. L., de Freitas G. B. et al.: »Exercise-linked FNDC5/irisin rescues synaptic plasticity and memory defects in Alzheimer's models«. Nat Med. 2019;25(1):165–175.

Vgl. Nicastri C. M., McFeeley B. M., Simon S. S. et al.: »BDNF mediates improvement in cognitive performance after computerized cognitive training in healthy older adults«. Alzheimers Dement (N Y). 2022;8(1):e12337.

Vgl. Tsai C. L., Pan C. Y., Tseng Y. T. et al.: »Acute effects of high-intensity interval training and moderate-intensity continuous exercise on BDNF and irisin levels and neurocognitive performance in late middle-aged and older adults«. Behav Brain Res. 2021;413:113472.

Vgl. Islam M. R., Valaris S., Young M. F. et al.: »Exercise hormone irisin is a critical regulator of cognitive function«. Nat Metab. 2021;3(8):1058–1070.

Vgl. Bekinschtein P., Cammarota M., Medina J. H.: »BDNF and memory processing«. Neuropharmacology. 2014;76 Pt C:677–683.

12_ Vgl. Tsai C. L., Pan C. Y., Tseng Y. T. et al.: a. a. O.

Vgl. Ando S., Komiyama T., Sudo M. et al.: »The interactive effects of acute exercise and hypoxia on cognitive performance: A narrative review«. Scand J Med Sci Sports. 2020;30(3):384–398.

Vgl. Chang Y. K., Ren F. F., Li R. H. et al.: »Effects of acute exercise on cognitive function: A meta-review of 30 systematic reviews with meta-analyses«. Psychol Bull. 2025;151(2):240–259.

13_ Vgl. Robson D. A., Allen M. S., Howard S. J.: »Self-regulation in childhood as a predictor of future outcomes: A meta-analytic review«. Psychol Bull. 2020;146(4):324–354.

Vgl. Duckworth A. L., Seligman M. E.: »Self-discipline outdoes IQ in predicting academic performance of adolescents«. Psychol Sci. 2005;16(12):939–944.

Vgl. Kubesch S.: Exekutive Funktionen und Selbstregulation. Huber. Bern. 2014.

Vgl. Shaked D., Katzel L. I., Seliger S. L. et al.: »Dorsolateral prefrontal cortex volume as a mediator between socioeconomic status and executive function«. Neuropsychology. 2018;32(8):985–995.

14_ Vgl. Erickson K. I., Voss M. W., Prakash R. S. et al.: »Exercise training increases size of hippocampus and improves memory«. Proc Natl Acad Sci U S A. 2011;108(7):3017–3022.

15_ Vgl. Aghjayan S. L., Lesnovskaya A., Esteban-Cornejo I. et al.: »Aerobic exercise, cardiorespiratory fitness, and the human hippocampus«. Hippocampus. 2021;31(8):817–844.

Vgl. Kempermann G., Song H., Gage F. H.: »Adult neurogenesis in the hippocampus«. Hippocampus«. a. a. O.

Vgl. Wolf S. A., Melnik A., Kempermann G.: »Physical exercise increases adult neurogenesis and telomerase activity, and improves behavioral deficits in a mouse model of schizophrenia«. Brain Behav Immun. 2011;25(5):971–980.

Vgl. Fabel K., Kempermann G.: »Physical activity and the regulation of neurogenesis in the adult and aging brain«. Neuromolecular Med. 2008;10(2):59–66.

Vgl. Islam M. R., Valaris S., Young M. F. et al.: »Exercise hormone irisin is a critical regulator of cognitive function«. Nat Metab. 2021;3(8):1058–1070.

16_ Vgl. Boyke J., Driemeyer J., Gaser C. et al.: »Training-induced brain structure changes in the elderly«. J Neurosci. 2008;28(28):7031–7035.

17_ Vgl. Aguiñaga S., Kaushal N., Balbim G. M. et al.: »Latin Dance and Working Memory: The Mediating Effects of Physical Activity Among Middle-Aged and Older Latinos«. Front Aging Neurosci. 2022;14:755154.

Vgl. Meng X., Li G., Jia Y. et al.: »Effects of dance intervention on global cognition, executive function and memory of older adults: a meta-analysis and systematic review«. Aging Clin Exp Res. 2020;32(1):7–19.

Vgl. Wang H., Pei Z., Liu Y.: »Effects of square dance exercise on cognitive function in elderly individuals with mild cognitive impairment: the mediating role of balance ability and executive function«. BMC Geriatr. 2024;24(1):156.

Vgl. Rehfeld K., Müller P., Aye N. et al.: »Dancing or Fitness Sport? The Effects of Two Training Programs on Hippocampal Plasticity and Balance Abilities in Healthy Seniors«. Front Hum Neurosci. 2017;11:305.

Vgl. Müller P., Rehfeld K., Schmicker M. et al.: »Evolution of Neuroplasticity in Response to Physical Activity in Old Age: The Case for Dancing«. Front Aging Neurosci. 2017;9:56. 2017 Mar 14.

18_ Vgl. Takeuchi H., Sekiguchi A., Taki Y. et al.: »Training of working memory impacts structural connectivity«. J Neurosci. 2010 Mar 3;30(9):3297–303.

19_ Vgl. Herting M. M., Colby J. B., Sowell E. R. et al.: »White matter connectivity and aerobic fitness in male adolescents«. Dev Cogn Neurosci. 2014 Jan;7:65–75.

Vgl. Loprinzi P. D., Harper J., Ikuta T.: »The effects of aerobic exercise on corpus callosum integrity: systematic review«. Phys Sportsmed. 2020 Nov;48(4):400–406.

20_ Vgl. Wollesen B., Wildbredt A., van Schooten K. S. et al.: »The effects of cognitive-motor training interventions on executive functions in older people: a systematic review and meta-analysis«. Eur Rev Aging Phys Act. 2020;17:9.

21_ Vgl. Blomstrand P., Tesan D., Nylander E. M. et al.: »Mind body exercise improves cognitive function more than aerobic- and resistance exercise in healthy adults aged 55 years and older – an umbrella review«. Eur Rev Aging Phys Act. 2023;20(1):15.

22_ Vgl. Martin N.: »Mind-Body Exercises as an Intervention for Improving Executive Functioning: A Systematic Review of RCTs«. Adv Mind Body Med. 2024 Winter;38(1):20–30.

Vgl. Dhahbi W., Briki W., Heissel A. et al.: »Physical Activity to Counter Age-Related Cognitive Decline: Benefits of Aerobic, Resistance, and Combined Training-A Narrative Review«. Sports Med Open. 2025 May 17;11(1):56.

23_ Vgl. Kiefer M., Sim E. J., Liebich S. et al.: »Experience-dependent plasticity of conceptual representations in human sensory-motor areas«. J Cogn Neurosci. 2007;19(3):525–542.

24_ Vgl. Kong X. Z., Postema M. C., Guadalupe T. et al.: »Mapping brain asymmetry in health and disease through the ENIGMA consortium«. Hum Brain Mapp. 2022;43(1):167–181.

25_ Vgl. Kümmel J., Kramer A., Giboin L. S. et al.: »Specificity of Balance Training in Healthy Individuals: A Systematic Review and Meta-Analysis«. Sports Med. 2016;46(9):1261–1271.

Vgl. Ide R., Ota M., Hada Y. et al.: »Relationship between hippocampal subfields volume and balance function in healthy older adults«. Gait Posture. 2023;101:90–94.

26_ Vgl. Beck F., Beckmann J.: »Are Action-Effect Relations in Sports mediated by Dopaminergic Neuromodulation?«. German Journal of Sport Medicine. 2009;60(2):36-40.

Vgl. Schultz W.: »A dopamine mechanism for reward maximization«. Proc Natl Acad Sci USA. 2024;121(20):e2316658121.

27_ Vgl. Touroutoglou A., Andreano J., Dickerson B. C. et al.: »The tenacious brain: How the anterior mid-cingulate contributes to achieving goals«. Cortex. 2020;123:12–29.

Vgl. Katsumi Y., Wong B., Cavallari M. et al.: »Structural integrity of the anterior mid-cingulate cortex contributes to resilience to delirium in SuperAging«. Brain Commun. 2022;4(4):fcac163.

Vgl. Touroutoglou A., Andreano J. M., Adebayo M. et al.: »Motivation in the Service of Allostasis: The Role of anterior Mid Cingulate Cortex«. Adv Motiv Sci. 2019;6:1–25.

28_ Vgl. Brito H. S., Carraça E. V., Palmeira A. L. et al.: »Benefits to Performance and Well-Being of Nature-Based Exercise: A Critical Systematic Review and Meta-Analysis«. Environ Sci Technol. 2022;56(1):62–77.

Vgl. Kang M. J., Kim H. S., Kim J. Y.: »Effects of Forest-Based Interventions on Mental Health: A Meta-Analysis of Randomized Controlled Trials«. Int J Environ Res Public Health. 2022;19(8):4884.

Vgl. Piva G., Caruso L., Gómez A. C. et al.: »Effects of forest walking on physical and mental health in elderly populations: a systematic review«. Rev Environ Health. 2022;39(1):121–136.

Vgl. Stier-Jarmer M., Throner V., Kirschneck M. et al.: »The Psychological and Physical Effects of Forests on Human Health: A Systematic Review of Systematic Reviews and Meta-Analyses«. Int J Environ Res Public Health. 2021;18(4):1770.

29_ Vgl. Kang M. J., Kim H. S., Kim J. Y.: »Effects of Forest-Based Interventions on Mental Health: A Meta-Analysis of Randomized Controlled Trials«. Int J Environ Res Public Health. 2022;19(8):4884.

30_ Vgl. Abdulghani A., Poghosyan M., Mehren A. et al.: »Neuroplasticity to autophagy cross-talk in a therapeutic effect of physical exercises and irisin in ADHD«. Front Mol Neurosci. 2023;15:997054.

Vgl. Kim E., Tanzi R. E., Choi S. H.: »Therapeutic potential of exercise-hormone irisin in Alzheimer's disease«. Neural Regen Res. 2025;20(6):1555–1564.

Vgl. Albini M., Krawczun-Rygmaczewska A., Cesca F.: »Astrocytes and brain-derived neurotrophic factor (BDNF)«. Neurosci Res. 2023;197:42–51.

Vgl. Holt L. M., Hernandez R. D., Pacheco N. L. et al.: »Astrocyte morphogenesis is dependent on BDNF signaling via astrocytic TrkB.T1«. Elife. 2019;8:e44667. Published 2019 Aug 21.

31_ Vgl. Salami M., Soheili M.: »The microbiota-gut-hippocampus axis«. Front Neurosci. 2022;16:1065995. Published 2022 Dec 23.

Vgl. Yassin L. K., Nakhal M. M., Alderei A. et al.: »Exploring the microbiota-gut-brain axis: impact on brain structure and function«. Front Neuroanat. 2025;19:1504065.

32_ Vgl. Marttinen M., Ala-Jaakkola R., Laitila A. et al.: »Gut Microbiota, Probiotics and Physical Performance in Athletes and Physically Active Individuals«. Nutrients. 2020;12(10):2936.

Vgl. Dalton A., Mermier C., Zuhl M.: »Exercise influence on the microbiome-gut-brain axis«. Gut Microbes. 2019;10(5):555–568.

33_Überblick bei Dighriri I. M., Alsubaie A. M., Hakami F. M. et al.: »Effects of Omega-3 Polyunsaturated Fatty Acids on Brain Functions: A Systematic Review«. Cureus. 2022;14(10):e30091.

34_ Vgl. Aubert G., Lansdorp P. M.: »Telomeres and aging«. Physiol Rev. 2008;88(2):557–579.

Vgl. Song S., Lee E., Kim H.: »Does Exercise Affect Telomere Length? A Systematic Review and Meta-Analysis of Randomized Controlled Trials«. Medicina (Kaunas). 2022;58(2):242.

Vgl. Sánchez-González J. L., Sánchez-Rodríguez J. L., González-Sarmiento R. et al.: »Effect of Physical Exercise on Telomere Length: Umbrella Review and Meta-Analysis«. JMIR Aging. 2025;8:e64539.

35_ Vgl. Tari A. R., Walker T. L., Huuha A. M. et al: »Neuroprotective mechanisms of exercise and the importance of fitness for healthy brain ageing«. Lancet. 2025;405(10484):1093–1118.

36_ Vgl. Schwahn C., Frenzel S., Holtfreter B. et al.: »Alzheimer's Disease Neuroimaging Initiative. Effect of periodontal treatment on preclinical Alzheimer's disease-Results of a trial emulation approach«. Alzheimers Dement. 2022 Jan;18(1):127–141.

REGISTER

A
Alzheimer 21, 42, 45, 47 ff.
aMCC, s. Kortex, vorderer mittlerer cingulärer
Arbeitsgedächtnis 13, 16, 18, 20 f., 25 f., 28, 32, 44 f.
Astrozyten 41 ff., 48
Autophagie 42
Axon 12, 16 f.

B
Bakterien 43 f., 49
Basalganglien 29, 36
β-Amyloid 48
BDNF (brain-derived neurotrophic factor) 16 f., 21, 39 f., 42
Belohnungssystem 25
Bewegungskoordination 29
Blut-Hirn-Schranke 24, 39, 49

C/D
Corpus callosum 26
Cortex, s. Kortex
Darm, Einfluss aufs Gehirn 43 f.
Demenz 45, 47 ff.
Demyelinisierung 15, 45
Dendrit 9, 16 f.
Denkvermögen, logisches 20, 45
Depression 43, 45
Dopamin 32, 36 f.

F/G
Flexibilität, kognitive 13, 19 f., 44 f.
Funktionen, exekutive 13 f. 16, 18, 20 ff., 28, 31 ff., 37, 44
Gedächtniskonsolidierung 17
Gehirn
–, Müllbeseitigung im 41, 43
–, Neuroplastizität des 8, 21, 25, 27, 33
–, Strukturen des 13
–, Verjüngung des 8
Gehirngewebe, Abbau des 45
Gehirnhälften, s. Hemisphären
Gehirnjogging 44
Gehirnvolumen, Verlust des 9
Gleichgewicht, seelisches 14
Gleichgewichtsregulation 30
Gliazellen 41 f.
Großhirnrinde 9, 11, 17, 31

H/I/J
Hemisphären (Gehirnhälften) 26 f., 29, 45
Hippocampus 9 ff., 14, 16, 19, 21, 24 ff., 28–31, 33, 37, 39 f., 48
IFG-1 (insulin-like growth factor 1) 21
Impulskontrolle (Inhibition) 13, 16, 19 f., 26, 28, 37, 45
Inhibition, s. Impulskontrolle
Irisin 17, 21, 39 f., 42
Jonglieren 25

K
Kleinhirn 30
Konzentration 30, 45
Koordination 46
Kortex, s. a. Großhirnrinde
–, motorischer 28
–, orbitofrontaler 28
–, präfrontaler (PFC) 9, 15 f., 19, 21, 28 f., 33, 37, 40
–, vorderer mittlerer cingulärer (aMCC) 38
Kreativität 39
Kurzzeitgedächtnis 17

L/M
Langzeitgedächtnis 17, 37
Lernvermögen 45
Linkshändigkeit 29
Makroglia 41
Markscheidenbildung, s. Myelinisierung
Merkfähigkeit 21, 45
Mikroglia 41, 48
Mindset 40
Multitasking 28, 32, 42
Mund-Gehirn-Achse 49
Myelinisierung (Markscheidenbildung) 11 f., 26, 33, 45

N/O
Nervenfasern 9, 17
Nervensystem, vegetatives (autonomes) 43
Nervenzellen, s. Neuronen
Neurodegeneration 8
Neurogenese, adulte hippocampale 10, 11, 33, 45
Neuronen (Nervenzellen) 5, 9, 10 f., 14 f., 17, 41
Nucleus accumbens 25
Omega-3-Fettsäuren 44

P/R
Parkinson 42
Persönlichkeitsmerkmale 17
PFC, s. Kortex, präfrontaler
Pruning, neuronales 10
Riechhirn 10

S
Schweinehund, innerer 37 f.
Sehvermögen, Verbesserung des 25
Seitenwechsel 29
Selbstregulation 13, 18–22, 28, 45
Spalt, synaptischer 17
Spaziergang 24
Stirnhirn, s. a. Kortex, präfrontaler 9, 12
Striatum 36 f.
Superagers 38
Synapsen 5, 10, 16 f.
–, Abnahme der 15
–, Wachsen der 29, 39 f.

T
Tanzen 25, 39
Training, motorisch-kognitives 27 f., 31

U/V/W
Umgebung, natürliche 41
Vagusnerv 43, 49
VEGF (vascular endothelial growth factor) 21
Wachstumsfaktoren 21 f., 24, 33, 40

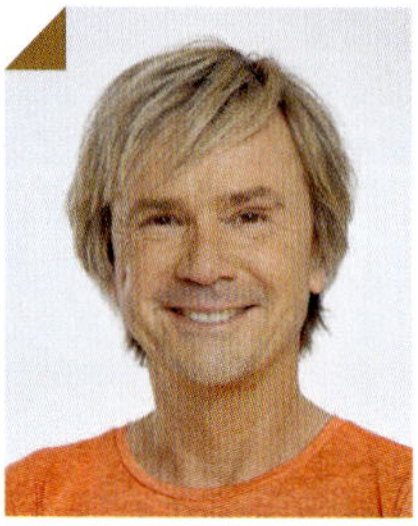

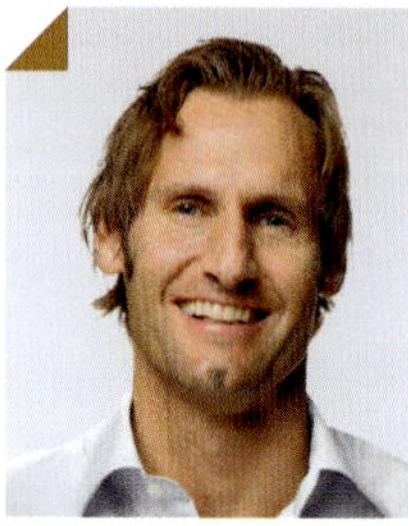

ZU DEN AUTOREN

Matthias Nowak ist Kognitionstrainer für Leistungssportler und Personaltrainer für Menschen, die geistig fit bleiben wollen. Er war acht Jahre lang Kognitionstrainer der erfolgreichen Frauenmannschaften des FC Bayern München und die letzten zwei Jahre für sämtliche Teams im Juniorenbereich verantwortlich. Seine Methode des Gehirntrainings ist einzigartig – und wirkt.

Dr. Frieder Beck ist Hirnforscher, Sportwissenschaftler, gefragter Keynotespeaker und Autor zahlreicher Fachpublikationen. Er zeigt uns: So wie wir unseren Körper trainieren können, können wir auch unser Gehirn verjüngen und unsere geistigen Leistungen spürbar steigern. Dies belegen die modernen Neurowissenschaften. Egal in welchem Alter!

DIE BÜCHERMENSCHEN HINTER »10-MINUTEN-GEHIRNTRAINING«

Verlagsleitung: Eva Dotterweich
Projektleitung: Stella Schossow
Lektorat: Annette Gillich-Beltz
Cover: zero-media.net, München
Layout: zero-media.net, München
Satz: griesbeckdesign, Dorothee Griesbeck, München
Herstellung: Petra Roth
Bildredaktion: Simone Hoffmann
Reproduktion: Medienprinzen GmbH, München
Druck & Bindung: Firmengruppe Appl, Wemding

www.gu.de/kontakt | hallo@gu.de

GU ist eine eingetragene Marke der
GRÄFE UND UNZER VERLAG GmbH

1. Auflage 2025, ISBN: 978-3-8338-9939-3

BILDNACHWEIS

Cover und Kapitelaufmacher: FinePic®, München
Fotoproduktion: GU/Adrian Schätz
Styling: Susa Lichtenstein
Make-up: Christine Letzner
Illustrationen: GU/Joseph & Sebastian
Autorenfoto Dr. Frieder Beck: Institut Bildung plus Heidelberg

WICHTIGER HINWEIS

Die Gedanken, Methoden und Anregungen in diesem Buch stellen die Meinung bzw. Erfahrung der Verfasser dar. Sie wurden von den Autoren nach bestem Wissen erstellt und mit größtmöglicher Sorgfalt geprüft. Sie bieten jedoch keinen Ersatz für persönlichen kompetenten medizinischen Rat. Jede Leserin, jeder Leser ist für das eigene Tun und Lassen auch weiterhin selbst verantwortlich. Weder Autoren noch Verlag können für eventuelle Nachteile oder Schäden, die aus den im Buch gegebenen praktischen Hinweisen resultieren, eine Haftung übernehmen.

LIEBE LESERIN, LIEBER LESER,

wie wunderbar, dass Sie sich für ein Buch von GU entschieden haben! In unserem Verlag dreht sich alles darum, mit gutem Rat Ihr Leben schöner, erfüllter und einfacher zu machen. Unsere Autorinnen und Autoren sind echte Expertinnen und Experten auf ihren Gebieten, die ihr Wissen mit viel Leidenschaft mit Ihnen teilen. Und unsere erfahrenen Redakteurinnen und Redakteure stecken viel Liebe und Sorgfalt in jedes Buch, um Ihnen ein Leseerlebnis zu bieten, das wirklich besonders ist. Qualität steht bei uns schon seit jeher an erster Stelle – jedes Buch ist von Büchermenschen für Buchbegeisterte gemacht, mit dem Ziel, Ihr neues Lieblingsbuch zu werden.

Ihre Meinung ist uns wichtig, und wir freuen uns sehr über Ihr Feedback und Ihre Empfehlungen – sei es im Freundeskreis oder online.

Viel Spaß beim Lesen und Entdecken!

PS: Hier noch mehr GU-Bücher entdecken: www.gu.de

FÜR DIE UMWELT

Dieses Buch wurde auf PEFC-zertifiziertem Papier aus nachhaltiger Waldwirtschaft gedruckt. Aus Liebe zur Natur verwenden wir leichtes Papier.

WERDEN SIE TEIL DER GU-COMMUNITY!

Sie und Ihre Familie, Ihr Haustier, Ihr Garten oder einfach richtig gutes Essen. Egal, wo Sie im Leben stehen: Als Teil unserer Community entdecken Sie die neuesten GU-Bücher als Erstes, Sie genießen exklusive Leseproben und werden mit wertvollen Impulsen und kreativen Ideen bereichert.

Worauf warten Sie? Seien Sie dabei!

www.gu.de/gu-community

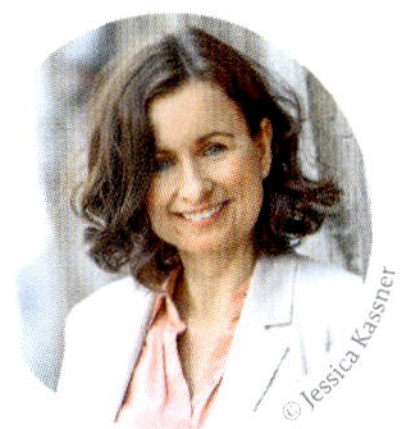

WARUM UNS DAS BUCH BEGEISTERT

Es ist verblüffend, was möglich ist – und richtig motivierend. Sie werden schnell merken: Da tut sich was! Und das macht Lust auf mehr ...

Eva Dotterweich, Verlagsleitung